中振话纲目

——走出書齋探本草——

趙中振 著

I

萬里機構

融汇古今中外
勇于突破创新

中振博士 雅正

谢宗万题
甲戌元月

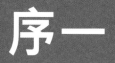

序一

鄭金生

研究員，曾擔任中國中醫科學院醫史文獻研究所所長，全國藥學史本草學會主任委員。

新年伊始，長篇系列講座《本草綱目健康智慧》迎來收官，隨之而來的寶典《中振話綱目》即將出爐。整整 600 天，隔着千里，跟着中振一道暢遊在《本草綱目》這座大觀園裏，樂在其中。

近十幾年給中振的大作寫序不止一次了，但每次寫序都會先沉浸在我們 40 年密切交往的許多美好回憶中。

40 年間，中振從一個「大男孩」變成一位大教授，不變的是他還是成天忙忙碌碌，但又總是樂樂呵呵，不知疲倦，其高產成果令我目不暇接。

他過去的眾多學術著作暫且不說，就在他天天忙着《中振話綱目》時，還主創完成了大型文獻紀錄片《本草無疆》、創辦「中振說本草綱目」微信公眾號，還要完成《健康週報》的連載等。這麼多工作纏身，他還能在新冠肺炎疫情肆虐的兩年間，心無旁騖，波瀾不驚，自己撰稿、自己錄音，完成這 200 講、60 萬字的《中振話綱目》，真讓我服了！

中振和我都是《本草綱目》迷，我倆背靠背，互相支撐，互相借力。

我是回頭追溯李時珍如何編成《本草綱目》，他是抬頭推廣《本草綱目》，个讓這部偉大的著作束之高閣，要使它走進千家萬戶。

中振走南闖北，相機不離身，筆記不離手，見多識廣，與時俱進，能借新媒體時代的風力，以當代民眾喜聞樂見的形式，開解讀《本草綱目》科普講座之先河。

《中振話綱目》，不是照本宣科，也不是濃縮、簡化、古文翻譯成白話，而是善於從《本草綱目》中萃取精華，與大家分享。這樣做就必須要有眼力、有專業知識，才能識得《本草綱目》中的寶貨。

李時珍雖然偉大，但他畢竟是 16 世紀的鄉間醫家。他記載的許多邊陲、外域的藥物，並不都能親歷其地、親見其物、親嘗其味，而中振卻能！

中振出道之後就跋山涉水，走訪過國內 30 餘省、自治區、直轄市的主要藥材產區，認藥、採藥、嘗藥。他又通曉英文、日文，曾涉足各大洲，訪求時珍未能得見之藥。因此，中振解讀的《本草綱目》，是源於《綱目》，廣於《綱目》，博聞多見。

例如番紅花，李時珍第一次將此藥載入《本草綱目》，但他沒見過番紅花，所載只能據文獻與傳聞。但中振曾在西班牙、土耳其見過野生番紅花，因此他講述得更加準確生動。又如，在「從幾種外來香草說起」一講中，中振從外文名稱、原產地、形態、用途等方面把《本草綱目》所載的茉莉、迷迭香、羅勒這幾種外來香草娓娓道來，雅俗共賞，即便專業人士也能獲得新知。

類似這樣為提高講座的學術性而遠赴重洋的例子還有很多很多。例如，為破解血燕之謎，他曾前往新加坡、馬來西亞深入

筆者與鄭金生（中）、川瀨清（右）共同組織 1995 年中日傳統醫藥交流之旅

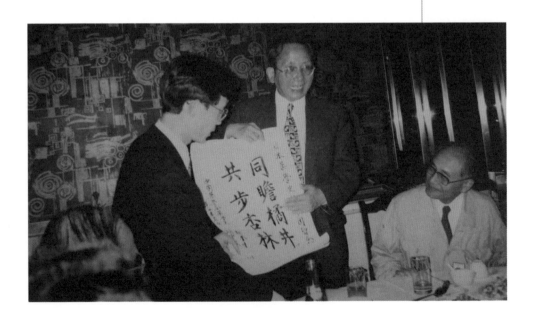

考察；為尋訪荒漠乳香之源，他到過阿曼、黎巴嫩與埃及；為追溯冰片源頭龍腦香，他尋蹤走訪吳哥古跡；為觀察木本的蘆薈，他甚至飛往南非的好望角。更令人欽佩的是，他為考證膃肭臍原動物，還穿過驚濤駭浪的德雷克海峽，登上了冰天雪地的南極大陸⋯⋯這一切都基於一位嚴謹科學研究者的本能！

打破砂鍋問到底，求實、求真是中振的一貫風格。為將歷史的真實再現並流傳於世，他從不畏懼路途遙遠，為弄清一個問題，有時他會帶上影視製作團隊反覆去同一個地方進行考察。例如，當他了解到莫斯科大學存有「李時珍塑像」後，就與李民博士兩度前往莫斯科，終於從不同角度攝製了莫斯科大學廊廳鑲嵌的馬賽克拼成的李時珍頭像，第一次讓國人看到了我國偉大的科學家李時珍與世界其他 59 位科學家並列的影像。又如，他為了給木通正本清源，曾兩次進入倫敦自然歷史博物館的珍品庫房；為尋找《本草綱目》金陵祖本在東瀛的流傳，他從東京國會圖書館到私人藏書樓，不辭勞苦，這樣的執着精神讓日本同道都為之讚歎。

功夫不負有心人，中振能以科研的態度來創作講座，以強大的學術研究成果來支撐講座，這就使得他的中醫藥科普講座達到很高的水平。

趙中振 1982 年畢業於北京中醫藥大學中藥系，隨後師從中國中醫科學院中藥鑑定大家謝宗萬研究員，1985 年獲得碩士學位。1992 年又獲得日本東京藥科大學博士學位。因此，講座中的辛夷、厚朴，以及其他許多藥物，已包含了他碩士、博士論文，以及工作之中所獲得的許多突出成果。

例如，辛夷是他的碩士論文研究專題，在辛夷一講中，他回顧了在春節之時到《本草綱目》所講的產地考察辛夷的經歷，講解了辛夷的生長環境、形態特點、各種用途，還與大家分享了他發現一個植物新種羅田玉蘭的成果。正因為有這樣堅實的中藥科研實力與實地考察經歷，《中振話綱目》才能如此生動活潑，又具有學術權威性。

有李時珍先哲的精神感召、謝宗萬老師的耳提面命，加上自身 40 年的歷練，中振已經形成了自己的學術研究與演講風格，即將文獻研究與實地考察緊密結合，從而樹立起縱橫兩大坐標，縱者為古今歷史文獻，橫者為中外實地考察，切實做到了縱橫捭闔，開闊視野。因此，他的每一講中，都能嗅到

書齋的墨香、田野的土香，我想，這應該是《中振話綱目》最重要的特點。

前兩年張志斌教授與我共同主編《本草綱目研究集成》，其中《本草綱目研究札記》收錄了中振 5 萬餘字的考察報告，這些學術性很強的研究，也都融進了《中振話綱目》中，成為其科普的內核與骨架，也是其書能傳世的基礎與保證。

當今講述中藥學，需要廣博的動物、植物、礦物知識，還要兼通中西醫學常識，因此，完成一個 200 講的《本草綱目》專題講座非常不容易，接著脫胎而來的本部圖書更需要細膩的加工。

中振每寫好一講，都會把第一個錄音稿與文稿發給我，我則先睹為快，也因此知道他創作的艱辛。兩三天完成一講，600 天的連軸轉，我問中振是怎麼做到的，中振哈哈大笑，說：「我每天晚上做夢都在構思講座，床頭櫃上放一枝筆、一沓紙，靈感一來，渾渾噩噩中黑着燈就記上幾筆，早上醒來，撿起散在地上的稿紙，起草提綱。」

中振經常說，講稿講稿，最好是先講後成文，中振常常是先據提綱錄音，再據錄音整理文稿，這樣演講就會輕鬆自然。至於字正腔圓，這對本是北京娃的中振不是問題。但中振演講始終聲音洪亮、中氣十足，或受益於他常年打坐，又憑藉他獨特的站着錄音方式，讓丹田之氣毫無窒礙升騰而上。如此的每一次講座，都要反覆修改文稿、多次錄音，周而復始，才能完成創作，這需要多大的定力啊！

中振從出道起，其勤奮好學的腳步就沒有停歇過。他尊師重道，因此他在講座中也經常回憶恩師的教導，對恩師的思念之情躍然紙上。中振沒有辜負導師謝宗萬教授當年的期望：「融匯古今中外，勇於突破創新。」他的興趣非常廣泛，又樂於廣交海內外朋友，博採眾家之長，勇於不斷探索創新，所以才能把本草事業做得風生水起。

天道酬勤，我為中振取得的豐碩成果而感到驕傲，也為《中振話綱目》結集出版感到欣喜，故在書前寫下了以上的話。

2022 年 1 月 11 日

教授，北京中醫藥大學國學院創院院長，
北京大學中國文化發展研究中心研究員。

2022 年新春，打開電腦壓縮文檔，中振兄 60 萬字的書稿呈現在眼前，與趙中振教授相識相知的景象一幕幕呈現在我的眼前。

相識中振

中振兄是海內外知名的本草學家，我早就聽說過他的名字，第一次見面是在 2013 年 7 月 1 日，北京中醫藥大學的校園。在北京中醫藥大學的研究生畢業典禮上，我作為母校教師代表發言，中振兄作為校友代表發言。他專程從海外趕來，他是校友中的佼佼者，是我們北中醫人的驕傲。

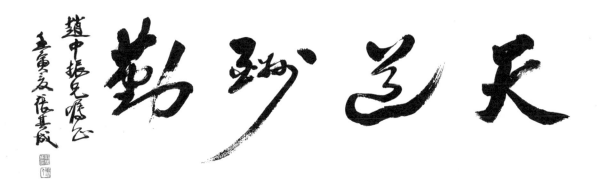

天道酬勤 張其成題

第二次見面是在香港，2016 年我受邀參加香港特區政府傑出學人講座，北京、上海、成都、廣州四校 60 周年慶祝晚宴上，中振兄登台別開生面地表演了一套太極功夫扇，這是一位能動能靜的學者，渾身充滿着朝氣與活力。

中振兄還有一個特色的徽章，是他自己設計的 logo，由三個「Z」字母組成的呈階梯狀排列的圖像。真是應了那句話——「人如其名」，趙中振這個名字，寓意着他此生的使命擔當就是振興中國中醫中藥事業。

《黃帝內經》與《本草綱目》

中振兄給「喜馬拉雅」做的《本草綱目健康智慧 200 講》音頻節目背後還有個小故事。

四年前，「喜馬拉雅」開始陸續推出一批系統講解國學經典的音頻節目，我有幸先後講解了《易經》和《黃帝內經》，沒想到這麼難懂的經典、這麼學究式的講解，卻受到了廣大網友的歡迎，一度排在人文類節目的前列。於是，「喜馬拉雅」國學節目負責人想繼續做中醫經典，徵詢我的意見，我提議應該做《本草綱目》。

《黃帝內經》最終形成於漢代，距今 2,000 年，它是第一部中醫學的經典，因為有了它，才奠定了中醫學博大精深的學科體系。而《本草綱目》形成於明代，距今 400 多年。它雖然不是第一部中藥學的經典，但卻是第一部科學、系統的中藥學著作，被進化論奠基人達爾文稱為「中國古代的百科全書」。這兩部書就像兩座高峰，一座是中醫學的高峰，一座是中藥學的高峰。因為這兩座「山峰」太高了，所以至今還難以超越。

中振與綱目

對《本草綱目》這麼一部皇皇巨著，190 萬字，要全面、準確，又生動、有趣地講給大家聽，絕非一件容易的事。當代學界誰能堪當大任呢？我第一個就想到了中振兄。

我在推薦詞中是這麼介紹的：「趙中振教授既像李時珍那樣是一個行走大地、親證本草的實踐者，又是一個手執教鞭、治學嚴謹的大專家。」實際上他行走

的範圍可比李時珍大多了，為了考察傳統醫藥，他不僅走遍祖國大江南北，而且還涉足世界七大洲。他在書房裏讀書，也到野外考察、在實驗室研究，中振教授是一位知行合一的踐行者。人們稱他為「中醫藥文化傳播的國際使者」。

然而，我知道中振兄工作十分繁忙，再說這種大眾科普的事是不少大牌專家不願做或不屑做的，中振兄是否願意出山呢？我心中是沒有底的。

另外，以前從來沒有人系統講解過《本草綱目》，這將是一種新的嘗試，是一個巨大挑戰。

我嘗試着給他發信息，中振兄是個極其認真又非常謙虛的人。他很慎重地問了我很多細節問題。

在寫了發刊詞和幾篇樣稿後，他發來和我及我的助手反覆討論，幾經修改。在 2019 年 9 月北京舉辦的世界園藝博覽會期間，我們又當面交換過意見，最終中振兄挑起了這份重擔。

君子一諾千金，中振兄拿出做科研的嚴謹與創新精神來做科普，「苟日新，日日新，又日新」。兩年時間，連續作戰，一絲不苟，打造出了篇篇精品。節目錄製過程，箇中辛苦，可能只有錄過節目的人才有體會。

精品問世，特色鮮明

我十分贊同中振兄的一句話：「不激動不寫文章，激動時不發文章。」讀中振的作品，總能感受到一種青春的活力，字裏行間，蘊含着經得起時間考驗的真知灼見。

1. 深入淺出，平實近人

全書用大眾喜聞樂見的口語化敘述方式，將《本草綱目》古奧難懂的中醫藥專業知識下放到廣大讀者日常生活的需求中，高冷深奧都被中振兄化身為家長里短，在娓娓道來之間盡數走進尋常百姓家。

中振兄詮釋的《本草綱目》不僅人人聽得懂，而且人人看得懂，從而讓普通百姓對《本草綱目》不再望而卻步，可以零門檻走進《本草綱目》這座高深的知識殿堂。

2. 真情實感、娓娓道來

中振兄是個講故事的高手，他在講述一味藥時，往往會説一個故事，講李時珍的故事，講自己經歷的故事，聊自己的真情實感。

整個系列似一部電視劇，大概是他頗得李時珍的真傳，中振兄把考察過的國內30多個省、直轄市、自治區的藥材產區，海外四五十個國家的經歷記錄下來，從親歷者視角闡述《本草綱目》的知識點，讓人如臨其境，感同身受，令人信服、佩服、折服。

3. 圖文並茂、妙筆生花

聽中振兄的聲音是一種享受，看他的文字更讓人陶醉其中。

透過他優美的文筆，《本草綱目》不再是單純的藥物知識，不再被凝固在中藥課堂，而是富有情感的生命體驗，他用輕鬆幽默的散文風格，為我們展現一幅幅中華各地乃至域外各國風土人情、起居生活的栩栩如生的畫面。

一如中振兄過往出版的著作，出手即精品，圖文並茂，一看就是他的風格。此次編輯成書的過程中，中振兄從多年積累的30多萬張圖片中精選出千餘張插圖，更使原有的音頻節目直觀生動，錦上添花。

尾 聲

隨着時間的推移，相信一定能有更多的人，通過中振教授的講座了解李時珍，認識《本草綱目》，喜歡上中醫藥。

讓我們隨着中振教授解讀《本草綱目》中的一草、一花、一木，走入本草的世界⋯⋯

2022 年 2 月 11 日

序三

康廷國

教授，遼寧中醫藥大學原副校長，全國中藥鑑定學教育
研究會會長，國家級高校規劃教材《中藥鑑定學》主編。

導 言

2020 年 5 月 26 日是李時珍誕辰 502 周年紀念日，這一天，《本草綱目健康
智慧》在喜馬拉雅音頻節目開播了。

節目播出後，好評如潮，人們在議論《本草綱目》、議論李時珍的同時，也
在議論趙中振。

我和中振都是 1977 級中藥專業的大學生，那一年中國剛恢復高考，大學入
學率不足 5%。當年很多中醫藥院校還沒有開辦中藥專業，所以全中國學中
藥的學生加在一起超不過幾百人。畢業後一直從事生藥和中藥鑑定工作的，
更是屈指可數。雖說中振在北京，我在遼寧，但那時我們就似一個大班的同
學。

我們都下過鄉、在東洋留過學，是同呼吸共命運的一代人，共同的經歷和愛
好使我們成了 40 年的莫逆之交。

《中振話綱目》的每一篇文稿，他都會傳給我，我都逐字逐句地讀過，錄音
我也會反覆聽上好幾遍。我有幸成為第一批讀者，更是成為一位發自內心的
「追星族」。

成 功 的 三 大 要 素

《中振話綱目》為何能如此受歡迎，我覺得一個節目就似一個產品，是否能
形成品牌，有三大要素：產品要好、要有市場需求、推銷員要優秀。

1. 好的產品 ── 題目選得好

講中華健康智慧，普及中醫藥知識，中振選定了《本草綱目》，這個題目選得好！

英國生物學家達爾文曾將《本草綱目》比喻為「中國古代的百科全書」。目前，研究、宣講中醫藥經典的專家很多，相關的節目也不少。但對《本草綱目》的解讀，仍舊是一個空白！

2. 好的市場 ── 時機抓得好

這麼好的「產品」似乎一直被「束之高閣」，因為《本草綱目》是四五百年前的古籍，文字較為晦澀難懂，篇幅也很長。

包括專業人士系統讀過此書的人並不太多，普通百姓對《本草綱目》雖有興趣，但拿起來，又放下，不得其門而入。

人們期待着一部能走進千家萬戶的，專業、權威、通俗易懂的《本草綱目》。

3. 好的推銷員 ── 中振做得好

中振選定了宣講《本草綱目》，時代也選擇了中振。

中振早年在北京中醫藥大學獲得學士學位，中國中醫科學院獲得碩士學位，日本東京藥科大學獲得博士學位。他受過系統全面的科學訓練，有着堅實的中醫藥學基礎。

中振現任香港浸會大學中醫藥學院講座教授，北京中醫藥大學特聘教授，並擔任《本草綱目》研究所所長。

早在 20 世紀 90 年代初他就曾獲得過國家科技進步獎二等獎，之後又獲得香港特區政府頒授的榮譽勳章（MH）。工作成績斐然，聲名海內外。

由他來介紹《本草綱目》具有專業上的權威性。

中振曾坦言：要用自己的雙腳去丈量地球，用自己的雙眼觀察世界，用自己的頭腦思考問題，用自己的筆墨記錄人生，用自己的聲音傳播中醫藥。

他是這樣想的，也是這樣做的，而且做得很好。

讀萬卷書，行萬里路。他勤於筆耕，著作等身。中振的聲音悦耳、形象上鏡、談吐幽默。他思維敏捷、多才多藝，為人謙和，朋友遍佈海內外。都説中振是位難得的「奇才」，我想，他奇就奇在集科學家、教育家、旅行家、收藏家、社會活動家、表演藝術家於一身。

非凡的綜合素質，決定了他是一位能做事、會做事、做成事的人。事實也證明，中振就是這樣一位中醫藥文化的佈道者，是一位中醫藥文化傳播的國際使者。

獨 創 的 風 格 特 點

本書可以為讀者打開《本草綱目》的大門，讓中醫藥知識聽得懂、記得住、用得上、傳得開。

中振認為，《本草綱目》的內容涉及眾生百態、生活諸面，探討了人生重大問題。

中振不僅真正讀懂和掌握了《本草綱目》的真諦，在我的心目中，他還是從博物學角度詮釋《本草綱目》的第一人。

1. 親和度：生活處處有中醫

聽中振的講座，給人一種代入感，能感受到時珍、中振、聽眾三者之間的對話。雖説是音頻講座，但能讓聽眾感到一個個畫面撲面而來。

中振以百姓熟悉的日常生活為切入點，從吃的、喝的、穿的、用的、保健的、美容的談起。

他從五穀雜糧、瓜果梨桃、油鹽醬醋、名花名物等或常見或有所耳聞的事物入手解讀，細微之處更見學術功力。每個選題和角度都是獨闢蹊徑。在大家耳熟能詳的生活瑣事中，他也能發現內在的學問，一環扣一環，找出相互的聯繫，提煉出深邃的道理。

他往往抓住一個關鍵詞，通過三言兩語，就能道破很多模糊不清的概念。中振有嫻熟的語言駕馭能力，講到少數民族，他自編自創的歌訣，魚貫而出；講到檳榔、談到鹿茸，情之所至，中振又一展歌喉。

《中振話綱目》就是這樣一部生動的、精彩的、引人入勝的「連續劇」，讓人一篇接一篇地讀下去，意猶未盡。

他講授中醫藥，不局限於一招一數，而是以授之以漁的方法，傳播中醫藥健康智慧。大道不遠人，生活處處有中醫。

2. 寬廣度：博採古今、貫通中西

有人說：「趙中振教授就是一部活的中藥百科全書」。乍一聽，似乎有些誇張，但卻道出了廣大聽眾的心聲。

中振的講座從博物學的角度入手，視野寬，信息量大，言之有物，篇篇精彩，滿滿的乾貨。

洋洋灑灑的 60 萬字，是對中醫藥典籍與歷史大事件的一次梳理。每一集裏都會穿插很多中醫藥相關的故事，其中有李時珍親身的醫案，也有柳宗元、蘇軾、白居易、歐陽修的病例，他信手拈來，揮灑自如。

談到何首烏、靈芝等九大仙草，他從文獻考證開始，抽絲剝繭，哪些是傳說、哪些是杜撰、哪些是真實。脈絡清晰、格物致知、正本清源，結論擲地有聲，令人心服口服。

台上十分鐘，台下十年功。中振常用「以勤補拙」來鞭策自己。

講座中，不但有中國的故事，也有很多海外鮮為人知的故事。多年來，中振養成了一個良好的習慣，每到一國一地，他都要做好預習，考察過後，隨即總結。他的很多考察報告，都是完成於萬里高空顛簸的飛機上。中振曾自嘲說：「我寫的小文章不一定有水平，但一定有高度。」中振就是這樣一位筆耕不輟的勤勞之人。

3. 高深度：有血有肉有靈魂

我們同行中許多人都讚譽中振是「當代的李時珍」，因為他幾十年來醉心於《本草綱目》的研究，為傳播推廣本草文化不遺餘力。

中振似一團火，有很好的親和力、影響力、號召力。

為弘揚本草文化，他創建了本草讀書會、建立了網站、開闢了《大公報》《健

康週報》等報刊專欄。

2018 年，作為大會的學術委員會主席，他組織了來自 20 多個國家地區及全國各地的專家學者，共聚在李時珍故鄉湖北蘄春，成功主持了李時珍誕辰 500 周年大型科學論壇。

更重要的是，他秉承了李時珍勇於實踐、求實創新的精神。

中振之所以能把講座做到聲情並茂、栩栩如生，是因為他所講述的每一味藥，都是他見過、採過的。一個個故事背後是一段段探索與發現的親身經歷，有科研的支撐，言出有據，是信得過的故事。其中不乏他的諸多新見解、新結論，是幾十年磨一劍的原創之作。

僅舉一例，為探尋市售猴棗的奧秘，中振歷盡千辛萬苦，深入印度中南部的特倫甘納邦，親自解剖了兩隻山羊，證明了「猴棗」是源自印度黑山羊服用了阿拉伯金合歡種子後，在盲腸中形成的結石，多年來的謎團終於真相大白。

中振的講座，主題是《本草綱目》，但視野不是停留在 500 年前。他從歷史發展的角度，以科學的態度，汲取精華，進行實事求是的評價。

《本草綱目》的「人部」，是最不好講的，幾乎無人敢觸及。中振站在歷史的角度，睿智地將人乳、血餘炭、秋石、糞汁、木乃伊講得恰當得體，讓大家耳目一新，知道了其重要的古今價值。

中振常說，他讀《本草綱目》，能讀出 3 個符號，即句號（。）、感嘆號（！）和問號（？），換句話說就是肯定的、否定的和疑問的。

李時珍是中國的，也是世界的。中振努力將中國的本草學和世界傳統藥物學相結合。正是因為有了這樣的立意、開闊的視野、博大的胸懷，才達到了「不畏浮雲遮望眼，自緣身在最高層」的境界。

通過系列講座再拓展開來的《中振話綱目》抓住了一個核心的「綱」，那就是《本草綱目》是中華民族健康智慧和文化的結晶。把握住了這個綱，綱舉目張，好的題材源源不斷。系列講座，酣暢淋漓，有血、有肉、有靈魂，引發了人們的共鳴。

《中振話綱目》充滿了時代的正能量，不僅傳承本草精華，弘揚時珍精神，還讓一味味小小的中藥，頌出一曲盪氣迴腸的本草之歌。

小結：一心一意一事成

小時候，常聽父親講：一個人，一輩子要是能做成一件事，那就是一個了不起的人，甚至是一個偉大的人。

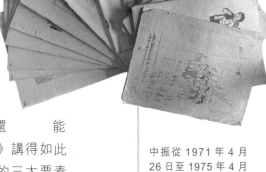

我一直在想，為甚麼先頭講座節目《本草綱目健康智慧》這麼受歡迎，後續還能集結出版本書？中振能將《本草綱目》講得如此精彩、如此深入人心？除了開始我說的三大要素外，還有重要的一點，就是他的毅力，他的堅持。

再補充舉幾個例子：

其一：我了解中振，他從小體弱多病，為了強身健體，他選擇了一項最簡單的運動——長跑。這

中振從 1971 年 4 月 26 日至 1975 年 4 月 24 日整 4 年時間抄寫之《毛澤東選集》

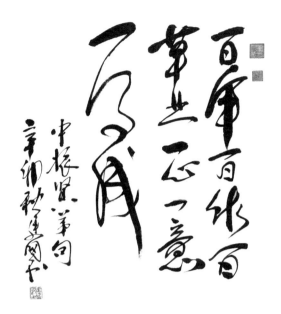

百年百作百草業
一心一意一事成

康廷國書

一跑就是 40 年，在日本他還參加過全程馬拉松，在中國香港參加過 100 公里的「毅行者」登山越野大賽。

其二：我們的青少年時代，人人都在學習《毛澤東選集》，中振學《毛選》四卷，100 萬字，他能一筆一畫工工整整抄寫下來，其毅力非常人所及，其定力可見一斑。

其三：從事中藥顯微鑑定，要耐得住寂寞。在 20 世紀 90 年代，中振坐在顯微鏡前，一看就是 10 年。他的成績得到了學術界的認可，被國家藥典委員會特邀出任主編，主持編著《中國藥典粉末顯微鑑別圖集》，我當年作為副主編與他搭檔，知道其中的艱辛與不容易。

與中振相處，會感到他身上總有一股火一般的熱情和一顆永遠年輕的心。中振的筆名叫遠志，凡事，要做就做好，就做到底，做到極致。我想，有了這種堅韌不拔的毅力，世間還有甚麼做不成的事呢？

我曾筆錄過中振自我勵志的一個座右銘，中振將其裝裱懸掛在了自己的辦公室，「百年百作百草業，一心一意一事成」，今附於此，與讀者共勉。

2022 年 1 月 22 日

序

前言 一部寫給百姓的實用寶典

屈指算來，我從事中醫藥工作已經 40 多年了。這些年裏，我與一部書寸步不離，那就是明代李時珍的《本草綱目》。

《本草綱目》是家喻戶曉的本草著作。2011 年，《本草綱目》與《黃帝內經》一起被聯合國教科文組織列入了世界記憶名錄。這也是到目前為止，被列入其中的僅有的兩部來自中國的醫藥著作。

《本草綱目》自明末問世以來，先後出現過 160 多個版本，包括不同年代刊刻的版本及外文翻譯版，翻印者更是不計其數。我想就這個版本數量而言，又夠得上一項世界紀錄了。

明代大文豪王世貞曾經在《本草綱目》的序言中稱讚：「豈僅以醫書覷哉！實性理之精微，格物之通典，帝王之秘錄，臣民之重寶也。」意為：《本草綱目》太博大精深了，不能簡簡單單地把它當作一部醫書來看，書中暗含了幫助帝王治國安邦的大道理，更是寫給老百姓的一部日常生活的實用寶典。

2018 年，在李時珍誕辰 500 周年之際，海內外舉辦了很多紀念活動，引起熱烈的反響。

有一天，一位朋友送了我一套《本草綱目》。他說他不懂這個，而我是幹這行的，乾脆送給我。收到精美的書，我自然高興。在感謝老朋友的同時，我告訴他：「《本草綱目》可是李時珍寫給咱們老百姓的健康寶典。」

《本草綱目》的內容涉及中國人的一天、一年、一生，解讀了世界上人人都會遇到的生、老、病、死的大問題。朋友聽了說：「那這本書我要留着自己看了，你可得教我怎麼讀。」

英國生物學家達爾文曾將《本草綱目》比喻為「中國古代的百科全書」。在我看來，《本草綱目》也相當於一部中國古代自然科學方面的「十萬個為甚麼」。

那麼，《本草綱目》這本書裏面到底講了甚麼，能讓它產生如此重大的影響？

《本草綱目》是科學的史詩、實用的寶典。古人可用，現代人也可以用；中國人有用，外國人同樣有用。

《本草綱目》中既記載了稀有貴重的補藥，人參、鹿茸、阿膠，也記載了家庭廚房裏的調味料，蔥、薑、蒜、花椒、大料，包括日常生活中「菜籃子」、「米口袋」、「大果籃」的學問，絕大部分所載內容仍可為現代人治療現代疾病做參考。其中專有瘟疫一節，李時珍記載了諸般預防與治療的藥物與治法，對於抗擊新型的瘟疫或仍有參考價值。

《本草綱目》金陵本（中國中醫科學院藏書）

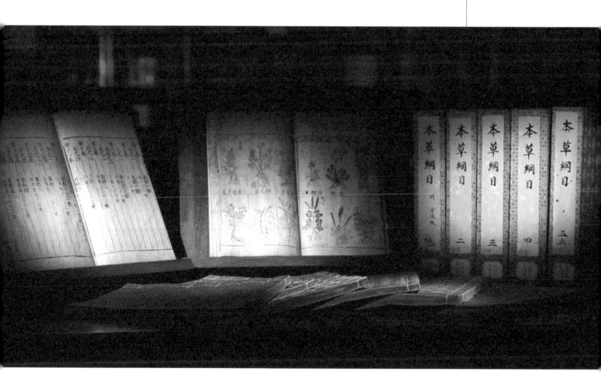

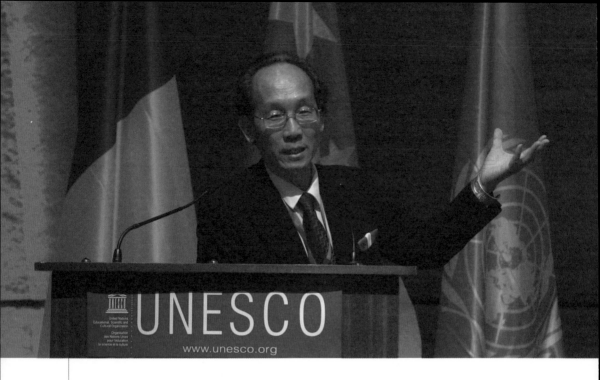

除了針對病症治法的病案和研究，李時珍同時告誡人們哪些東西可以放心吃，哪些不可以隨便吃，特別是一些野味不可食用，最好退避三舍。如穿山甲性味鹹寒，有毒，食後會導致慢性腹瀉；蝙蝠治病可，服食不可也！

在開始解讀《本草綱目》之前，我們應了解到《本草綱目》並不是完美無缺的。今日學習、紀念李時珍，不會，也不應停留在 500 年前的認識上，我們應以更加寬闊的視野、博大的胸懷，汲取《本草綱目》的精華，剔除其中不合理的糟粕成分。況且，《本草綱目》還留下了許多未解之謎，留待後人去探索。這也正是其魅力所在。

《本草綱目》成書於明萬曆年間，包羅萬象，目隨綱舉，記述翔實，共 52 卷，190 萬字，文字略為艱澀，較之白話文往往讓人望而生畏。

在這部書裏，我將參照《本草綱目》的順序，以一味味中藥為線索，從博物學的角度入手，對《本草綱目》做一次系統的梳理。

我很高興看到，現在關心養生保健的年輕人越來越多，讀《本草綱目》就是讓大家了解李時珍留下的智慧與啟示，如何吃得好、睡得香，更重要的是養成健康良好的生活習慣。

過去這些年，我曾到國內 30 多個省、市、自治區的藥材產區進行過調查，也曾到海外 40 多個國家進行過傳統醫藥的實地考察，切身的經歷告訴我：岐黃有術、本草無疆；道不遠人，生活處處有中醫。

我的名字趙中振，拼音首字母縮寫 ZZZ 正巧與「中國、中醫、中藥」的拼音首字母縮寫相同。我用 ZZZ 設計了一個自己的標誌，加以自勉。

這本書可作為一個引子，讓我們一起品讀《本草綱目》，一起聽本草故事，一起走進中醫藥王國，共同探尋中醫藥寶藏。

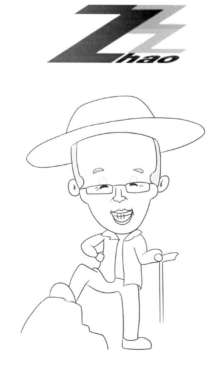

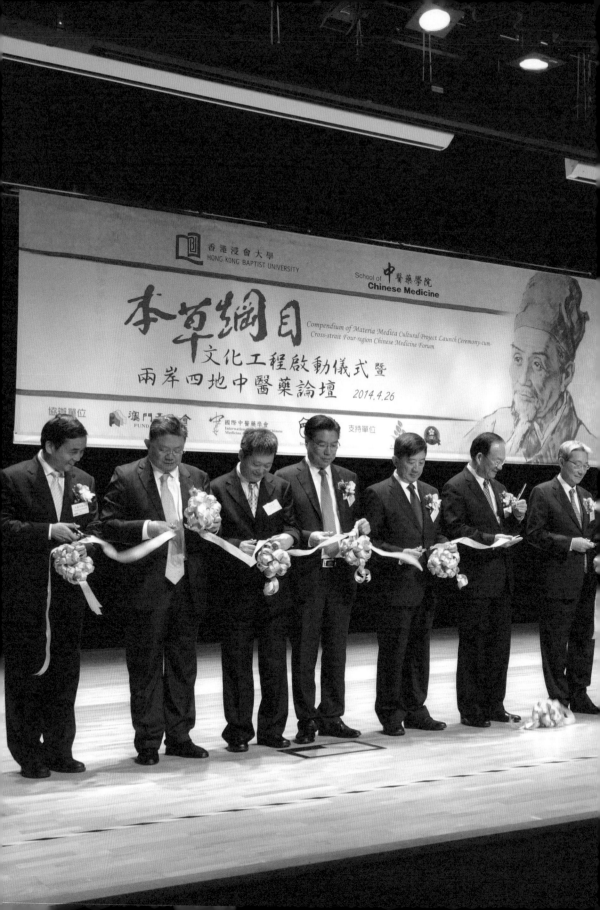

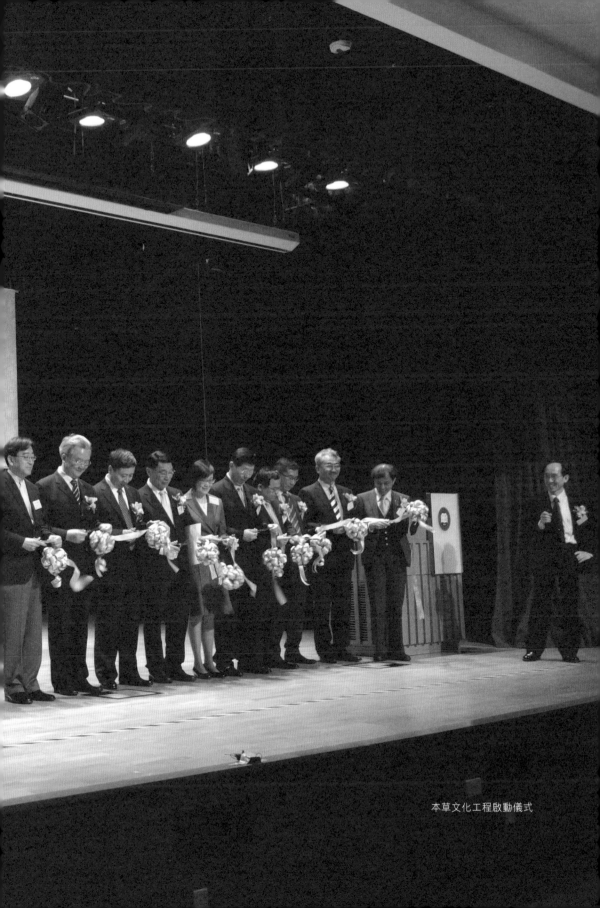

本草文化工程啟動儀式

目錄

第 1 章　**導論** /26

第 2 章　**各部專論** /120

水部 / 火部 / 土部 / 金石部

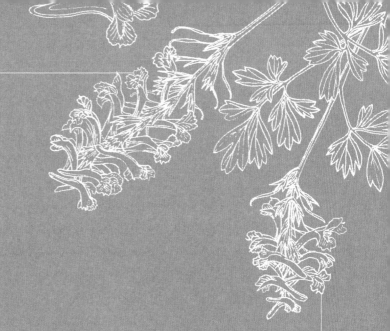

第 1 章

導論

畫像之謎

要想真正讀懂一部書，了解作者的創作背景是必要的，作者的人生經歷和創作意圖都是創作的起點。所以讀《本草綱目》之前，必須先了解作者李時珍。

如何認識李時珍呢？不妨從李時珍的樣貌開始。

記得在一次講座中我問過一個問題：「有誰見過李時珍的模樣？」當時在場好多人舉起了手。不過他們看過的是李時珍的畫像或塑像。那麼，李時珍畫像畫的真的是李時珍本人嗎？

1951 年，莫斯科大學主樓正在修建，建築師們準備將全世界歷史上公認的著名科學家塑像請進這座科學的殿堂。

莫斯科大學是俄羅斯頂尖學府，可能有些中國人比較熟悉那裏。1957 年十月革命 40 周年之際，毛澤東主席就在這座大樓的大禮堂裏接見過中國留學生，並發表了那篇著名演講：「你們青年人，朝氣蓬勃，好像早上八九點鐘的太陽，希望寄託在你們身上。」

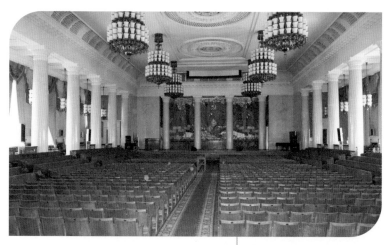

毛主席曾經發表演講的大禮堂

莫斯科大學向中國政府尋求李時珍的原型，於是，時任中國科學院院長的郭沫若先生，特別委託著名國畫大師蔣兆和創作一幅李時珍的肖像畫。這可真是個難題，因為李時珍同中國眾多歷史人物一樣，在生前並沒有留下任何肖像。可考的唯一與李時珍見過面，並對李時珍的形象有所記述的人就是王世貞。王世貞是明代文學家、史學家，曾為《本草綱目》作序。在他寫的序言裏，對李時珍的樣貌是這樣記錄的：「睟然貌也，臞然身也，津津然談議也。」李時珍是一位看上去氣度不凡、身材清瘦、說起話來有滋有味的老人。

莫 大 尋 像

僅憑王世貞這 14 個字的外貌描寫，即便是國畫大師，蔣兆和也很難畫出來。若要畫肖像畫，總得有個模特。模特選誰呢？蔣兆和請來了他的岳父 —— 蕭龍友。蕭龍友是大名鼎鼎的醫家，入選過清朝拔貢，與施今墨、孔伯華、汪逢春合稱「京城四大名醫」，中華人民共和國成立後擔任中國科學院的學部委員。於是，蔣兆和就以老泰山為模特創作了李時珍的畫像。

一位是當代大畫家，一位是當代大儒醫，又是翁婿關係，共同參與到李時珍畫像的創作中，成就一段佳話。作品完成後，馬上就得到了國人的一致認同。

畫卷上的清瘦老人，目光炯炯，人們一看，都說這就是我們心目中的李時珍了！這幅畫像逐漸成了李時珍的「標準肖像」。此後，無論是國家出版的紀念郵票，還是各地所建的塑像，大都以它為藍本。20 世紀 50 年代末，著名電影演員趙丹又成功地將李時珍鮮活的形象呈現於銀幕之上。

這幅畫像當即就被送到莫斯科大學。當地的藝術家拿到這幅畫像後進行了再創作，搬入莫斯科大學。那麼莫斯科大學裏的李時珍像究竟是甚麼樣的呢？由於一些歷史原因，幾乎沒有人知道。流傳的說法不一，有說李時珍像是大理石的，有說是青銅的，有說是站着的，也有說是坐着的。

當年，為了迎接李時珍誕辰 500 周年，我前往莫斯科一探究竟。經過多方交涉，2013 年，我終於來到莫斯科大學，實地瞻仰李時珍像。

莫斯科大學主樓管理森嚴，走入主樓莊嚴的大堂，卻一片漆黑，入口的老保安告訴我，大燈的開關由專門的密碼鎖鎖起來，不輕易示人。這裏很少開放，只有每年的畢業典禮或外國政要來訪才開放。正因如此，老保安把大燈的開關密碼都忘了，幾經周折，有人提醒想起密碼才打開。就在他把所有頂燈打開的一剎那，我心中多年的謎團也解開了，李時珍的肖像是鑲嵌在牆上的馬賽克側面頭像！馬賽克是起源於古希臘的鑲嵌藝術，屬歐洲傳統藝術風格的一種，延續至今。這幅頭像兩米見方，我仔細地數了一下，組成造像的深淺不一的石塊有 105 枚。

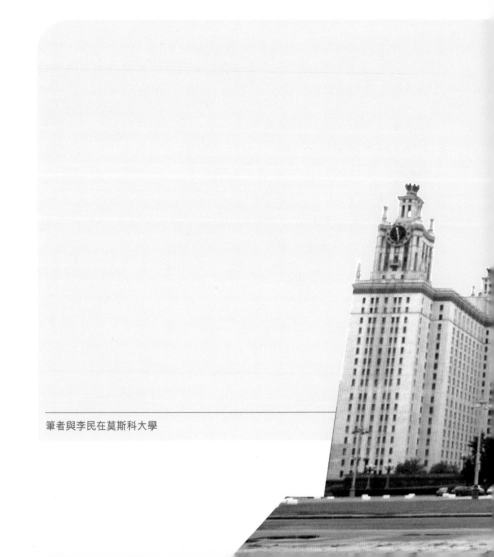

筆者與李民在莫斯科大學

同一區域內，並列展示着其他 59 位世界級科學家，略一看他們是哪些人就知道李時珍的分量了：哥白尼、伽利略、牛頓、達爾文、居里夫人，一個個大名鼎鼎，都是科學歷史上的巨匠。

這裏，我們要感謝蔣兆和先生，是他創繪了形神兼備的李時珍肖像。我們要感謝莫斯科大學主樓的設計者，是他們將李時珍與其他世界頂級科學家比肩並列，喚起了世人對李時珍的關注與敬仰，推動了學習與研究李時珍的熱潮。

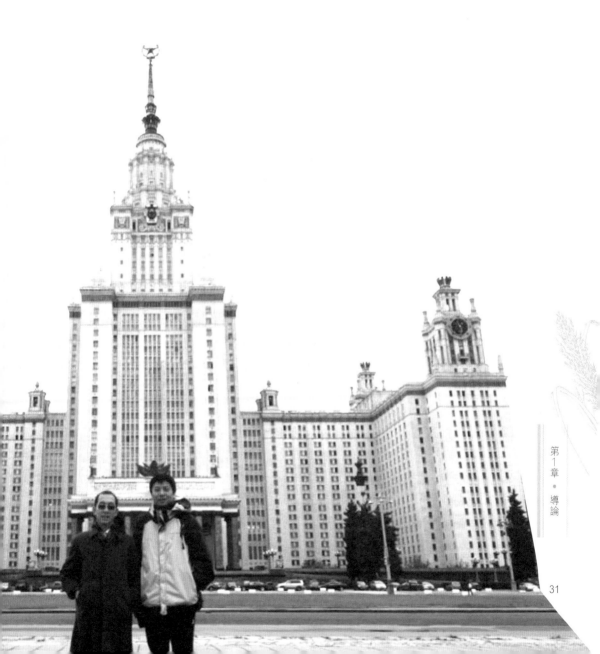

| 真 跡 歸 故 里 |

也可能有人會問：當年蔣兆和先生畫的那張李時珍像的原稿現在在哪裏？在北京、莫斯科都沒能找到原畫，目前確實下落不明。不過，蔣兆和的另一幅李時珍像真跡卻可見到。

如今在湖北蘄春的李時珍紀念館裏，收藏着一幅李時珍像。在 1982 年，為了修建李時珍紀念館，紀念館負責人想請蔣兆和先生再創作一幅李時珍像。

當時蔣兆和先生已是 80 歲高齡了，起初他婉言謝絕。這時候，有收藏家聽說蔣兆和先生還健在，願出兩萬美元高價求畫。聽到這個消息後，蔣兆和先生卻悠悠地說：「別說兩萬美元，就是出十萬美元，我也不畫。但你這麼一說，我一定專門畫一幅，並且無償捐贈予李時珍紀念館。」於是，蔣兆和先生在病榻前，重繪了一幅李時珍像。

我被邀請擔任李時珍紀念館的榮譽館長，曾有幸近距離仔細端詳過那幅傑作。20 世紀 50 年代最初創作的那幅是設色畫，重繪這幅則是墨筆畫，蔣兆和先生在新畫像上題了一首小詩：

> 漁父農夫亦吾師，
> 深山採藥問樵時。
> 真知灼見豈空論，
> 本草重修誰笑癡。

從這首詩中，我理解了為甚麼蔣先生雖沒有見過李時珍，卻可以將李時珍的風采、神韻畫出來，因為他與李時珍心心相通。一個能寫出《本草綱目》的偉人的形象，早就印在蔣兆和先生的心裏了。

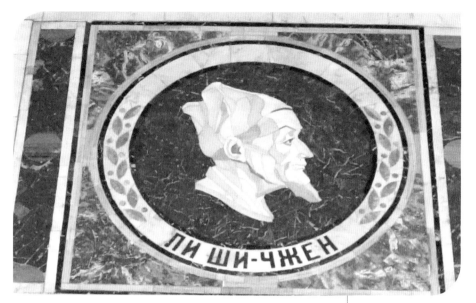

一睹莫大李時珍像真容

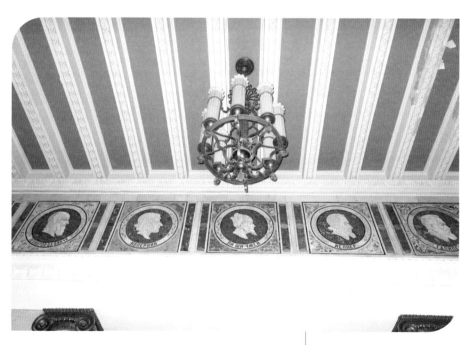

與李時珍並列的世界科學家

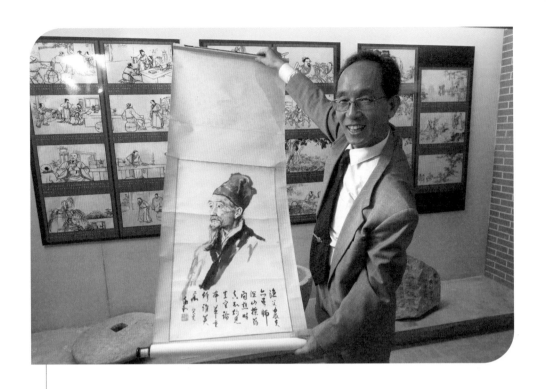

終於在李時珍
紀念館見到了
蔣兆和重繪李
時珍畫像真跡

| 名垂青史 |

李時珍自述：「幼多羸疾，質成鈍椎，長耽典籍，若啖蔗
飴。遂漁獵群書，搜羅百氏……」「歲歷三十稔……稿凡
三易。」他自幼多病，卻特別熱愛鑽研典籍，於是博覽群
書，進行野外中藥調查與考證，鍥而不捨，前後用了近 30
年的時間，修改 3 次後，終於完成了《本草綱目》。

治病救人是李時珍畢生所做之事，而著書也是他心甘情願
之為，登山採藥探求真知更是樂在其中。但書完成以後沒
有書商出版，則是最大的難題，一生的心血，難道要付諸
東流？

他拖着老弱之軀八方奔走，卻四處碰壁。苦苦期盼中度過
的歲月使他身心備受煎熬、心力交瘁。

終於在等待的第 10 個年頭他碰到了一位熱心的金陵（現南京）書商胡承龍，慷慨解囊為他出書。李時珍用毛筆一筆一畫地寫了 27 年；胡承龍需製木刻板來印刷，鴻篇 190 萬字要一刀一刀地刻，下刀一刻又是 3 年。

當李時珍的兒子把印刷出版的《本草綱目》獻給朝廷的時候，呈疏中寫了這樣八個字：「甫及刻成，忽值數盡。」李時珍一生為《本草綱目》而拼搏，就像春蠶一樣，嘔心瀝血。李時珍在 61 歲的時候寫完《本草綱目》，但等這部書出版，卻等待了足足 13 年。就在李時珍得知《本草綱目》即將出版的時候，他倒下了，最終沒能親眼看到作品的問世，但他心願已了，把這部偉大的著作留給了人們，造福後代，功在千秋。

常說人生有三不朽：立德、立功、立言。李時珍都做到了。正如郭沫若所題：偉哉夫子，將隨民族生命永生！

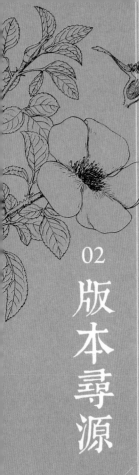

金陵祖本

《本草綱目》自問世以來不斷刊刻再版，迄今已有超過 160 個版本。正如名著《紅樓夢》有很多版本，如甲戌本、庚辰本、己卯本等。不同年代不同書商刊刻或個人傳抄就會多一個不同的版本，《本草綱目》的不同版本之間多少有些差異。

那麼，李時珍所著《本草綱目》第一次出版的祖本在哪裏？《本草綱目》的最初刻本，也就是祖本，俗稱金陵本。

在清代張紹棠本的《本草綱目》序言中，形容李時珍樣貌「晬然貌也」，晬是嬰兒周歲的意思。

但是，一對比金陵本就會發現，原文並非晬字，不是「晬然」，而是睟。睟與晬，目字邊和日字邊的區別，後人少刻了一筆。清張紹棠本錯了，僅一筆之差，李時珍的形象就不一樣了。

唐代玄奘和尚為何要不畏艱辛、排除萬難去天竺呢？就是為了取得真經。唐朝時，佛經在中原的抄本已經很多了，但經文中錯誤很多，玄奘和尚怕曲解了佛經的真諦，所以親身前往天竺尋找祖本。

《本草綱目》其實也一樣，只有真正由李時珍親自參與校正的最初版本，也就是由南京書商胡承龍刻印的金陵本，才最能體現作者本意，這也是我們尋求祖本的意義所在。

400 多年過去了，究竟還有沒有祖本留存於世呢？有！

有多少？又分別藏在哪裏？

20 世紀 80 年代前，我國國內尚未發現《本草綱目》金陵本。當時中國中醫文獻學泰斗馬繼興先生在講課時告訴我，這些版本都流傳到了日本。從那時起，尋找金陵本這個念頭，就在我心裏深深扎下根了。

東瀛訪書

我在日本留學工作 10 年，一直在打聽《本草綱目》金陵本的下落。四處訪書時，我拜訪了日本的漢學家真柳誠教授，從他那裏得知了更多線索。在日本，完完整整被保留下來的有 4 套，還有一些殘缺的版本。

第一套是東京的東洋文庫藏本。有位人物與東洋文庫有些淵源，此人就是莫理循，上點年紀的老北京人一定不會對他感到陌生。

喬治・莫理循是澳大利亞人，民國時期在中國擔任總統政治顧問。從袁世凱開始，到黎元洪、馮國璋、徐世昌，莫理循都是他們的座上賓。可想而知，他當時的身份多麼顯赫。北京的王府井大街曾經還有另一個名字 —— 莫理循大街。那不是一般的胡同，王府井地處繁華中心，商賈權貴雲集，足見它的權勢與地位。

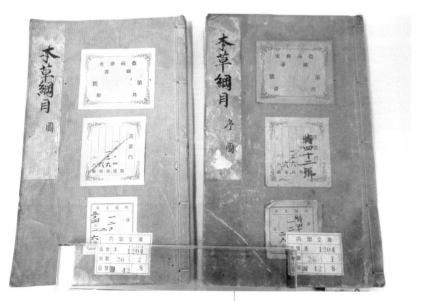

日本內閣文庫藏《本草綱目》金陵本

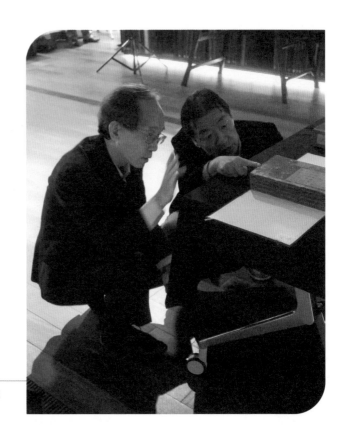

筆者和真柳誠在東洋文庫尋找
《本草綱目》金陵本

莫理循畢業於英國愛丁堡大學,一生酷愛藏書,有人將他的私人書庫比作「小敦煌」。後來莫理循的藏書全被日本人岩崎氏買走了,收藏在現在的東洋文庫中,其中有一套《本草綱目》金陵本。2019年,我與美國探索頻道(Discovery Channel)攝製組專門到東洋文庫考察了那一套金陵本的情況。

還有一個重要的收藏地,日本的東北大學。這所大學的前身是魯迅先生的母校仙台醫學專門學校,1904 年他曾在醫學部就讀。

中學語文課本中的課文《藤野先生》是魯迅先生回憶留學生活的散文,那段時間是魯迅棄醫從文的轉折點。時至今日,在大學的入口處,還陳列着魯迅先生與恩師藤野先生的銅像。這段歷史淵源大概也是這所大學收藏珍品《本草綱目》的原因之一。

神州祖本再現

2018 年初，正當我在東京尋找《本草綱目》時，從中原大地傳來一個意外的喜訊。我收到了一封來自河南的快件，信中提道：「聽說趙博士在組織李時珍誕辰 500 周年的紀念活動，我這裏有《本草綱目》的金陵本，願意與同道分享。」

寫信人叫邢澤田，邢先生的來信令我興奮不已，但同時也有些將信將疑。神州大地還能發現隱藏的金陵本嗎？我迫不及待地把這一消息告訴了長期從事本草學研究的鄭金生教授。春節還沒過完，我和張志斌、張志傑、梅全喜等幾位專家立刻組成考察組，特邀攝影團隊的導演浣一平、攝影師柴林，一同趕赴鄭州，共同見證這一時刻。在鄭州，我們終於見到了金陵本的真容。

也是在這次考察途中，意外碰到另一位來自洛陽的《本草綱目》金陵本的收藏家，晁會元先生。洛陽之行彷彿一次本草專家的群英會，此傳奇故事已被記錄在我參與製作的大型文獻紀錄片《本草無疆》中。

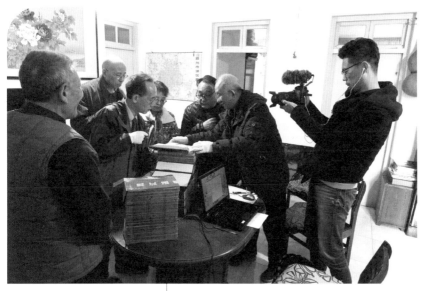

在鄭州邢澤田家見到金陵本的真容（左起：邢澤田、梅全喜、筆者、張志斌、晁會元、鄭金生、柴林）

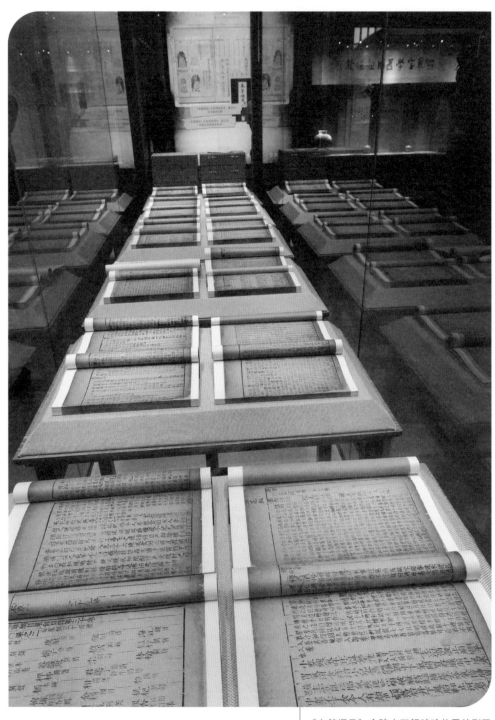

《本草綱目》金陵本回歸時珍故里特別展

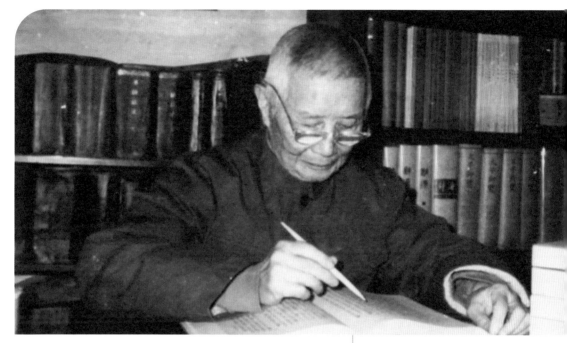

劉衡如工作照

在多方的共同努力下，2018 年《本草綱目》金陵本終於重歸李時珍故里，在李時珍誕辰 500 周年紀念日慶典活動時，李時珍紀念館舉辦了一個特別展覽，展出該套完整的《本草綱目》金陵本。

子承父業

《本草綱目》金陵本如果也有錯誤如何是好？這是個好問題，也引出了中醫藥古文獻的一門學問，文獻的校勘。

1982 年，我剛開始在中國中醫科學院讀研究生的時候，有一天，我正在圖書館裏翻看人民衞生出版社剛出版的《本草綱目》校刊本，突然有人在背後輕輕地拍了拍我的肩膀，並問我：「小夥子，你也在讀《本草綱目》啊？」我回頭一看是位老先生，連忙站了起來，給老先生鞠了一躬說：「請問先生尊姓大名？」老先生輕輕地吐出 3 個字，劉衡如。原來他就是我仰慕已久的《本草綱目》的校刊者劉衡如先生。

老先生很感慨地跟我說了這樣一番話：「我用了十幾年時間校勘《本草綱目》，但直到我完成了四分之三的時候，也沒能見到最早的金陵本。」此前國內一直沒有發現這個版本。劉先生告訴我：「現在國內終於找到了金陵本。我準備重起爐灶，用正宗的版本重新校勘，從頭再來。」那時老先生已經年逾古稀，烈士暮年，壯心不已。

1998 年我回到北京，可惜那時劉衡如老先生已經不在人世了。不過在一次會議上，我見到一位坐在主席台上的中年人。那位先生的相貌，看起來似曾相識。原來他不是別人，正是劉老先生的公子劉山永先生。

劉山永先生因年幼時患有重症脊髓炎，身高不足一米四，平時需要坐輪椅。劉山永先生身殘志堅，子承父業，繼續其父未完的事業——校勘《本草綱目》。以前他去圖書館查閱資料時，上樓梯都需請人揹上去，如此艱難仍鍥而不捨。如今，劉山永先生也已經是耄耋之年了，前段時間我去看望過老人家，他還在兢兢業業地伏案工作，其精神令人欽佩。

李時珍寫《本草綱目》用了 27 年，《本草綱目》共 190 萬字，而今天劉衡如父子校勘註解《本草綱目》不止 27 年，註解文字共 100 萬字。我想僅憑這個數據，就足以令人震撼。這是學術界的愚公移山之舉，科學史上的頌歌。

生活在今天的我們是幸運的，在讀《本草綱目》的時候能夠看到最原始的版本，也能夠使用到掃清了文字障礙的最佳校勘本。每當我捧起《本草綱目》的時候，都會感到這是一筆巨大的物質遺產，也是一筆無形的精神財富。它激勵着後來者，繼承李時珍的未竟事業。

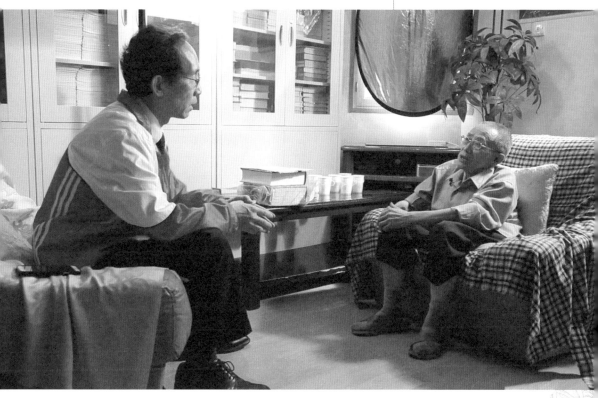

探訪劉山永

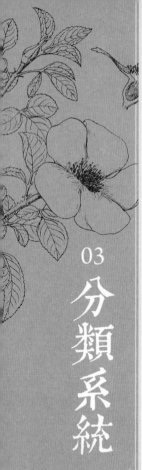

老馬識途

40 年前，我剛接觸《本草綱目》時，曾感覺難以入手、難以厘清頭緒。在我求學的路上，得到過很多貴人的指導，中醫文獻學的泰斗馬繼興先生就是其中一位。有了名師的指導，我的學術生涯少走了很多彎路。

馬繼興先生曾參與許多國家重大文獻研究項目，將畢生精力都傾注於中醫古文獻的研究當中。1982 年他完成了馬王堆出土文獻的整理。他是一位純粹的學者，純粹到透明。他與人交往時，沒有世俗的客套。他有兩句口頭禪：「這個我不懂。」「這個與我無關。」但只要談到與本草相關的話題，他有問必答，而且每句話都能一語點破謎團。和他接觸，留給我的印象就是四個字——「老馬識途」。

馬繼興先生研究文獻時特別重視文獻的目錄。我讀研究生時的第一門課就是他講授的中醫目錄學。正如他所說，李時珍在本草學上有所發揮，其發揮點就在於其新的分類系統。

很遺憾，2019 年馬繼興先生永遠離開了我們，但他的著作和他的精神都留給了後人，讓我們享用不盡。

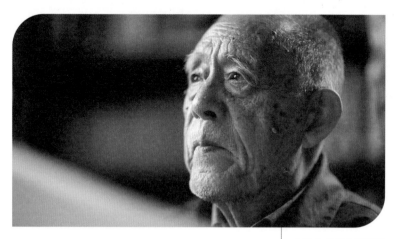

中醫文獻學家馬繼興

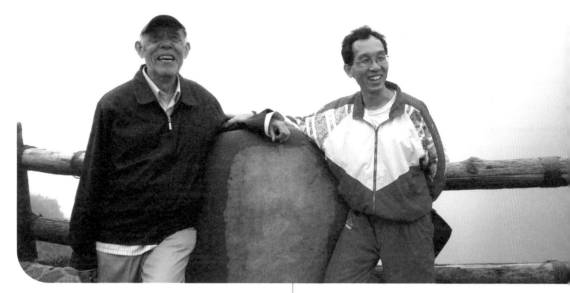

筆者與馬繼興老師在神農架

綱舉目張

《本草綱目》的書名是由兩個關鍵詞組成的。本草，明示本書的專業歸屬；綱目，點出本書特點，綱舉目張。

「綱」的本意是漁網的總繩，「目」是一個個網眼。「綱目」引申為抓住事物的關鍵部分，其他問題就迎刃而解了。

《本草綱目》與之前的本草文獻的分類方法大有不同。從《神農本草經》開始，歷代本草採用以人為本的分類法，以藥物作用於人體後產生的反應為準繩，分出上、中、下三品，上品無毒、中品小毒、下品大毒。隨着藥物品種的日漸增多，這樣的分類方法逐漸顯現出問題，嚴重影響了中醫藥學的發展。例如，動物、植物混編在一起，有時同一種植物被一分為二，有時不同的中藥被合二為一，還有一些藥物張冠李戴。

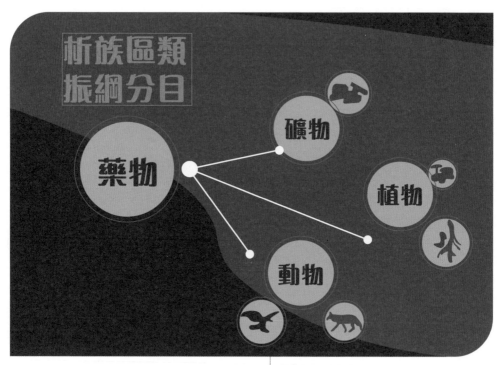

《本草綱目》採取了析族區類、振綱分目的方法

李時珍對此進行了開創性的改革，一反千年以來以藥性分類為原則的做法，改為按自然屬性進行分類，令人耳目一新。

詳 而 有 要

《本草綱目》全書 52 卷，藥物被大致分為礦物、植物、動物 3 類共 16 部，我簡寫成 4 句順口溜：水火土金石，草木果菜穀。服器蟲鱗介，禽獸與人部。

火部是李時珍第一次增加的。土金石部對應的是現在的礦物類藥物。

草木果菜穀是《本草綱目》的核心，佔的篇幅最大，從第 12 卷到第 37 卷，約佔《本草綱目》的二分之一。

草部下又分了 10 類。山草類主要是野生品種，生長在山區，多數為《神農本草經》中已有記載的常用中藥，有人參、甘草、黃芪、黃連等，一個個似開國元勳，是久經沙場的精兵強將。芳草類大多為芳香類草本，很多草藥至今都是國際上仍在流行的精油的主要原料，其中有很多著名的花卉，如牡丹、茉莉、迷迭香。隰草類囊括的藥物多在平原的低溫地帶生長，亦可在田中栽培，如菊花、艾葉、青蒿，可謂雨露滋潤禾苗壯。毒草類聽名字可能讓人不寒而慄，實際都是一員員猛將，以毒攻毒可讓疾病退避三舍，如大黃、天南星。

木部中有人們熟悉的棟樑之材松和柏，有香木類的沉香、檀香、降香，有使用樹皮的杜仲、厚朴、黃柏，還有使用樹脂的乳香、沒藥、龍腦、冰片，還包括既可做藥物也可塗畫的藤黃、漆樹等。寓木類有寄生在各類樹上的桑寄生、桃寄生、柳寄生，也有在松樹根下棲息的茯苓。

穀部、菜部、果部包括了大量食物，現在看來大多是藥食兩用的藥，有主食、副食。有米口袋裏的五穀雜糧，有灶台上的蔥薑蒜、醬油醋，有菜籃子裏的白菜、蘿蔔，有果盤中的瓜果梨桃、乾鮮果品，還有豆腐。或美味、或無毒、或原產、或外來，是千百年來中華民族的祖先經過實踐，從上千種植物中篩選出來不可或缺的植物類藥。

服器部中李時珍記載的是服帛器物，記錄的用法包括很多民間驗方，甚至因陋就簡。如蒸病人衣衫可以預防傳染病，相當於古時一種濕熱滅菌的方法。綾羅綢緞的應用可與健康搭上關係，反映了明代的生活水平、科技水平、工藝水平。

蟲部動物藥有蜜蜂、蟲癭五倍子、蟾蜍、蛤蚧、地龍，甚至還有令人厭煩的蟑螂，現代藥學也在研究這些大有臨床潛力的對象。鱗部和介部包含諸多海洋藥物，不但有名貴的珍珠，也有普通的牡蠣。

古人定義兩條腿的會飛的是禽鳥，四條腿的地上跑的是野獸。烏骨雞、龜板、鱉甲、牛黃、阿膠該如何用，都可在《本草綱目》中找到原始的答案。

水	火	土	金石
草	穀	菜	果
木	服器	蟲	鱗
介	禽	獸	人

《本草綱目》下分 16 部

總體上《本草綱目》的排列次序樸素地體現了從無機物到有機物，從低等生物到高等生物的規律，按照「從賤至貴，終之以人」的順序排列。掌握了這個規律再讀《本草綱目》，更容易理解書中主旨，綱中有目，博而不繁，詳而有要。

百科全書

現代分類系統是所有與生物學研究相關的基礎學科。古往今來，將雜亂無章的生物界理出頭緒是何等的不易之事。

達爾文曾關注到《本草綱目》，稱其為「中國古代的百科全書」。達爾文航海 5 年環遊世界做野外考察，20 多年潛心研究，終於在 1859 年發表了他的代表作《物種起源》，所探討的便是生物之間的進化與親緣關係。關於自然界中分類的探討，達爾文與李時珍皆從大處着眼，在細處詳究根源。

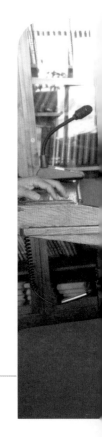

聖彼得堡東方手稿研究所珍藏的《本草綱目》江西本和錢本

《本草綱目》是世界科學史上的巨著，李時珍建立了一個新的自然分類系統，開創了前後李時珍時代。對於大自然演化與相互之間的親緣規律的深入研究工作，還遠遠沒有結束。隨着現代科學與技術的飛速發展，相信未來的生物分類學將會更為嚴謹合理。

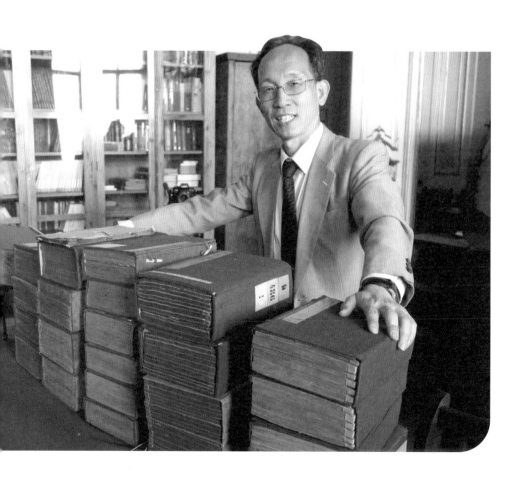

本草圖經

《本草綱目》中收載了 1,100 多張圖,這對學習《本草綱目》有重要的參考價值。

翻開《本草綱目》的附圖之前,先要了解一個人和一部書。

這個人就是蘇頌。這部書就是《本草圖經》。

蘇頌和蘇軾同宗,在一個祖廟中被供奉着。

2020 年是蘇頌誕辰 1,000 周年,那之前的 2019 年,我去了福建同安蘇頌的故里。蘇家是當地大望族,出過 5 位進士。蘇頌在北宋朝廷為官六十載,官至丞相高位。

蘇頌除了政績非常突出,還是一位天文學家、地理學家,他主持建造了世界上最早的天文鐘——水運儀象台。《宋史》評價蘇頌是一位無所不通的偉大的博物學家。

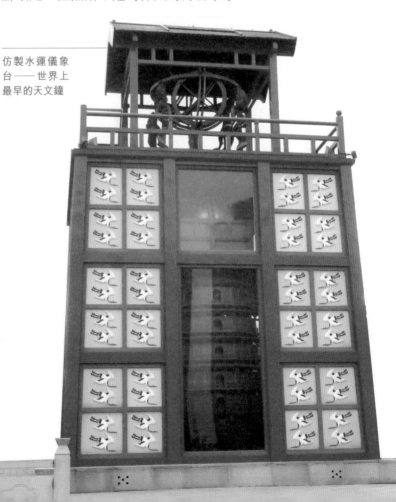

仿製水運儀象台——世界上最早的天文鐘

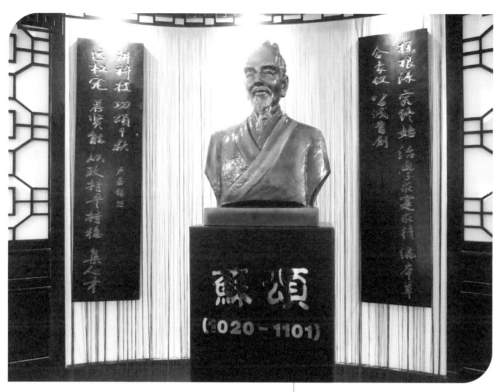

福建同安蘇頌故里蘇頌像

蘇頌在醫藥學方面也做出了很重要的貢獻，由他組織編撰的《本草圖經》，藥圖和文字兼收並蓄，是中國中醫藥發展史上，上承《神農本草經》，下啟《本草綱目》的一部藥學著作。

英國的科學史專家李約瑟博士評價他：「在歐洲，能把野外的動植物，如此精確地木刻，並且印刷出來，是 15 世紀以後才出現的大事。」由此可見蘇頌的《本草圖經》要早過歐洲同類書刊 400 年。

這部書原書現已見不到了，但他的寫作風格與繪圖，對《本草綱目》產生了重大的影響。李時珍這樣評價《本草圖經》：「考證詳明，頗有發揮。」並將近 100 幅圖引用到《本草綱目》中，使它得到了傳承與發揚。

雖然有引用《本草圖經》裏的圖，但《本草綱目》90% 的圖是李時珍繪製的白描寫生。看得出來，《本草綱目》配圖是他在實地觀察後所做的實時記錄。

李時珍是偉大的醫藥學家、本草學的實踐家，他善於觀察、善於記錄、善於總結。我想李時珍如果生活在 21 世紀，他可能走到哪裏，就會拍照到哪裏，隨時記錄自然界不帶濾鏡真實的樣子。

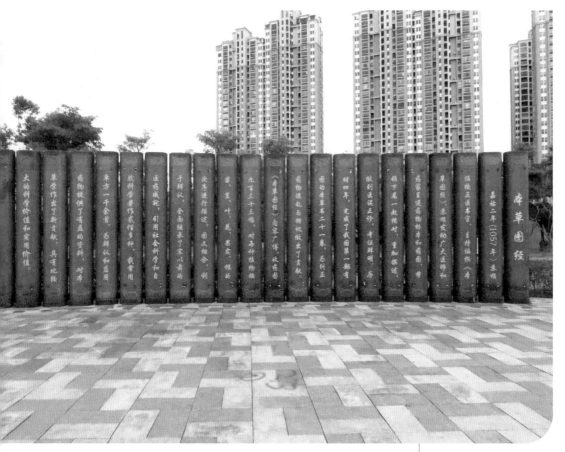

蘇頌公園《本草圖經》介紹

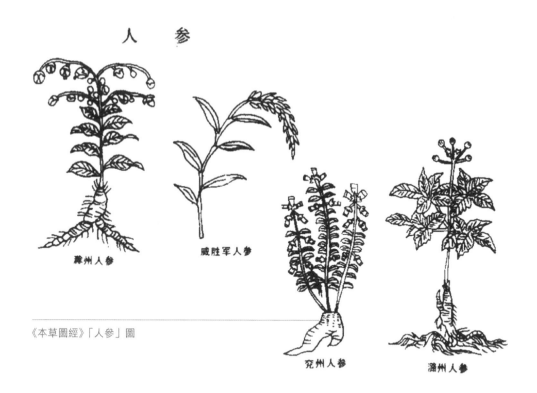

人　參

滁州人參

威胜军人參

兖州人參

潞州人參

《本草圖經》「人參」圖

李時珍在選取前人的附圖參考時，並不是原封不動地照搬。以人參為例，《本草圖經》有 4 幅圖，而 4 幅圖中展示的植物各不相同，植物來源甚至都不是出自同一個科，李時珍在選圖的時候只選用了潞州人參，也就是正品五加科人參。從李時珍開始，歷史上人參來源混亂的問題被澄清了。

《本草綱目》人參圖中突出了蘆頭的部分 —— 也就是人參頂部，有一節一節疊加生長的蘆碗，這最能反映人參的年齡，也是人參重要的鑑別特徵。可見人參圖是李時珍在實際觀察後繪製的。

《本草綱目》將石鐘乳、孔公孽、蔭蘗三味與鐘乳石相關的藥放在了一起。而原本在《神農本草經》中，它們分別被列為上品和中品。

烏頭和附子也被繪在一張圖上，它們本是主根與側根，母子相互依賴的關係一目了然。

《本草綱目》裏還不乏李時珍首繪的畫作，比如，曼陀羅（洋金花）就是第一次收錄的藥材。

不過，李時珍並不是專業畫師，在沒有專業繪圖人員的配合、在野外風餐露宿、條件極端艱苦簡陋的情況下，完成找到原植物並記錄的工作是相當不容易的。《本草綱目》附圖的目的是盡可能展示藥物的真實形態，這和以往本草書編繪時請工匠繪圖以展示畫技和美觀，本質上不能相提並論。

《本草綱目》出版以後，陸續有新的刻本，國內翻刻翻印的版本有不下 100 種。其中繪圖有兩次大的改動。一次是明崇禎十三年（1640）錢蔚起本，另一次是清光緒十一年（1885）的張紹棠本。

錢本和張本都對金陵本進行了大量的改動與重繪，畫面越改越好看，藝術性是加強了，但錯改的地方確實不少。

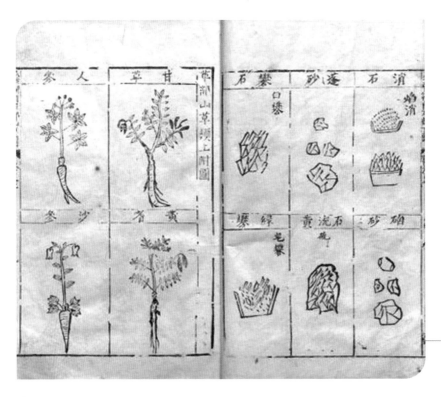

《本草綱目》
金陵本繪圖

舉個例子，薄荷，唇形科植物，特徵是葉對生、莖四棱。但是錢本的畫師做了改動，改得美觀了一點、飄逸了一點，葉子改成了互生。

再比如，酸棗是鼠李科的灌木，莖枝有刺，但經過改動後，灌木變成了喬木，刺也沒了。酸棗變成了漆樹科的南酸棗了。

特別是張本將清代吳其濬精美的《植物名實圖考》中約 400 幅圖換到了《本草綱目》中，失去了原來的本意。

評價一幅科學畫時，第一要求是準確性，第二才是藝術性，失去準確性便貽笑大方了。

關於《本草綱目》的圖，有人說圖不好看。實事求是地講，圖的確不夠美觀。也有人出於維護李時珍的形象，說圖不是李時珍畫的，金陵本繪圖人署名是李時珍的兒子李建元。

我倒有一個觀點，如同教練員和運動員比賽跑步，誰跑得快呢？一定是運動員跑得快，否則教練直接上場比賽不就可以了嗎？圖不是李時珍畫的，但這並不代表李時珍與繪圖沒有關係，他對要畫的內容瞭如指掌，做到圖文相應、相互補充。應該說這些圖是他們父子共同創作的。

看了李時珍《本草綱目》的附圖，很多人會產生一種疑問，中國明代本草繪圖的藝術水平，真是這樣嗎？

品彙精要

明代有一部官修的本草典籍：《本草品彙精要》。

《本草品彙精要》與《本草綱目》都是 16 世紀的本草著作，一頭一尾，前者出自 1505 年，後者出自 1596 年。前者為官修本草，後者為民間個人著作。

《本草品彙精要》是官修書目，即皇帝下旨，政府出錢組織人力、物力的大工程。這一工程領銜的是太醫院院判劉文泰，他組織了一班優秀的宮廷畫師。

兩年後，《本草品彙精要》書編成了，可就在這個節骨眼上，弘治皇帝駕崩了。主編劉文泰結黨營私，被判了刑。《本草品彙精要》也從此深藏內宮。就連李時珍在寫作《本草綱目》時，書考 800 餘家，也沒提到過《本草品彙精要》。這是中國文化史上的一個重大損失。

更為遺憾的是，《本草品彙精要》最早的 3 部明代抄本全部流失海外。

第一部弘治原本，現存日本京都的杏雨書屋。第二部明抄彩繪本，流傳到了意大利，現存於羅馬市立圖書館，稱為羅馬本。

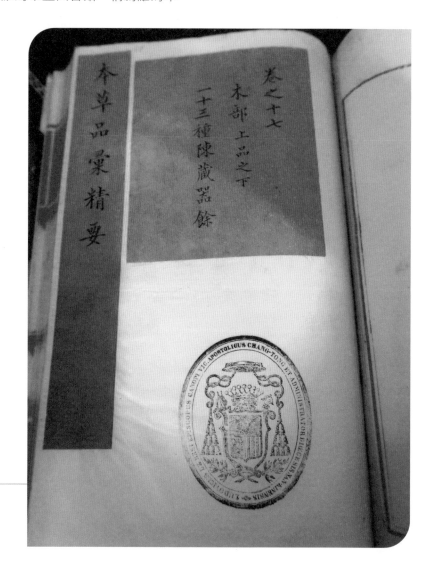

羅馬市立圖書館收藏的《本草品彙精要》明抄彩繪本

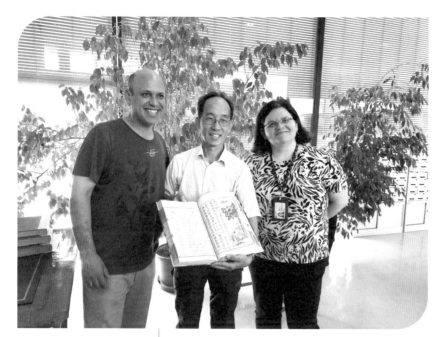

有幸在羅馬市立圖書館捧起《本草品彙精要》明抄彩繪本

2019 年 6 月，我專程去了趟羅馬，看到了羅馬本，仔細欣賞了其中 1,367 幅精美絕倫的繪圖，它代表着我國本草古籍繪圖的最高水平，對於研究明代的本草文獻、民俗服飾、科技史都非常有幫助。

我足足在圖書館看了一天，捨不得走，到關門的時候，被圖書管理員勸着離開。就在我從羅馬回中國香港後不到一週，意大利的電視台來跟蹤採訪我，他們正準備拍攝一部反映中醫藥與自然文獻的紀錄片，在我和團隊去羅馬找《本草品彙精要》之前，他們並不了解羅馬圖書館還有這樣一部中國古籍善本。

現在國內也能看到《本草品彙精要》了。我的師弟曹暉教授，鍥而不捨，用了 30 年的時間，完成了《本草品彙精要》校注，《〈本草品彙精要〉校注研究本》已經由北京科學技術出版社出版，使得這部 500 多年前的巨著重回大眾視野。

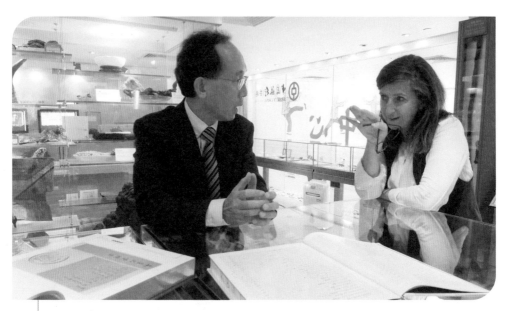

筆者接受意大利 Rai3 電視台採訪

圖文並茂是我國古代本草學著作的一大特點。《本草綱目》有 1,000 多幅繪圖，這是《本草綱目》對主體文字的補充，對於深入理解、學習本草學大有裨益。關於《本草綱目》圖例的考據，四川的王家葵教授經過多年的潛心研究，完成了大作《本草綱目圖考》，已由科學出版社出版。這本書可幫助讀者更好地了解各版本的傳承和藥物品種的沿革。

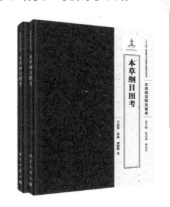

《本草綱目圖考》王家葵、蔣淼、胡穎翀著

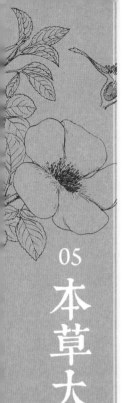

不少朋友問過我這個問題：總說中國的古籍浩如煙海，能不能説得更具體一點，究竟有多少？其中，中醫藥古籍又有多少？其中有多少本草書？哪些本草書籍一定要讀？

類書叢書

要讓我說中國古代的典籍，其實有兩部最具代表性。一部類書、一部叢書，分別是明代永樂年間的《永樂大典》和清代乾隆年間的《四庫全書》。

類書是以類相從。如以人參為題，編者將古書中所有人參相關的文字、繪圖，包括詩詞歌賦都收集到一起編纂成冊，就是一部人參的類書。《永樂大典》就是一部恢宏的類書。全書正文 22,877 卷，約 3.7 億字。很可惜，《永樂大典》屢遭浩劫，現在存世內容不足原文的 4%，不足 700卷。美國的康奈爾大學圖書館裏藏有《永樂大典》17 卷殘本。現存最大的類書 —— 清代的《古今圖書集成》也可以作為同類書目參考。

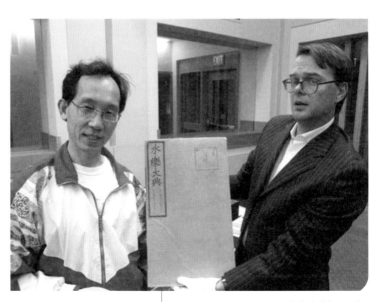

美國康奈爾大學收藏的《永樂大典》（殘卷）

叢書則是原書原封不動，只把它們彙編成一套。《四庫全書》共計 79,338 卷，約 8 億字，分經、史、子、集四部，有關醫藥的內容主要集中在子部的醫家類。

｜本草典籍｜

中醫藥古籍有多少？其中又有多少本草書？哪些本草書籍一定要讀？

首先要明確本草的概念。本草是中國傳統藥物學的代名詞，是一個學科的概念。現在一些傳播渠道將本草等同於一味味具體中藥是不妥的。

本草不是單指某一種草藥或者某一味中藥。古人云：「藥有玉石草木蟲獸，而直云本草者，為諸藥中草類最眾也。」之所以稱之為本草，因中藥中以草木居多，植物藥是最基本的組成部分，所以用「本草」二字代表藥物。

根據目前比較權威的《中國中醫古籍總目》統計，全國 150 個圖書館及博物館共收集 1949 年以前出版的中醫圖書 13,455 種。其中，本草書籍 866 種。

｜五大豐碑｜

我認為中國古代最為重要的本草著作有五部，可謂中國本草史上的五座豐碑，成書時間上大概相距 400 年。

《本草綱目》（明）李時珍 1,892 種
《經史證類備急本草》（北宋）唐慎微 1,744 種
《新修本草》（唐）蘇敬 844 種
《本草經集注》（南北朝）陶弘景 730 種
《神農本草經》（漢）365 種

五部重要的本草著作

第一部，《神農本草經》。

人們經常把《黃帝內經》與《神農本草經》相提並論，同為經典，同等重要。《黃帝內經》託名黃帝，《神農本草經》託名炎帝神農，而確切作者成謎。兩部被稱作「經」的巨著，一部奠定了中醫的理論基礎，一部奠定了中藥的理論基礎。

《神農本草經》是先秦時代的作品，成書於漢代，全書僅 13,000 字。一年 365 天，而載藥 365 種，以應周天之數。它像是大珍珠的母核，後世主流各部本草都在此基礎上發展而來。此書將藥物分為上、中、下三品。

第二部，《本草經集注》。

南北朝時期的醫藥學家陶弘景完整地保留了《神農本草經》的內容，在這個基礎上所載藥物數量整整翻了一番，增至 730 種。

第三部，《新修本草》。

因為出現在唐朝，通常稱其為《唐本草》。馬繼興先生稱這部書為中國第一部藥典，也是世界上第一部藥典，可見它的重要性。將《新修本草》比喻成藥典是因為它由唐代政府組織編寫，任命主編的過程可謂是一波三折。

這麼重大的編書工程，一定要推舉一位德高望重的人來領銜。一開始找的是唐朝開國功臣「凌煙閣」24 功臣之首 —— 長孫無忌。因為他的爵位是英國公，所以《新修本草》起初名為《英公本草》。後來長孫無忌被貶流放，主編自然當不成了。

第二位主編也是大名鼎鼎、戰功卓着的開國元勳，歷史小説裏常出場的人物 —— 李勣。話本評書裏通常叫他徐懋功。他是唐高宗李淵的愛將，本姓徐，因屢建奇功，皇帝賜予他國姓，改名李世勣。但繼位的唐太宗李世民名字中有世字，要避諱，世字不能用了。於是他的名字最後成了李勣，名留青史。

這兩位高官都是名譽主編，實際上並沒有參加真正的編撰工作。真正的編撰者、正做出貢獻的學者，是蘇敬。可是宋代以後出版的書都把他的名字寫成蘇恭，《本草綱目》也不見蘇敬二字。

古代對皇帝名字需要避諱，宋代王朝先祖宋翼祖名趙敬，所以別人就不能再用這個敬字了。恭與敬兩個字同義，唐代的蘇敬在宋代就被改為蘇恭了。《本草綱目》中引用《新修本草》時會寫：「恭曰」，「恭」就是蘇敬。

若中國古代社會制度實行的時間再長一點兒，古書要避諱的地方就更多了，難免面目全非了。

第四部，《經史證類備急本草》（簡稱《證類本草》）。

宋代最值得稱道的本草著作，由唐慎微編撰，是個人的著作。宋代有了活字印刷術，雕版和活字印刷業出版業繁榮，大量著作得以傳世。目前古籍善本的收藏中宋版書是佼佼者。

前三部書原書都散佚了，好似一部自行車散了零部件，後人再將其攢起來。《證類本草》珍貴之處在於，它被完完整整地保留了下來，而且其中還保存了前面三部本草著作的內容。作者唐慎微是宋朝人。前段時間有家出版社出的《本草學》請我幫助審一下。我看編輯在唐字後面打了個黑點，讓唐慎微長了幾百歲成了唐朝的慎微。這位宋代的作者一生謹小慎微，編寫本草，竟被變成了唐朝人，這種錯誤是不能原諒的。

第五部，《本草綱目》。

《本草綱目》是中國 16 世紀以前藥學成就的集大成者，是中國古代本草的巔峰之作。

｜ 本 草 全 書 ｜

中醫藥歷史長河中出現過 800 多部本草學書籍，收藏在天涯各處。不過有一部書可以在裏面找到各本草的內容 ——《中國本草全書》，由中國文化研究會魯軍會長組織、鄭金生教授主編，共計 410 卷，已由華夏出版社於 2000 年出版。這部書將古今本草全部收集影印出版，包括流失海外的本草書。我在日本工作時負責幫助海外文獻的整理與收集。

《中國本草全書》可謂集中國古代醫藥文獻之大成。2000年在香港舉辦了首發儀式。單冊書重500克，全套400本，總重兩噸。我是這套書的編委，又是藥學史本草學會的學術秘書，我所在的香港浸會大學中醫藥學院以25萬港幣購得其第一號藏書。

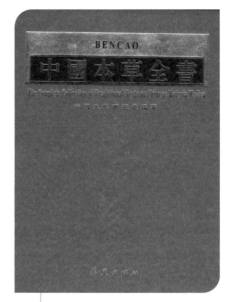

《中國本草全書》

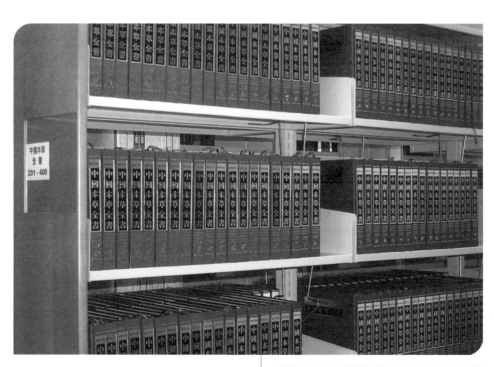

香港浸會大學中醫藥圖書館藏《中國本草全書》

談到中醫藥的研究，大致可以分為文獻研究、實驗研究與臨床研究。青蒿素的發現者屠呦呦教授，在發表諾貝爾獎獲獎感言時提到了三本書 ——《神農本草經》、《肘後備急方》、《本草綱目》，也可以說沒有本草的記載，就不會有青蒿素的發現，也不會有如今獲得諾貝爾獎的成就。本草文獻是中國中醫藥的寶貴財富，是我們得天獨厚的優勢。

古今中藥品種增長態勢圖

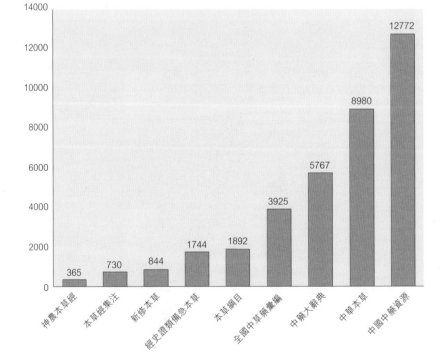

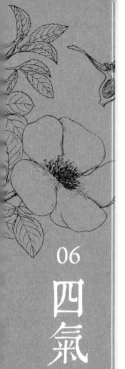

06
四氣五味

入腹知性效自明

何謂中藥

翻開《本草綱目》之前，我想先討論甚麼是中藥，中藥和西藥有甚麼區別。

其實古代是沒有「中藥」一詞的。古代稱中藥為本草。古代人對中醫的代稱很多，如岐黃、青囊、杏林、懸壺、橘井，民間一般稱為郎中或大夫。

近代以來，西醫藥引入後，才出現了「中醫」、「西醫」、「中藥」、「西藥」等名詞，以示區別。中西都是相對而言的。

比如，餐桌上常見的土豆，又叫馬鈴薯，英文名是Potato，它是中餐還是西餐？有人說是西餐，有人說是中餐。如果是在西餐館吃的薯條，那毫無疑問是西餐。反過來在中餐館吃的炒土豆絲，那就是中餐。這說明是不是中餐，與原料沒有絕對關係。

那麻黃是中藥還是西藥？如果詢問來自西方的學者，麻黃的有效成分麻黃鹼（Ephedrine）是甚麼藥，他們一定回答是西藥。實際上，麻黃鹼的來源麻黃在中醫看來是一味地地道道的中藥。它的主要功效是發汗、平喘、利水，麻黃根則可以斂汗。

需要明確的是，中藥是在中醫理論指導下使用的藥物。從應用形式來講有中藥材、中藥飲片、中成藥，都在《中國藥典》第一部專門收載。

一般中藥的單位是味，一味中藥。而西藥常說一種西藥。中藥不論種，一味中藥的來源常常不止一種動植物。再以麻黃為例，麻黃的來源有草麻黃、中麻黃與木賊麻黃 3 種不同的植物。中藥的味，是和功效直接相關的。

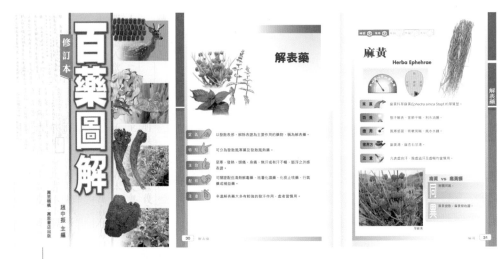

《百藥圖解》封面及解表藥、麻黃頁

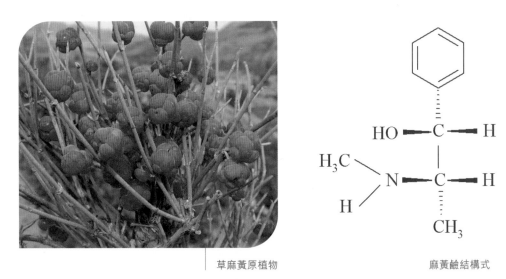

草麻黃原植物

麻黃鹼結構式

寒熱溫涼

用藥如用兵。中醫看病、開方子，首先要辨虛實寒熱，其次要熟稔手下兵將的能力，做到「知人善任」才能運用自如。

中醫臨床通過望聞問切做出診斷，正如《十問歌》所示，寒熱是最為重要的：「一問寒熱二問汗，三問頭身四問便，五問飲食六問胸，七聾八渴俱當辨，九問舊病十問因，再兼服藥參機變。」

《本草綱目》有言：「療寒以熱藥，療熱以寒藥。」這是中醫治療的準則，要按照中醫藥理論指導用藥。

藥性中的四氣，指的是寒熱溫涼，也有古籍記載寒熱溫平的。根據臨床實踐，醫家推理四氣屬性，並記錄下來。凡是能治療寒性病的就是熱性或溫性藥；凡是能治療熱性病的就是寒性藥。熱者寒之，寒者熱之。中藥的藥性與藥效應用在患者身上，才能夠得到更好的體現。

剛入門學中藥的時候，老師往往會提到一部古籍《藥性賦》。《藥性賦》大約為金元時代的作品，原為中醫初學中藥的啟蒙書。將 248 種常用中藥按藥性的寒、熱、溫、平分為四部分，按韻編寫成賦體。從其中最寒性的藥物開始。「諸藥賦性，此類最寒。犀角解乎心熱，羚羊清乎肺肝。澤瀉利水通淋而補陰不足，海藻散癭破氣而治疝何難。」《藥性賦》流傳廣遠，得益於它的言簡意賅，朗朗上口，便於記憶。

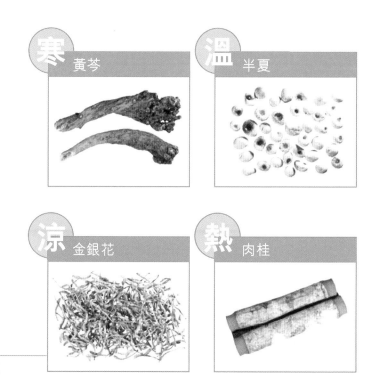

寒 黃芩

溫 半夏

涼 金銀花

熱 肉桂

中藥之四氣

學習中藥、認識中藥應該從藥性開始，從四氣五味開始。要想深入學習，還得下苦功夫。我曾經設計過一副中藥的撲克牌，希望能夠輔助記憶諸藥藥性。大王是黃帝，小王是神農，四種花色分別代表了中藥的四氣。

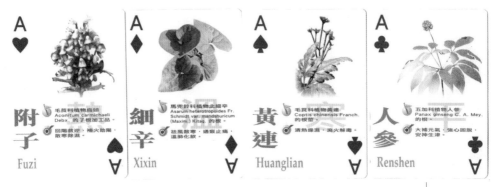

中藥撲克牌

酸苦甘辛鹹

中藥五味 —— 酸苦甘辛鹹，指的是臨床的藥性，大部分也是藥物的自然屬性和天然的味道。

辛味能散、能行；酸味能收、能澀；甘味能補、能緩、能和；苦味能瀉、能燥；鹹味能軟堅、潤下。

酸的藥，如烏梅、山楂，口嘗的味道就是酸的。甘的藥，如甘草，確實是甘甜的。

但有許多藥物自身的性味與本身的味道不盡相符。

比如，海螵蛸，又叫烏賊骨。海螵蛸是烏賊魚的內殼，呈不透明白色，扁長橢圓形，中間厚，邊緣薄，主要成分是碳酸鈣。由於它有收斂的作用，所以其藥性是鹹的，但如果口嘗去感覺，一點都不鹹。荷花出淤泥而不染，海螵蛸是出海水而不鹹。

李時珍在編纂《本草綱目》時結合自己的實踐經驗，對古書中藥味進行了訂正，如鈎藤、敗醬等。《本草綱目》新增藥 374 味，如淡竹葉、三七等，性味都是李時珍自己總結後記錄下來的，為後代的醫家所遵從，並被《中國藥典》所採納。

/ 綱目小引 /

除了四氣五味以外，中藥的特性還有很多方面，包括藥物的歸經、升降浮沉、七情、毒性、飲食禁忌等。

李時珍在《本草綱目》的每味藥物下分列釋名、集解、修治、發明、複方等 8 個項目，記述藥材、藥性與臨床應用三大部分。

歷代本草記載的中藥基原與功效代代相傳，以實踐經驗為基礎，不斷總結糾正。

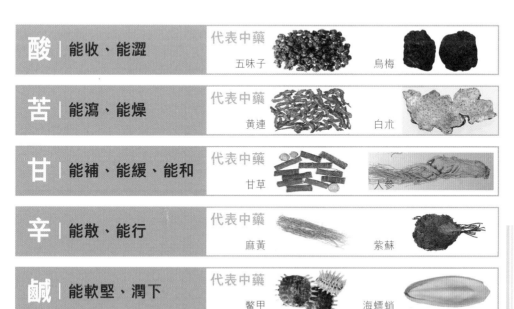

酸	能收、能澀	代表中藥	五味子	烏梅
苦	能瀉、能燥	代表中藥	黃連	白朮
甘	能補、能緩、能和	代表中藥	甘草	人參
辛	能散、能行	代表中藥	麻黃	紫蘇
鹹	能軟堅、潤下	代表中藥	鱉甲	海螵蛸

中藥之五味

學習中醫藥，一定要先抓住最重要的。認識一味中藥最關鍵的就是要掌握它的氣和味，就好似現在尋找目標用衛星定位一樣，明確了經緯度就定了位，其餘的可以慢慢來。

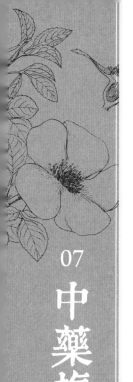

我在海外學習工作了多年，西方其實也有來自植物的傳統藥物，常有外國朋友問我中藥與西方傳統藥物有甚麼差別。說來，複方與炮製是兩大不同之處。

古方大全

複方，人們還習稱為方劑。方劑包含了「方」與「劑」兩部分。「方」有規定與規矩的意思，指的是按照中醫的配伍原則。「劑」是在上述處方的基礎上，按照臨床用藥的需求加工成為一定的製劑形態，如傳統的丸、散、膏、丹、湯以及現代的各種劑型。

歷史上有名的方書很多，這裏簡單梳理幾部中藥的著作。

戰國時期《五十二病方》被公認為中國現存最古老的方書。這部醫書在歷代文獻中都沒有記載，從 20 世紀 70 年代在湖南長沙馬王堆出土的文物中被發現，是抄錄於帛卷之上的帛書，經過醫藥專家的整理，才得以重見天日。

漢代張仲景的《傷寒雜病論》載方 300 餘首，組方嚴謹，變化巧妙。麻黃湯、桂枝湯、麻杏石甘湯、四逆湯、五苓散、大承氣湯、白虎湯、當歸芍藥散等一大批經方流傳千古，經久不衰，更是後世大量著名方劑發展的母核。

唐代《備急千金要方》是藥王孫思邈的力作，載方 5,300 餘首。其中獨活寄生湯、孔聖枕中丹、紫雪丹等，至今仍常用。

宋代的《太平惠民和劑局方》是我國歷史上第一部由政府組織編制的藥典，藿香正氣散、四物湯、四君子湯等經典名方，為萬千醫家應用至今。

明代李時珍的《本草綱目》收載了 10,000 多首方劑和 1,892 種藥。而且李時珍收錄的方劑以小藥方居多，組方只有幾味藥，非常實用。其實，明代在李時珍的《本草綱目》問世之前，還有一部方劑專著。

明太祖朱元璋第五子定王朱橚對醫藥的貢獻不小，他組織編寫了一部方劑書 ——《普濟方》，共收方 60,000 多首，為我國古代載方數量最多的一部方書。

現代，目前臨床常用的經典名方和經驗方已經被製成多種劑型，稱為中成藥，這也是廣義上的中藥。2020 年版《中國藥典》共收錄成方製劑 1,121 個，涉及 974 首中藥複方，24 種劑型。但是萬變不離其宗，中醫的組方有一個基本的原則，即君臣佐使。

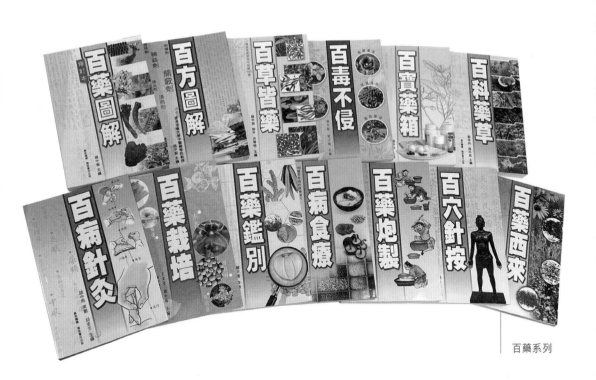

百藥系列

君藥	● 針對主病或主證起主要治療作用 ● 藥力居方中之首 ● 用量多 ● 不可缺少

臣藥	● 輔助君藥加強治療主病或主證 ● 針對兼病或兼證起治療作用

佐藥	● 佐助（協助君臣藥加強治療作用，或直接治療次要兼證） ● 佐制（消除或減緩君臣藥的毒性和烈性） ● 反佐（與君藥性味相反而又能在治療中起相成作用）

使藥	● 引經藥，引方中諸藥達病所 ● 調和諸藥

「君臣佐使」釋義

君臣佐使

中藥複方配伍的主要形式 —— 君臣佐使，如同排兵佈陣一般。在我看來，中藥複方配伍好有一比，比作《西遊記》中去西天取經的師徒 5 人。唐僧是被保護的對象，相當於人體，其他 4 位是衛隊，有衝鋒陷陣的，有策援保護的，有負責輜重的。孫悟空是君，豬八戒是臣，沙和尚是佐，白龍馬是使。

「君臣佐使」表示了藥物相互配伍的關係，也共同構成了中醫藥美妙的和諧之曲，絢爛的交響樂章。組方的藝術在於用藥如用兵，可加可減，靈活變化。

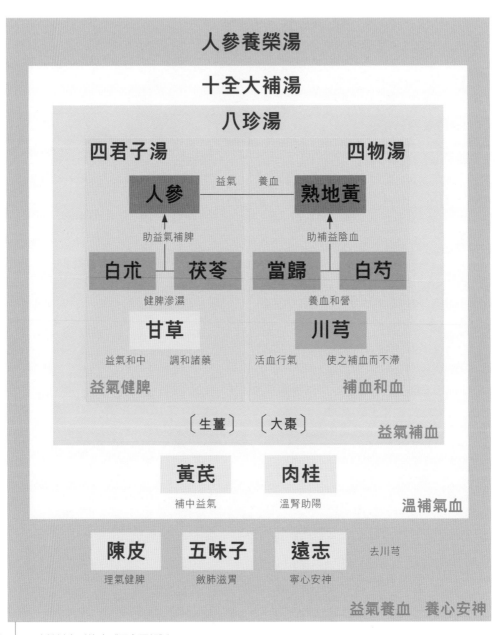

五大補益方（摘自《百方圖解》）

加減變化

中藥組方經常用疊加組合法，這是加法。

花中有四君子梅蘭竹菊。中醫藥王國補氣也有四君子，稱四君子湯，組成為人參、白朮、茯苓、炙甘草，其中的人參是君藥。《本草綱目》記載，氣虛病症都可以用它做基礎方。補血的代表方有四物湯 —— 當歸、熟地黃、川芎、白芍。四君和四物，補氣和補血加在一起就成了兼補氣血的八珍湯。八珍湯再加上黃芪、肉桂兩味藥就是十全大補湯。

「十全大補湯」現在有中成藥「十全大補丸」。「十全」取其完美之意。補陰、陽、氣、血，其中，最關鍵的還是補氣、補血。如果在十全大補的基礎上再加上陳皮、五味子、遠志三味藥，則成為人參養榮丸，俗稱十三太保。

除了加法，也有減法。比如，張仲景治療腎陽不足的金匱腎氣丸，在宋代被兒科大家錢乙減去了其中的桂枝、附子這兩味溫陽的藥，成了老百姓耳熟能詳的六味地黃丸。

做了減法之後，可再做加法，在六味地黃丸的基礎上加枸杞、菊花，這是杞菊地黃丸；加知母、黃柏，為知柏地黃丸。

組方配伍調兵遣將時，臣藥、佐藥和使藥都可以調換、加減，甚至缺失，卻不能缺少君藥。君藥換了，就不是同一個方了。西遊記裏師徒歷經九九八十一難，孫悟空不在的時候，劫難就難過了。

十大名方

中醫有很多經典名方，明代《普濟方》中收載了 60,000 餘首，現代的《中醫方劑大辭典》收錄歷代方劑 96,592 首，加上醫家的經驗方，數量有十萬餘首。在臨床上出現頻率最高的方劑大致被稱為「十大名方」：小青龍湯、小柴胡湯、血府逐瘀湯、大承氣湯、溫膽湯、歸脾湯、補中益氣湯、五苓散、逍遙散、六味地黃丸。以上名方有一半出

自《傷寒論》。每個醫生心目中，十大名方可能略有不同，但十大名方蘊含一個道理，那就是方並不是越多越好，藥也不是越多越好，最重要的是抓住核心。

張仲景的《傷寒論》被譽為方書之祖，所列之方被稱為「經方」。掌握好這些重點方和基本藥，根據臨床上出現的不同病症，靈活應用，可以變化無窮。

要記住這些千變萬化的方子實在不容易。於是古人創作了一首首方歌，後來也成了中醫藥人學習方劑學的入門階梯。

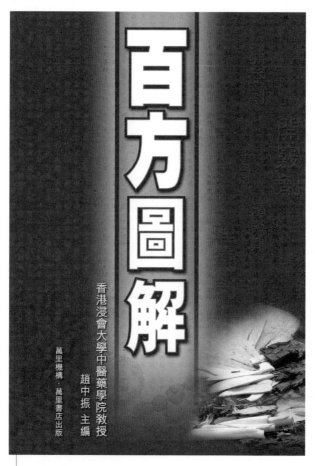

《百方圖解》（繁體版）

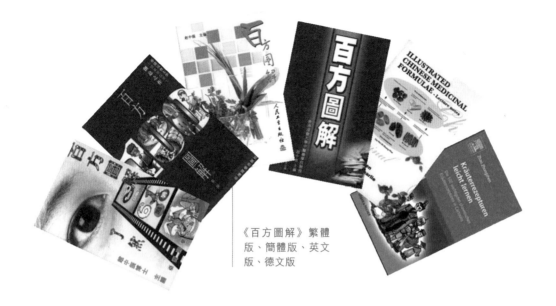

《百方圖解》繁體
版、簡體版、英文
版、德文版

清代汪昂是一位醫學大家，也是一位非常出色的科普作家。他的人生經歷與李時珍的經歷有些類似，考中了秀才後棄儒從醫。汪昂的代表著作有《本草備要》、《醫方集解》、《湯頭歌訣》。其中《本草備要》是以李時珍的《本草綱目》為基礎，收錄常用藥400餘種，刪繁就簡，由博返約。《湯頭歌訣》是把方劑的組成及主治等編成的歌訣，朗朗上口，廣為流傳，為中醫藥的普及起到了巨大的作用。譬如，麻黃湯的方歌：「麻黃湯中用桂枝，杏仁甘草四般施。」一句話，方中的配伍都體現了出來。

無論是《湯頭歌訣》，還是《藥性賦》，都是中醫入門的輔助工具，要想真正學出師，中醫藥人還需要下大功夫、苦功夫。

我在教授方劑學的時候，與同學們共同創作了《百方圖解》一書，對100首方劑進行了精要的分析，圖文並茂，有簡體版及繁體版，並且一版再版，也被翻譯成了英文版、德文版，甚至還被盜版。這本小書受到了海內外讀者、中醫愛好者的歡迎，身為作者感到欣慰。同時也説明讀者對中藥方劑學知識的關注與需求。複方具有巨大的臨床應用價值，是中醫藥王國的寶中之寶。

古往今來，杏林名醫如群星燦爛，名方驗方更是數不勝數，中藥複方深奧，變化無窮，但並不神秘。有道是：熟讀王叔和，不如臨症多。只有早臨床、多臨床、反覆臨床，勤於思考，善於總結，才能成為一名真正的好中醫。

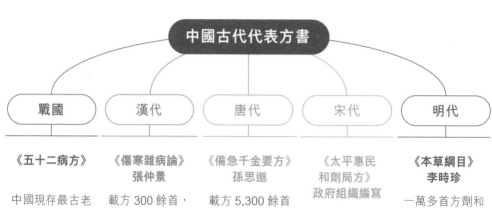

中國古代代表方書

戰國	漢代	唐代	宋代	明代
《五十二病方》	《傷寒雜病論》張仲景	《備急千金要方》孫思邈	《太平惠民和劑局方》政府組織編寫	《本草綱目》李時珍
中國現存最古老的方書	載方 300 餘首，後世大量名方的母核	載方 5,300 餘首	中國歷史上第一部由政府組織編制的藥典	一萬多首方劑和 1,892 種藥
				《普濟方》朱橚組織編寫
				共收六萬多首方，是我國古代載方數量最多的方書

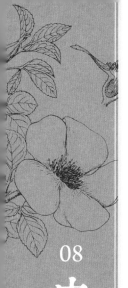

中藥與西方傳統藥物相比，炮製可使藥物減毒、增效，是中藥的一個鮮明特色。

之前外出考察時，我在土耳其的路邊小攤上見到碩大的板栗，有小雞蛋那麼大，立刻就想起了家鄉的糖炒栗子，忍不住買了一包嘗嘗。可惜當地做法只是簡單地烤一下，吃着又澀又乾，不香不甜，讓人難以下嚥。土耳其烤栗子與糖炒栗子的區別是加工方法不同，不同的烹飪理念，不同的炮製學問。

蒸炒炙煅

炮製和烹飪最為相似，所以我們常戲說，不會做飯的中醫，不是一個好中醫。

記得大學時候的一次新年晚會聚餐，學生們都到炮製實驗室去借鍋碗瓢勺，因為在炮製實驗室裏，烹飪基本用具都有。特別是熬過膏藥的鍋，滿滿的都是香油的味道。

《本草綱目》裏 1,892 種藥，三分之一的藥有「修治」項目。修治即是炮製，包括水製、火製、水火共製、加輔料製等。古代大部分的炮製方法今天仍在用，約有 144 種，例如，薑製、甘草製、膽汁製、炒製、蒸製等。

李時珍將生平行醫的經驗樁樁件件細緻地寫在《本草綱目》中，在整理炮製方法的時候，同時如實記錄了自己的獨到見解。比如，李時珍首次提出甘草補中宜炙用，瀉火宜生用。炙甘草的功效偏向補中，生甘草的功效偏向瀉火。

雷公炮製

討論炮製不得不提到一部經典——《補遺雷公炮製便覽》。

明代的官修本草《本草品彙精要》中的附圖代表了中國古

代中藥繪圖的最高水平。《補遺雷公炮製便覽》成書於明代末年，從《本草品彙精要》裏仿繪了 855 幅藥圖，同時新增了 224 幅炮製圖，同樣由宮廷畫師完成。展現了明代各種炮製場面和炮製器具，是非常珍貴的參考文獻。

時隔 400 多年，這部書終於在 2002 年重見天日，經過鄭金生教授的考證和校勘，2012 年重新出版，校勘版對於了解古代的炮製工藝非常有幫助。

炮製可以減毒。烏頭、附子，由於其原植物母根的形狀像烏鴉頭而得名烏頭，其子根依附於母根，母子相伴，子根入藥稱為附子。它們是毒性偏性較大的中藥。

《補遺雷公炮製便覽》中有一張附子炮製圖，附子炮製的每一道工序都呈現其上。圖中共有 7 個人物，各司其職：

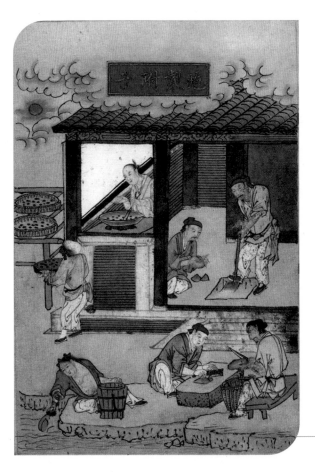

第一個人用刀削去附子的邊角與外面的粗皮；

第二個人用刀將附子切成片；

第三個人在小溪中舀活水入木桶浸漬；

第四個人把清洗後的附子放到笸籮上曬乾，圖中畫了一個火紅的太陽，強調一定在烈日之下晾曬；

第五個人用小火炒製；

第六個人和第七個人兩人一組在屋內配合操作，一人掘淺坑，一人蹲下身準備把附子放入坑中掩埋，須自然放置 10 天。

《補遺雷公炮製便覽》炮製附子圖

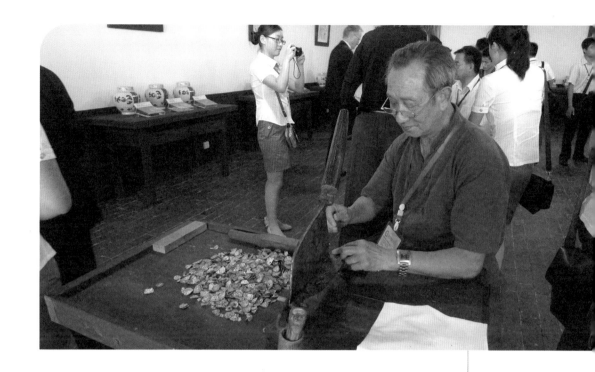

這幅圖解中藥附子炮製的標準操作規程，有圖有文，生動形象，詳細確切，對後世有極高的參閱價值。

從宋代開始，四川就是附子的道地產區。30 年前，我曾到四川北部的江油考察，那裏是大詩人李白的故鄉，也是古今附子加工方法最齊全的地方。宋代一篇《彰明附子記》，記述了川北彰明地區（現江油市）附子的諸般情況。在過去，當地加工附子的都是一家一戶的小作坊。為了商業競爭與臨床用藥的需要，歷史上曾經出現過 30 多個炮製規格，附子飲片的刀法有順切、橫切，顏色有白色、黃色、黑色。

我們研究組曾對中國內地與中國香港市面上出售的附子飲片進行過調查，發現最常見的附子炮製品有 3 種，即鹽附子、黑順片和白附片，也是《中國藥典》收載的炮製品。我們通過對數百個附子樣品的實驗比較，發現炮製過的附子其毒性可以降低 70%~80%。但同樣，炮製不規範的品種，同一名稱不同質量的樣品生物鹼含量能夠相差到 180 倍。

炮製的規格也並不是越多越好，為臨床服務，為患者服務，要做到規範，質量穩定、可控，使醫生心中有數。

/ 一目翁 /

在中醫藥發展歷史上，很多人的名字是與學科聯繫在一起的，王孝濤教授就是一位。王老是中藥炮製界的元老，1955 年參加了中醫研究院的籌備，1958 年在中藥研究所創建了中藥炮製研究室，也是全國第一個炮製研究室。

1982 年，我考入了中國中醫科學院中藥研究所開始讀碩士研究生。那一年，研究所只招了兩個人，全所的老前輩都很熱情，我們很幸運，有機會接觸很多大專家，接受單獨指導，享受學術小灶，得到了悉心栽培。

王老就是這樣一位熱情的長者。他常把我拉到他的辦公室聊天，聊天的形式主要是我聽他講。一談到炮製，他便滔滔不絕，講起中藥的歷史、現狀與未來，言語間流露着老人對事業的熱愛。

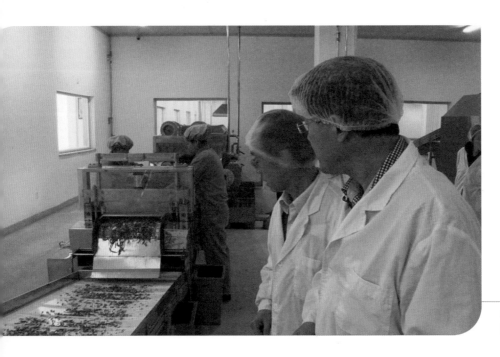

中藥炮製機械化加工

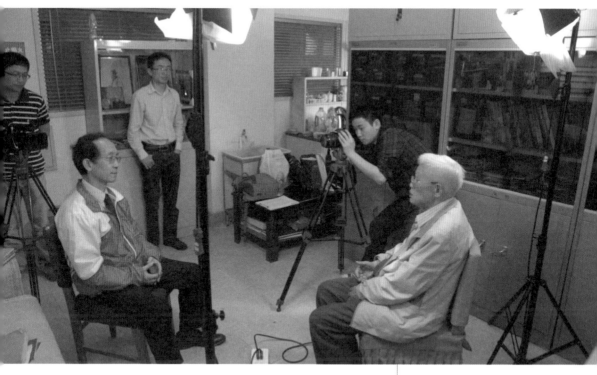

筆者採訪王孝濤老師

王老曾送給我一本厚厚的 700 多頁黃皮簡裝
內部出版物《歷代中藥炮製資料輯要》。那
本書是十年動亂期間，他一個人一本一本翻
閱古籍整理出來的。1990 年，在王老的指
導下，我們共同發表了《關於中藥品名標準
化》一文，對 23 組常用中藥處方名、中藥
品名、中成藥製劑名稱進行了分析和比較，
並提出了標準化的建議。

受王老的影響，我後來陸續跑了不少炮製加
工廠。轉眼間，30 年過去了，隨着《全國
中藥炮製規範》的完成，當年的很多建議，
如今都已經付諸實施了。

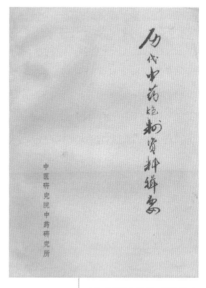

王孝濤編著的《歷代中
藥炮製資料輯要》

王老醉心工作，積勞成疾，導致頸椎滑脱，一隻眼睛也幾乎失明。我們説王老對行業的問題瞭如指掌。他自嘲説：「我這是一目了然。」並自封雅號一目翁，還刻了一方「一目翁」的印章。

王老雖年邁病弱，但十分樂觀，事業上總有激情在燃燒。2014 年我帶專業採訪的團隊去採訪看望老人家時，他變成了手機不離身、嘴裏新詞不斷的新潮老人。

10 年前網上就有傳言説王老足不出戶了。實際上，王老雖年過 90，依舊每時每刻關注着炮製學科發展。他每天必問專業上的事，有時還忍不住跑回中藥所看看。

現在養生是人們的熱門話題。養身先養心，對事業的執着修煉出了王老一顆永遠年輕的心。

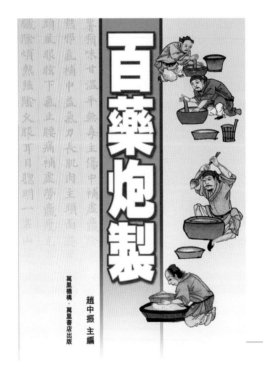

/ 百藥炮製 /

2005 年，在世界衞生組織西太區草藥論壇協調會上，我擔任中藥炮製組的組長。我記着王老的囑託，在會上呼籲國際上關注炮製的重要性。我還在國際著名的《藥用植物與天然藥物研究期刊》（*Planta Medica*）發表了有關炮製的專論。為了促進中藥炮製知識的普及，我曾編著了一本小書《百藥炮製》，這本書的英文版也即將出版。

《百藥炮製》

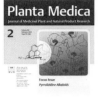

Year (Archive)

2010

Issues

AUTHORS:

Let the world know about
your article on
social media!

@thiemepublishers

@ThiemeNY

@thieme.ny

@thieme-group

publons.com/in/thieme

Planta Med 2010; 76(17): 1975-1986
DOI: 10.1055/s-0030-1250522

⤓ Download PDF

Traditional Chinese Medicine

Perspectives
© Georg Thieme Verlag KG Stuttgart · New York

**A Unique Issue in the Standardization of Chinese Materia Medica:
Processing**

Zhongzhen Zhao[1], Zhitao Liang[1], Kelvin Chan[2], Guanghua Lu[1], Eko Lai Mei Lee[1], Hubiao Chen[1], Lin Li[1]

[1]School of Chinese Medicine, Hong Kong Baptist University, Kowloon, Hong Kong Special Administrative Region, P.R.
China
[2]HMREC, Faculty of Pharmacy, The University of Sydney and CompleMED, College of Health & Science, University of
Western Sydney, Sydney, Australia

筆者在 *Planta Medica* 期刊發表的中藥炮製論文

時代在發展，中藥炮製的工藝也在不
斷優化，炮製的機械化使生產效率大
為提高。國藥老字號同仁堂有一副名
聯：「炮製雖繁必不敢省人工，品味
雖貴必不敢減物力。」這正道出了中
藥人的堅持和信念。

第 1 章 ● 導論

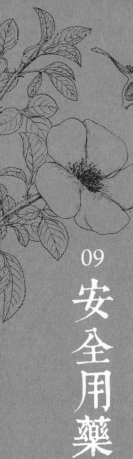

/ 一體兩面 /

現在使用中藥的人越來越多，中國人用、外國人也用。與此同時，中藥的安全性也備受海內外關注。

安全用藥是決定中藥命運的大問題。

過去這些年，我接受過不少海內外新聞媒體採訪，話題最集中的就是中藥安全性的問題。

中藥可以救人，用錯了也會傷人。

20 世紀 90 年代，我在日本學習工作期間，日本電視台和雜誌有一個追蹤報道，發生了一則「蛇蠍美女」圖財害命事件。

一個漂亮的女子先後嫁過 3 個富翁，三任丈夫先後暴病身亡，引起了日本警視廳的注意。後來，檢察官在她家的小花園裏發現了一種開着奇特花朵的植物。那是一種多年生草本植物，高不過一米，開着一簇簇藍紫色的花，盔帽狀的外形。這種植物就是烏頭，地下的母根是中藥烏頭，附着在母根旁的子根是附子。到了冬天，地上部分枯萎回苗，次年春天又長出來。那名女子的丈夫死了一任又一任，檢察官的調查報告表明，那幾位冤死鬼就是被這蛇蠍心腸的美女用烏頭下了毒。

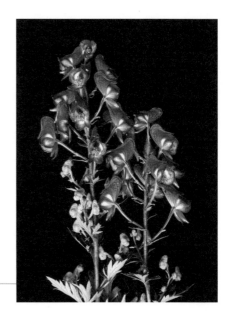

作為中藥，烏頭既可祛經絡之寒，又可散臟腑之寒，是散寒止痛的常用藥。附子補火助陽，是回陽救逆的要藥。

烏頭原植物

在古代，烏頭還常被用在狩獵場和戰場上。古人將生烏頭搗汁、曬成膏，塗在箭頭上。一箭離弦不一定射得中目標或造成重大傷害，但若是毒箭，殺傷力就大了，不論是野獸還是敵人，只要破皮見血，必然傷害很大。《三國演義》中小霸王孫策、東吳大都督周瑜、關二爺關羽都中過這樣的毒箭。現代研究索性就將這種生物鹼命名為烏頭箭毒鹼。

根據國家權威機構公佈的數據，過去 20 年間，中國內地先後發生了近 5,000 宗與烏頭、附子有關的中藥中毒事件。

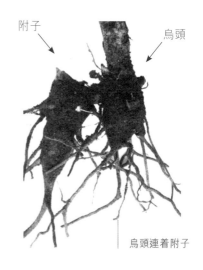

附子

烏頭

烏頭連着附子

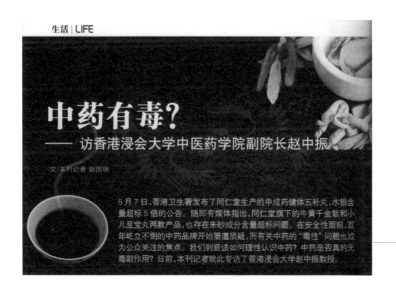

新聞媒體關注的中藥問題

雙刃之劍

中醫所説的毒是指中藥的一種偏性，用藥物的偏性來調整人體的失衡。早在兩千多年前，中藥理論的奠基之作《神農本草經》將中藥分成了上、中、下三品，提出了有毒無毒的概念。上品養命以應天，無毒，可以久服。中品養性以應人，無毒有毒，可斟酌使用。下品治病以應地，有毒，慎用，不可久服。

現在的《中國藥典》也規定了中藥有大毒、中毒、小毒之分。大毒者，如川烏、附子、馬錢子，容易對機體造成損害，可引起功能障礙，甚至死亡。

中醫有句經驗俗語：「有病病受之，無病體受之。」有病的時候吃藥，藥物會作用於病灶而起到治病的作用；無病的人吃藥或者吃錯了藥、藥不對症都只會對人體造成傷害。假如用到常見的黃連，黃連雖無毒，但藥性苦寒，脾胃虛寒的人服用後，可能就吃不消了。

配伍禁忌

《本草綱目》不但記載了中藥的毒性，也記錄了中藥之間的相互作用、配伍禁忌。這些規律都是古人從臨床醫藥實踐中逐漸總結出來的。某些藥物在一起用就會產生毒副作用。這是邁進中藥課堂一開始就要學習、要背誦牢記的內容。配伍禁忌包括十八反、十九畏、妊娠禁忌等注意事項，這些內容早在金元時期已被編成歌訣，並廣為傳播。

十八反是配伍禁忌，講的是藥物之間發生劇烈的毒性反應或不良反應。十八反歌訣：「本草明言十八反，半蔞貝薟及攻烏。藻戟遂芫俱戰草，諸參辛芍叛藜蘆。」烏頭反貝母、瓜蔞、半夏、白薟、白及。甘草反大戟、芫花、甘遂、海藻。藜蘆反人參、沙參、丹參、玄參、苦參、細辛、芍藥。

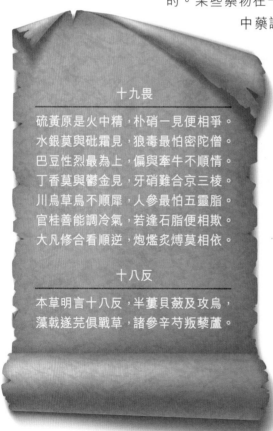

十九畏

硫黃原是火中精，朴硝一見便相爭。
水銀莫與砒霜見，狼毒最怕密陀僧。
巴豆性烈最為上，偏與牽牛不順情。
丁香莫與鬱金見，牙硝難合京三棱。
川烏草烏不順犀，人參最怕五靈脂。
官桂善能調冷氣，若逢石脂便相欺。
大凡修合看順逆，炮爁炙煿莫相依。

十八反

本草明言十八反，半蔞貝薟及攻烏，
藻戟遂芫俱戰草，諸參辛芍叛藜蘆。

十九畏講的是藥物之間一方受到另一方的牽制或抑制，而出現功效降低，甚至完全喪失功效的情況。十九畏歌訣：「硫黃原是火中精，朴硝一見便相爭。水銀莫與砒霜見，狼毒最怕密陀僧……」相畏，指一種藥物的毒副作用能被另一種藥物所抑制，這是中醫控制藥物毒副作用的常用配伍手段。正如，生薑可以解生半夏的毒，也可以說生半夏畏生薑。

妊娠禁忌的事項更多。「蚖斑水蛭及虻蟲，烏頭附子配天雄。野葛水銀並巴豆，牛膝薏苡與蜈蚣。三棱芫花代赭麝，大戟蟬蛻黃雌雄……」歌訣中列了幾十味藥，凡能引起妊娠期流產或傷胎氣等不良反應的藥物均屬此範疇。

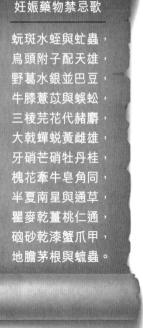

妊娠藥物禁忌歌

蚖斑水蛭與虻蟲，
烏頭附子配天雄，
野葛水銀並巴豆，
牛膝薏苡與蜈蚣，
三棱芫花代赭麝，
大戟蟬蛻黃雌雄，
牙硝芒硝牡丹桂，
槐花牽牛皂角同，
半夏南星與通草，
瞿麥乾薑桃仁通，
硇砂乾漆蟹爪甲，
地膽茅根與虻蟲。

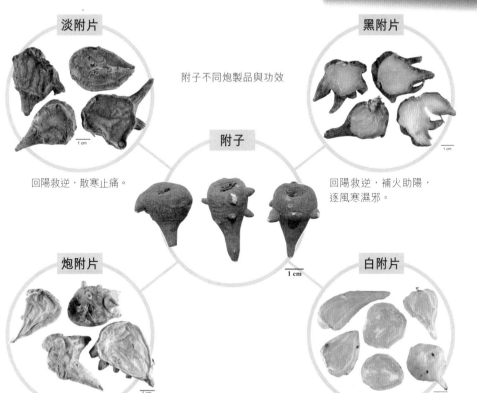

淡附片

附子不同炮製與功效

黑附片

附子

回陽救逆，散寒止痛。

回陽救逆，補火助陽，逐風寒濕邪。

炮附片

白附片

溫腎暖脾。

回陽救逆，補火助陽，逐風寒濕邪。

| 飲 食 禁 忌 |

在實際的中藥臨床使用當中不止有十八反、十九畏和妊娠禁忌。李時珍的《本草綱目》明確表示相反、相畏、不能一起用的藥有 200 多對。除了藥物之外，李時珍還特別提出了飲食禁忌，大原則還是中醫理論中的寒者熱之，熱者寒之。寒性體質的人少吃寒性食品，熱性體質的人少吃熱性的食品。

如果產婦需要下奶哺育嬰兒，有些飲食禁忌，如大麥芽、馬齒莧、馬蘭等回奶的藥要慎重。腸胃脹氣的患者不能吃不易消化的食物，如黑豆、蠶豆等，否則會加重脹氣。

李時珍除了在《本草綱目》中列明哪些東西可以放心吃，更注明了哪些不可以隨便吃，特別是一些野味不能隨便吃。鱗鯉，即穿山甲，性味鹹、微寒，有毒，食後會導致慢性腹瀉。孔雀，肉性味鹹涼，有小毒，人食其肉者，食後服藥必無效。烏鴉，肉澀臭不可食，食其肉及卵，令人昏忘，吃了可能導致癡呆。啄木鳥因食百蟲，肉有毒，不可食。蝙蝠，治病可，服食不可也！

對於亂吃野生動物容易染上疾病的情況，400 多年前李時珍的警告至今仍振聾發聵。

| 科學管理 |

中藥毒性包括藥物體內原本存在的內源性以及外源性的毒。

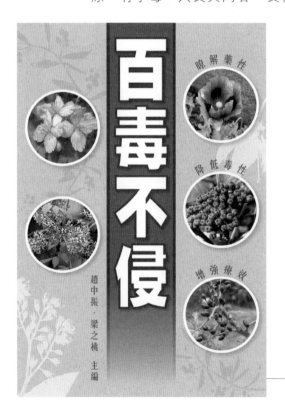

《百毒不侵》

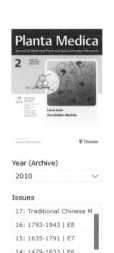
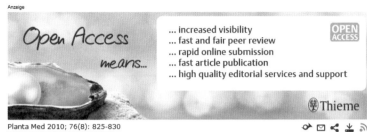
Planta Med 2010; 76(8): 825-830
DOI: 10.1055/s-0029-1240688

📄 Download PDF

Analytical Studies

Original Papers
© Georg Thieme Verlag KG Stuttgart · New York

Toxicity Assessment of Nine Types of Decoction Pieces from the Daughter Root of *Aconitum carmichaeli* (Fuzi) Based on the Chemical Analysis of their Diester Diterpenoid Alkaloids

Guanghua Lu[1, 2], Zhengqi Dong[1], Qing Wang[1], Guangsheng Qian[1], Wenhua Huang[1], Zhihong Jiang[1], Kelvin Sze-Yin Leung[3], Zhongzhen Zhao[1]

[1]Teaching Division, School of Chinese Medicine, Hong Kong Baptist University, Kowloon Tong, Hong Kong, China
[2]Key Laboratory of the Ministry of Education in China on the Standardization of Chinese Materia Medica, School of Pharmacy, Chengdu University of Traditional Chinese Medicine, Chengdu, China
[3]Department of Chemistry, Hong Kong Baptist University, Kowloon Tong, Hong Kong, China

中藥外源性的毒有重金屬、農藥殘留、黃曲霉毒素、二氧化硫等。這些多數是來自栽培、加工等環節，也是古代較少遇到的。現代要避免這些問題的出現，除了注重技術操作以外，還應有管理部門參與的綜合治理。

西藥的毒副作用不少，不過看似人們對西藥毒副作用的容忍程度比較高，覺得西藥毒副作用是應該的。中藥就不應該存在毒副作用嗎？有健全的管理制度可以盡量避免毒副作用的風險。

有關西藥管埋的方法和制度，海內外都已經有了比較完善的系統，外國有法醫學的管理體制 Forensic Classification System。西藥被分為五類，處方藥、非處方藥等。

假如要使用抗生素，必須由醫生開具處方。嗎啡類藥品在一般情況下不可用，但在戰場上救急止痛就可以用，在腫瘤患者生命垂危之際，醫生可以開出止痛的嗎啡類藥物。

見賢思齊，西藥有很多優質有效的藥物管理制度，值得參考借鑑。

筆者研究團隊在 *Planta Medica* 期刊發表的附子研究論文

第1章 ● 導論

安全用藥是古今中外都很重視的問題。中藥一定要在中醫理論的指導下使用。藥物應用的三大要素：安全、有效、可控，安全必須放在第一位。

當然，有毒的中藥並不等於中毒的中藥。烏頭、附子都是臨床常用的好藥。但藥物是一把雙刃劍，用好了能治病，用不好則會害人。關鍵在於誰在用、給誰用、何時用、如何用。

10

道地藥材

一道基原一地真

道地與地道

何為老中醫？恐怕很難給一個確切的定義。老中醫在中國傳統裏是好中醫的代名詞，醫術高明，醫德高尚。道地藥材等同於藥學界的「老中醫」，是名優藥材的代名詞。

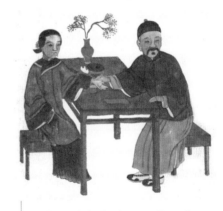

醫道圖（摘自《北京民間風俗百圖》）

道地藥材在中醫藥行業中早已廣為人知，可謂歷史悠久。近年在不少涉及中醫藥的英文書刊和雜誌中，「道地」一詞的漢語拼音「dào dì」也經常出現，如同 yinyang 直接取自陰陽的拼音一樣，已經成為英語專有名詞。

是叫「道地藥材」好，還是叫「地道藥材」好？兩者有甚麼區別？可能有人覺得「道地」偏書面語一點，南方人用得比較多，北方人說「地道」多一點。

中藥業內正規地稱為道地藥材。「道地藥材」被傳開還得歸功於明代劇作家湯顯祖的《牡丹亭》。其中《訶（xiòng）藥》一出有句：「好鋪面！好道地藥材！」一句「好道地藥材」讓它流傳開來。人們早已淡忘了《牡丹亭》中指的是甚麼東西，但是道地藥材這個詞讓一般的百姓都聽到並記住了。

道地藥材有兩層含義。

「道地」的「道」是指行政區劃。唐太宗時將全國分為十道，唐玄宗時又分為十五道，相當於現在省一級的建制。雖然中國早已不用這個制度了，可是「道」被深受我國文化影響的日本和韓國保留了下來。日本的行政區劃有一都、一道、二府、四十三縣，一道就是北海道。韓國的行政區劃分八個道，京畿道、江原道、忠清道、慶尚道等。

「道地」的「地」則泛指地理、地帶、地形和地貌。

中醫在長期的臨床實踐中，積累了豐富的臨床應用經驗，篩選出了優質的藥物品種。沒有中醫便沒有道地藥材。

一方水土出一方藥

《神農本草經》首先指出了藥物產地的重要性，雖然只有簡單的記述，但從部分藥材的名稱上，可看出濃郁的產地特色。比如，巴豆、巴戟天、蜀椒、秦皮、秦椒、吳茱萸等。巴、蜀、秦、吳都是古國名和地名。

明代官修本草《本草品彙精要》中一共收載 1,800 多種藥，有 268 種藥下面明確注有「道地」。也就是說，在明代已經有 260 多種藥有了明確的產地，這也是關於道地藥材的官方首載。

李時珍更是注重藥材的產地，《本草綱目》中幾乎每種藥材都注明了產地。對於有「道地氣息」的藥材都有較詳細的描述，為表道地質量以「為勝」、「為上」、「為良」、「絕品」、「尤佳」、「為善」等措辭。

比如，李時珍認為：「今人唯以懷慶地黃為上。」李時珍給懷地黃下的定論影響深遠，一直延續至今。懷慶府，就是今天的河南焦作、濟源和新鄉一帶。那裏是王屋山腳下，也是寓言故事裏愚公移山的地點。

但是，並非所有帶有地名的藥材都是道地藥材，相反還可能是混淆品，如川射干、川三七、關木通、廣升麻等。

道地藥材的形成有幾方面的原因。

首先，種質的原因。俗話說：「種瓜得瓜，種豆得豆。」種質至關重要。

其次，環境的影響。李時珍認為：「性從地變。」產地不同，藥材的性質必有所區別。

《百藥栽培》

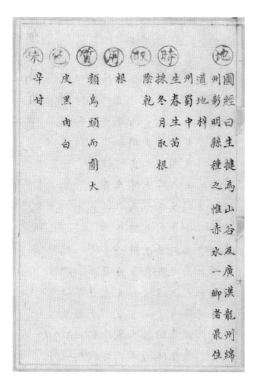

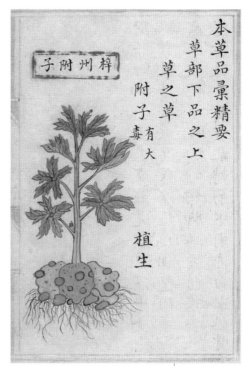

《本草品彙精要》中記載的附子（注明道地）

20 世紀 50 年代，有人曾嘗試將人參栽培到海南，結果種出來的人參狀似蘿蔔，所含的有效成分也很低。

日本也曾嘗試將甘草引進，但日本的土壤非常濕潤，栽出來的甘草細弱，味道都不太甜。

所謂植物體內的有效成分，是植物在成長過程中，為了維護自身生存產生的抗逆境因子。

紅景天生長在青藏高原，在缺氧的環境裏，自身產生了很多抗缺氧的成分。如果將它移植到氧氣充足的平原，這些物質自然就不會產生了。順境、溫室都不是它的生存環境。

最後，加工方式與傳統文化對道地藥材的形成也會造成影響。

中藥栽培

中國是農業大國，有着豐富的農耕歷史文化。二十四節氣是對農業的總結和貢獻，對藥材栽培有着重大的指導意義。

隨着農業發展，藥用植物的栽培技術也逐漸成熟了。

與畜牧業飼養家畜一樣，栽培藥材的過程逐漸成熟，產量及質量逐漸穩定，生產成本慢慢降低，規模也不斷擴大，形成一類主流市場。

很多人問道：藥材是野生的好，還是栽培的好。我認為這個問題不能一概而論。

例如，現在沒有人主動去吃野生的蘋果。山裏的野蘋果樹上結的蘋果又酸又澀，汁少個兒小，沒人喜歡，也沒有市場。

再例如地黃，野生的地黃不被藥用，僅作為飼料而已。現在，野生的地黃如野草，也沒有人用。

地黃的栽培已有上千年的歷史，孫思邈《千金方》中便有記載。李時珍在《本草綱目》中也提道：「地黃古人種子，今惟種根。」除去人工栽培成功之外，在長期的地黃藥用實踐中，形成了和質量密切相關的加工與炮製方法。鮮地黃、乾燥後的生地黃還有九蒸九曬炮製出的熟地黃，不同的用藥規格有對應的加工方法。沒有人工栽培和人為介入，就沒有地黃道地藥材的產生。

中藥集散地

現在中國發展旅遊業，出現很多新路線，有紅色之旅、綠色之旅。若策劃一個傳統醫藥之旅路線，沿途尋訪醫藥相關古跡，也可到藥材的產區去看一看。

道地藥材重要的集散地中包括兩個著名的藥都。「北藥都」—— 河北安國，「南藥都」—— 江西樟樹。

民諺說：「藥不過安國不靈，藥不到安國不齊。」歷史上安國就是以藥材集散地聞名天下，更以藥材種植業稱冠。安國的藥材種植始自明代，那裏的土壤和氣候十分適合北方藥材的生長。

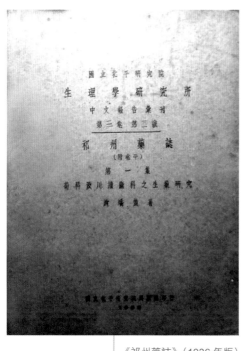

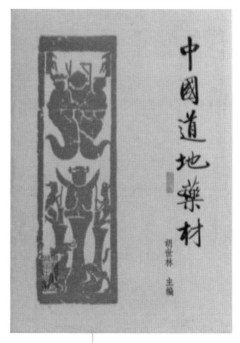

《祁州藥誌》（1936 年版）　　　　　　《中國道地藥材》胡世林主編

安國古稱祁州，當地許多事物被冠以「祁」字。中國近代生藥學泰斗趙燏黃先生曾經前往安國考察，並寫下了著名的《祁州藥誌》。

我也去安國考察過六七次，當地植物藥已不下 150 餘種。其中以祁菊花、祁花粉、祁紫菀、祁沙參、祁芥穗、祁薏米、祁山藥和祁白芷為代表，並稱「八大祁藥」。栽培和炮製加工方面都體現了安國的道地特色。

1989 年，由胡世林教授主編的《中國道地藥材》出版了。書名是由中國著名書法家啟功先生題寫的。這也是中國在此研究領域的第一部專著，隨之引發了道地藥材的後續課題。

那時我碩士研究生剛畢業不久，有幸應邀擔任了副主編，參與了對道地藥材集散地和川藥、廣藥、雲藥、貴藥、懷藥、關藥、浙藥的系統梳理與考察。通過參加這一工作，我對道地藥材的認識和理解更加深刻。

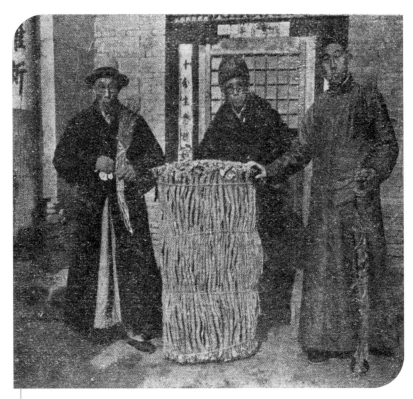

趙燏黃（中）在安國（祁州）考察

道地藥材是中藥中的精品，具有豐富的科學內涵，經得起臨床考驗。有的道地藥材是惡劣逆境中生長出來的，有的是經過千百年的育種、篩選、栽培出來的。好的藥材在中醫治病救人時得以彰顯功效，萬萬不能丟失道地藥材這塊寶。

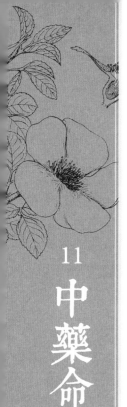

11

中藥命名

藥無重名惠萬家

釋名解惑

翻開《本草綱目》，「釋名」位列每一味藥物的第一項。「釋名」用於解釋藥名的含義，有的淺顯，有的隱晦，不能一望而知，李時珍竭盡所能地對各個藥名做了解釋。從起名的源頭到中途的變遷，解釋每一層含義，與下文再敘述的藥性相呼應。這是最見功力的一部分，是精品中的精品。讀懂藥名對於了解藥性、記憶及應用該藥有諸多幫助。

在中藥發展的歷史進程中，同名異物、同物異名的情況時常出現，非常複雜。釋名的意義不僅是簡單地解釋藥物名稱的由來，更是要解決名實不符的大問題。

有一味藥名叫葎草，現在一般的藥店裏都見不着它。葎草在南北方都可見到，它是一種蔓生植物，莖上有細刺，北方人稱為「拉拉秧」，麥田中特別多。當年我到農村插隊麥收時，手臂常被拉拉秧劃出一條條血印子。釀啤酒的啤酒花是它的「兄弟」。

葎草入藥歷史悠久，作為民間草藥自古都有使用，可清熱解毒。「葎草」之名首次出現在唐代的《新修本草》，是當作新發現的民間藥物來收載的。

經過李時珍的考證，發現南北朝《名醫別錄》中其實已有記載，只不過叫作「勒草」。「此草莖有刺，善勒人膚，故名勒草。」勒草這個名字不常用，醫家不聞其名。「勒」至今在南方某些地區有「刺」的意思。李時珍是湖北人，他從方言的變異推導出了「勒草」就是「葎草」，將兩者合二為一。李時珍把它歸到「有名未用」一類（記載有其名，應用未多見）。李時珍糾正了命名的混亂，該分的分，該合的合，這是《本草綱目》的一大貢獻。

命名依據

中藥的命名有很多依據和方法，也有很多趣味。稱其名而識其性，呼其號而明其功。

第一種，用顏色命名。

例如，白芷、丹參、黃連、黃芩、地黃、玄參等。

白芷，芷為芳香之意，《楚辭》裏多處記載了白芷，如屈原的《離騷》：「扈江離與辟芷兮，紉秋蘭以為佩。」白芷實際的顏色是白色，氣味芳香，所以叫白芷。

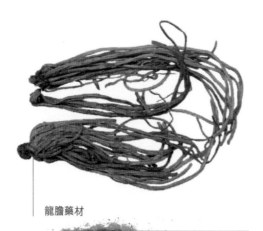

龍膽藥材

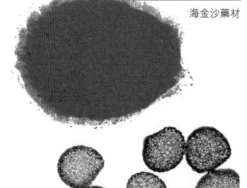

海金沙藥材

海金沙
孢子

第二種，用味道命名。

龍膽，其根的形態像龍鬚，味道非常苦，像膽汁一樣，所以叫作龍膽。

細辛，其鬚根很細，味道辛辣，只要嘗一次終生不會忘記這個味道。

第三種，用形狀命名。

海金沙，蕨類植物，孢子入藥，質量非常輕，似粉末狀。傳統變戲法的向火上撒一把棕黃色的粉末，就看到劈劈啪啪冒火星，那棕黃色粉末就是海金沙。

虎杖，其植物莖表皮很特別，有着像虎皮一樣的斑紋，形態如杖，所以叫作虎杖。

此外，還有虎掌、狗脊、烏頭、鳶尾、白頭翁等。

第四種，結合產地命名。

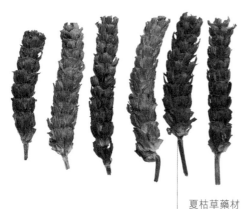
夏枯草藥材

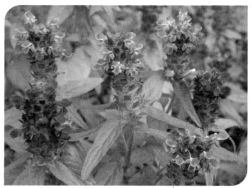
夏枯草原植物

川芎、川烏、川貝母等皆因產於四川而得名。關防風、關黃柏產於東北地區。廣藿香、廣陳皮皆產於廣東。這些藥物都具有產地的標記，一般都是道地藥材。還有巴豆生巴郡川谷，阿膠出山東東阿，黨參出山西上黨，信石出於信州，建曲、建澤瀉產於福建。

此外，還有一些外來的中藥，名稱中有「胡」、「番」、「洋」的，大多原產自外國，如胡椒、番瀉葉、洋金花等。

第五種，從物候的角度命名。

半夏，農曆五月成熟，恰巧夏季過了一半，故得其名。

夏枯草，每到夏至果穗成熟的形態像是枯黃凋謝了一般，因此而得名。

忍冬藤，因經冬不凋而得名。

夏天無，由於它的地上部分一到初夏時節就枯萎而難覓其蹤，故得名。

冬青子，因冬季採摘其成熟果實而得名。

萬年青，因四季常青而得名。

第六種，結合功效命名。

益母草，顧名思義，對母親有好處，能活血調經，為婦科良藥。

骨碎補，意思是可以使斷裂的骨頭癒合，用於治療骨傷。

番瀉葉，番指外來的，瀉代表功效是瀉下，葉指藥用部位為葉。3 個字，簡明扼要、言簡意賅。

防風、續斷、陽起石等，藥名中體現出了藥物的功效。

第七種，文化衍義命名。

山藥，原名薯蕷，因避唐代宗李豫名諱而改為「薯藥」。到了宋代，又因避宋英宗趙曙名諱而改為「山藥」。經過兩次改名，變成了現在的山藥。

第八種，根據外語命名，正所謂胡語無正音。

比如，沒藥，原產自非洲、阿拉伯半島等地。在原產地的語言中發音為 Myrrh，大概是跟着佛教傳入中國的，在中國音譯成沒藥。

曼陀羅，藥名洋金花，是梵語 Mandala 的音譯。

訶子，又叫訶黎勒，音譯自 Harada。

第九種，因民間傳說命名。

劉寄奴，《本草綱目》第 15 卷引用了南北朝《南史》中的一段傳說。辛棄疾《永遇樂·京口北固亭懷古》云：「斜陽草樹，尋常巷陌，人道寄奴曾住。」南朝宋高祖劉裕，小字寄奴。他小時候上山砍柴，看見一條大蛇立刻射出一箭，蛇遁去。第二天劉裕回到山林中尋找，看到兩個青衣小童在搗草藥，便上前詢問。小童答他們的主人被劉裕射傷，搗藥是為師父治傷。劉裕將這種草藥帶了回去，此後凡遇金瘡之傷就敷上。後人便稱此草為劉寄奴。

畫蛇添足

中藥的名稱不可畫蛇添足。雖然中藥以草木為主，有的名中帶有草字頭，如白芷等。但更多中藥名根本沒有草字頭（艹），如人參。現在很多人在處方中或商品標籤上，給參字加上草字頭，其實根本是錯字。

石韋，一味利水通淋的藥，因為該植物多長在石頭上，葉子具有柔韌性，就像加工後的皮革，所以叫石韋。如果給韋加個草字頭就錯了，曲解了原本的意思。

白及，白指其顏色，及指其塊莖一年長一塊，一節節接在一起，稱為及，也沒有草字頭。

辛夷也是一樣，其味道辛辣，花蕾表面如初生草木狀，毛茸茸的。但沒有草字頭，不可寫成「荑」。

中藥釋名並不是用《本草綱目》就能解答所有疑惑。李時珍沒有說到的地方或是解釋不夠準確的情況仍然存在，這項工作仍在繼續。中藥的藥名還有很多尚不清楚的地方。在臨床應用過程中，隨時留心，會有新的感悟。

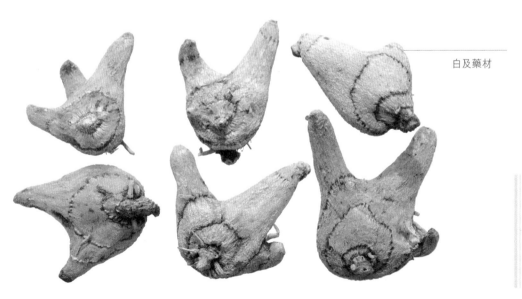

白及藥材

很多藥物的命名體現出古人的生殖崇拜及對繁衍後代的重視，用詞有時比較含蓄。這類藥數量不在少數。比如，鹿鞭、驢鞭、海狗腎都是動物的生殖器官入藥。

另外也有命名意義特殊的。肉蓯蓉別名「寸雲」。我百思不得其解。為此，我請教了鄭金生教授。鄭教授做學問向來是刨根問底的。他給了我解答，肉蓯蓉從內蒙古經過山西由晉商輸入內地，山西話「蓯蓉」讀音近似「寸雲」。肉蓯蓉也就得了這個小名。因有南北肉蓯蓉之分，所以藥材行裏還出現了南寸雲、北寸雲。

⌐ 正 名 治 亂 ⌐

名稱亂，不僅中國有，外國也有。世界上已知的高等植物有 30 萬種，英文名字卻有 160 萬個，平均每個植物有五六個別名。瑞典著名的植物分類學家林奈，在 200 多年前創立了雙名法，以拉丁文表述使用到了現在，為國際公認的植物命名法。現在生物界在基原上已經實現了一種植物一個名稱。今後植物名不再混淆了。

澄清中藥品種混亂，從藥名做起。

中藥名是和臨床應用緊密相關的，今後也要做到一藥一名，儘管還有很長的路要走。正如我的恩師謝宗萬教授生前倡導的：「藥無重名惠萬家。」為達此目的，我的老師整整用了 60 年，可見難度之大。

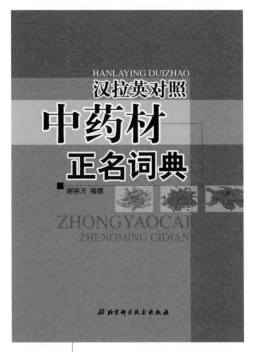

恩師謝宗萬遺作《中藥材正名詞典》

中藥的命名，含有歷史淵源，也有文化內涵。李時珍曾不止一次地闡述編著《本草綱目》的初衷——澄清中藥的混亂。而釋名正是李時珍解決這一問題的切入點。了解了名稱的由來，不但便於了解其特點、增強記憶，還可以得到很多的樂趣。

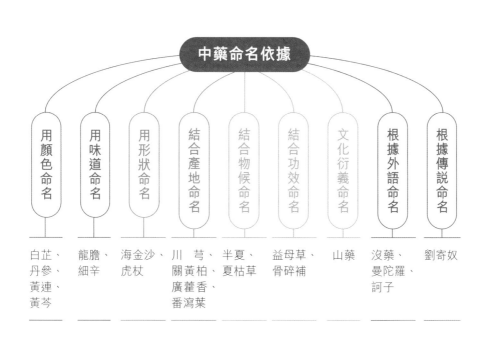

中藥命名依據

用顏色命名	用味道命名	用形狀命名	結合產地命名	結合物候命名	結合功效命名	文化衍義命名	根據外語命名	根據傳說命名
白芷、丹參、黃連、黃芩	龍膽、細辛	海金沙、虎杖	川芎、關黃柏、廣藿香、番瀉葉	半夏、夏枯草	益母草、骨碎補	山藥	沒藥、曼陀羅、訶子	劉寄奴

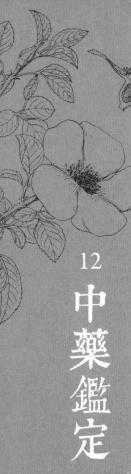

12

中藥鑑定

望而知之謂之神

吃中藥，最怕碰上假藥。中藥是治病救人的，同時也是商品，可以牟利。有句俗話說：「打鐵的、劫道的，比不上賣藥的。」以前，鐵匠很重要，打農具、打兵器、釘馬掌等都離不開鐵匠，打鐵講究技巧熟練，也是鐵飯碗。藥品的市場利潤頗高，不乏賣假藥的牟取暴利。

因為市場上的中藥品種混亂，常常引起醫患糾紛。《本草綱目》引用了當時的一句諺語：「賣藥者兩眼，用藥者一眼，服藥者無眼。」澄清中藥品種混亂是李時珍編著《本草綱目》的初衷。

李時珍認為編著《本草綱目》是不得不做的一件事，也是不得已而為之的一件事。李時珍用了相當大的氣力和相當大的篇幅記錄中藥鑑別的知識。假藥和劣藥，古今中外均有之，對此人們深惡痛絕，恨不得把這些造假藥的喪盡天良之人碎屍萬段，打入十八層地獄。

「十八層地獄」的其中一種論述中，專門有懲治製造假藥之人的一層，名字就叫灌藥地獄。在香港慈雲山的寺廟裏，有一組琉璃磚製作的地

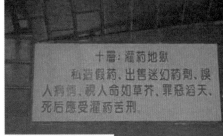

十層：灌藥地獄
私造假藥、出售迷幻藥劑、誤人病情、視人命如草芥、罪惡滔天、死后應受灌藥苦刑

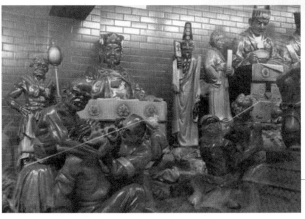

十層地獄之
灌藥地獄

獄造像。灌藥地獄圖旁邊寫着：「私造假藥，出售迷幻藥劑，誤人病情，視人命如草芥，罪惡滔天，死後應受灌藥苦刑。」可謂以其人之道還治其人之身。

當然，要杜絕假藥，單靠詛咒解決不了問題，要靠發展鑑別技術，靠法治管理。

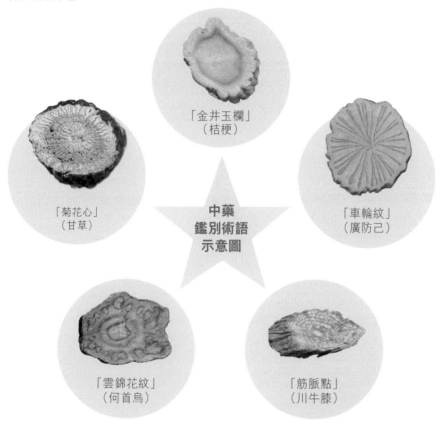

「金井玉欄」
（桔梗）

「菊花心」
（甘草）

中藥
鑑別術語
示意圖

「車輪紋」
（廣防己）

「雲錦花紋」
（何首烏）

「筋脈點」
（川牛膝）

經驗鑑別

中醫臨床診斷是通過望、聞、問、切四診合參，辨證論治。中藥鑑別同樣需要先從觀察外觀開始，可謂「望而知之謂之神」。

我的老師謝宗萬教授針對中藥的性狀鑑別，曾提出過「辨狀論質」的觀點。辨狀，辨別藥材的質量，用眼、耳、口、鼻、皮膚對應的視覺、聽覺、味覺、嗅覺和觸覺，辨別藥材的真偽優劣。用眼看、

用耳朵聽、用口嘗、用鼻子聞、用手觸摸，這種簡便易行的方法就是性狀鑑別法，又叫經驗鑑別法。經驗鑑別法凝聚了千百年來中醫藥界前輩的寶貴經驗，這些經驗在民間也廣為相傳，很多鑑別術語都被記錄在了《本草綱目》中。

/ 望聞問切 /

第一，望。整體看藥材的「精氣神」。與日常生活中去菜市場買菜相似，有經驗的人不需要用手挨個掐一遍，一眼看過去就知道哪棵菜好了。

許多容易混淆的中藥也可以通過對外形的鑑別加以區分。中藥界有不少經驗術語可形象生動地傳達鑑別特點。

例如，野山參的鑑別特點「蘆長」、「碗密」、「棗核艼」、「錦皮細紋」、「珍珠鬚」。僅 14 個字，言簡意賅，一語中的。

蛤蚧體表有「珍珠鱗」，指的是灰色圓形凸起。現在鑑別蛤蚧時需用放大鏡觀察，真佩服李時珍在明代就能精准生動地描述。

藥材的顏色也是一個重要特徵，需要察顏觀色，很多藥材的顏色和內在質量密切相關。比如，麻黃的鑑別特點 ——「玫瑰心」，指麻黃呈紅棕色的髓部。實驗證明，「玫瑰心」的部分就是麻黃生物鹼類成分的集中部位。再比如，呈黃色的黃芩是質量好的，變綠了就不堪用了，變綠說明藥材的有效成分發生了變化。

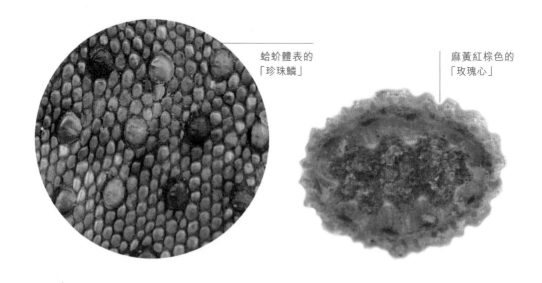

蛤蚧體表的「珍珠鱗」

麻黃紅棕色的「玫瑰心」

第二，嘗。神農嘗百草的傳說流傳至今，中華民族祖先尋找中藥的最初途徑即身體力行。一個「嘗」字道出了舌尖在中藥材鑑定中的重要作用。舌尖是味蕾最為集中的地方。味，指口嘗後所感覺到的真實味道，如酸、苦、甘、辛、鹹、澀等。品酒師就是鑑別高人，長期訓練後，他們的味覺敏感度勝人一籌，能做到對不同酒之間細微之處的鑑別。中藥的味與其內所含化學成分以及含量都密切相關。黃連的苦味與所含的生物鹼類成分有關。甘草的甜味與其所含的甘草甜素有關。龍膽及一系列名叫「膽」的中藥都與內在的苦味成分有關。

切記，口嘗藥材只可淺嘗，嘗後需要漱口，沒有必要把藥吞咽下去。

第三，聞。氣，指鼻聞後的感覺，有香的，也有臭的，包括直接嗅聞完整的藥材，或把藥材剁碎、搓揉、折斷後聞到的氣味。每種藥材具有不同程度的特別氣味，尤其是一些含揮發油的藥材，香氣尤為明顯，如川芎、當歸、辛夷、厚朴，還有臭烘烘的阿魏等。

說一千道一萬，自己實際體會一下就更容易記住了。有的書中寫的：「當歸有類似羌活的味道。羌活有類似當歸的味道。」只讓人越看越糊塗。

第四，聽。聽的過程就像買西瓜一樣，用手拍一拍，聽聽聲音悶不悶，看看熟沒熟。《本草綱目》這樣記載黃連：「選粗大黃色鮮明，多節堅重，相互碰擊有聲者為勝。」我見過同仁堂的老師傅用腳踢裝藥材的麻袋，一踢就知道藥材質量如何。一筐藥材往地上一倒，一聽聲音就對品質幾何了然於胸。

第五，摸。與中醫號脈一樣。用手觸摸冬蟲夏草的柔韌程度，便能知道是否被不法商人為了增重用鹼水泡過。用手掂量一下三七的重量，就知道質地是否上佳。有經驗的人用手摸一摸枸杞子，就會知道裏邊的糖分夠不夠、是新疆產的還是寧夏產的。

中藥鑑定的實際應用中，經常需要多種方法結合使用，除了上述方法，還有水試、火試等方法。

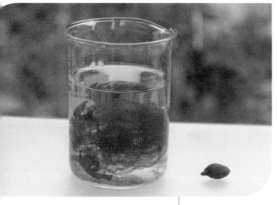

水中膨大的胖大海

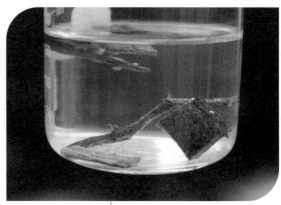
秦皮浸出液在日光下顯示藍色熒光

茶葉品質的評判總需要先泡一壺茶，看看湯色、茶葉延展的形狀，品嘗味道，才能得出結論。有些中藥材入水後會產生特殊的變化，這些特點能幫助鑑別。

例如，番紅花價格比紅花貴將近 100 倍，市場上常見二者混在一起的情況。我在土耳其的番紅花市場也發現了這種現象。只要水試，立刻就能分辨出番紅花和紅花，取一兩條放到礦泉水瓶中，若浸泡後先呈現一條直線下垂的黃線，且花不褪色，那麼這就是番紅花。

《本草綱目》還有「牛黃掛甲法」的記載，用來鑑別真假牛黃，這個方法流傳至今。取少許牛黃粉末和水調勻，塗於指甲上，若指甲被染上明亮的黃色且經久不褪，並有顯著的清涼感，則為真品。

乳香的鑑別可以用到火試。乳香產地在非洲和阿拉伯半島，中藥用的都是進口的乳香，市場上的偽劣品很多，有的加松香摻假。將其點燃，聞一聞氣味就知道了。火試也是鑑別海金沙的另一項標準，將少量海金沙撒於火焰上，會產生爆鳴聲及明亮的火焰，無灰渣殘留。

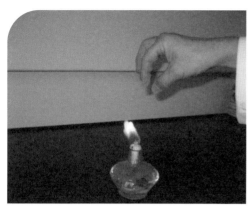
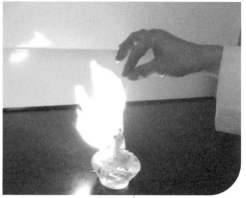

火試海金沙燃燒實驗

鑑別實踐

以上經驗鑑別的方法，可用在日常生活中，也最為好用。

我和老搭檔陳虎彪教授主編了一本《中藥材鑑定圖典》，對《本草綱目》中記錄的經驗鑑別方法和民間老藥工口傳心授的經驗，進行了系統的總結。這本書已被翻譯成英文、日文、韓文、德文、俄文、越南文出版，葡萄牙文、馬來文正在翻譯中。這本書的譯本特點是由當地專家翻譯，並由當地出版社出版，因為實用，在海內外都很受歡迎，也說明中國傳統的方法並不過時。

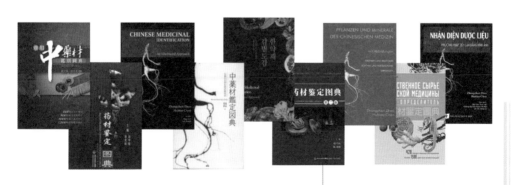

多語種版本《中藥材鑑定圖典》

我曾受邀到英國自然博物館考察，鑑定 300 多年前輸入歐洲的中藥。那些樣品不允許做任何破壞性的分析，只能用肉眼看。通過性狀鑑別，解決了很多難題。此法簡單實用，沒有污染，離開了實驗室，也能用得上，是隨身的功夫。

我當過多次認藥知識比賽的評委。認藥知識技能比賽活動很能調動參賽者的積極性，是最能檢驗中藥從業者基本功的。有人問我招研究生都考些甚麼內容。我的試題是公開的，凡是中藥專業畢業的一定要考認藥。授課時要求學生要做到知行合一，既要有理論，更要有實踐。

中國民間有這樣一個習俗，據說就是李時珍時代傳下來的。吃過藥後要保留藥渣，並將藥渣倒在路邊，方便覆核鑑別。學習了李時珍的方法，我在教鑑定課時，也從藥房拿來藥渣讓學生辨認，以此可以鞏固各個藥材的鑑別知識。

隨着時代的進步，新的技術與手段不斷應用到中藥鑑定學科中，包括顯微鑑別、理化鑑別、分子鑑別的手段等。中藥與中成藥的鑑別水平逐漸提高，「丸散膏丹神仙難辨」的時代已經逐漸成為歷史。不論是過去、現在還是未來，《本草綱目》留下的中藥性狀鑑別的寶貴經驗萬萬不能丟。

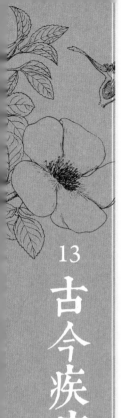

百病主治

古人云：「天不變，道亦不變。」今天人們生活的社會和500年前相比，不僅天變了、地變了，人也變了。常見疾病譜發生了許多變化。

《本草綱目》記載了立春的雨水可以入藥。現在大氣污染嚴重了，生活在城市中的人們可不敢直接取用雨水。而且，全球氣候變暖越來越嚴重，更多地方出現沙漠化現象，人口的急劇增長，社會的快速發展，人類的飲食習慣與作息規律都發生了變化。

《本草綱目》中，李時珍在開始記述一味味藥物前，先用兩卷的篇幅寫下《百病主治》的論述。李時珍是醫藥雙聖，他的臨床經驗豐富，對各種疾病十分熟悉。

《本草綱目》列舉了多種疾病，有中暑、傷寒、失眠、腰痛、健忘、痢疾、黃疸等，這些疾病現代人也很熟悉。

現代的癌症、高血壓、高血脂、糖尿病、心臟病、焦慮症、骨質疏鬆、空調綜合症、電腦綜合症、飛行時差綜合症等，能從《本草綱目》中找到參考嗎？

總體來說，古時候人們要解決的主要是生存問題，古代疾病以傳染性疾病、營養不良引起的疾病為主，如蛇蟲咬傷、鼠疫、天花、疳積等，但隨着生活和醫療環境衛生水平的提高，這些病在逐漸減少。

古人見面打招呼，常說：「別來無恙。」

別來無恙的「恙」，指小病小災的意思。但《康熙字典》的解釋引用了漢代《風俗通義》的記載：「噬蟲能食人心。古者草居，多被此毒，故相問勞曰無恙。」恙蟲又稱恙蟎、沙蝨，牠能傳染恙蟲病，成蟲對人的危害極大，與古代人的日常安危息息相關。古人衛生條件不好，很容易被蝨子、恙蟲等侵擾。別來無恙？更像是在問：最近沒被小蟲子、蝨子咬到吧？

《本草綱目》的《百病主治》篇列舉了諸蟲所傷，而現代住宅環境相對比較密閉，避免了毒蛇猛獸的傷害。

《本草綱目》記載的一些病現在幾乎沒有了，比如杖瘡，《水滸傳》中說的「殺威棒」，不論那人是否冤枉，進來衙門一律先打幾十大板再提審；《紅樓夢》中賈政用家法給寶玉的一頓板子，打得寶玉皮開肉綻。李時珍記載的杖瘡，在當時是普遍的。古代女子纏足，現在這項壓迫女性的陋習早已廢除，相關方面的疾病自然也就沒有了。不過現代人的生活習慣會帶來其他的疾病或隱患。

╱ 病 變 古 今 ╱

《本草綱目》中有今天適用的內容，也有不適用的內容。

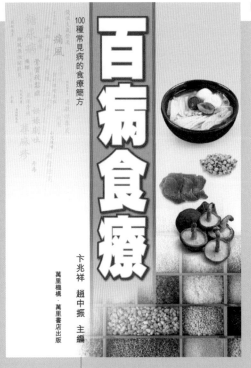

《百病食療》卜兆祥、趙中振主編

0 3 4

失眠

睡得是福。夜不成眠，極為痛苦。常表現為：入睡困難、睡後易醒或晨醒過早，並伴有多夢，嚴重者整夜不能入睡。偶爾失眠對人體不會有大影響，但是長期失眠則使人精神疲憊、心神不寧。俗語說：胃不和則臥不安。飲食失調是導致失眠的重要因素，飲食調養對改善失眠有一定的幫助。

[食療法]

- 飲食以清淡易消化為主，如：豆類、奶類、穀類、蛋類、魚類。多食水果蔬菜，如冬瓜、菠菜、蘋果、橙等。多攝取具有補心安神作用的食物，如：核桃、百合、蓮子、浮小麥、蜂蜜等。

- 少吃油膩、煎炸、燒烤食品。忌飲濃茶、咖啡。忌食辛辣刺激性食物。

- 晚餐不可過飽，睡前不宜進食，不宜大量飲水。睡前飲牛奶一杯，有助於睡眠。

失眠（摘自《百病食療》）

決定健康與否的因素，除了人體自身因素之外，導致疾病的外部因素主要有 3 種，一是生活環境，二是生活條件，三是生活方式。

生活環境分為自然環境和社會環境。自然環境變了，森林減少了，環境污染增加了，氣候變化也很大，相應地，疾病譜也變了。

另外，因社會環境所致的疾病也增多了。現代社會人口密集，競爭激烈，導致現代人的生活壓力增大，人際關係緊張。同古代相比，中醫所説的情志病或心身疾病的發病率大為增加。其中一個典型的例證就是抑鬱症，世界衛生組織推算，未來抑鬱症將成為傷害性僅次於癌症的疾病。

現今人們的生活條件、飲食衛生環境大幅改善。

肥胖症

現實生活中，不少人常因體重增加而煩惱，但是體重增加不等於肥胖。單純性肥胖症，指體重超過標準的 20%，脂肪呈均勻分佈，且內分泌功能正常。而繼發於其他疾病的肥胖稱為病理性肥胖。目前，特別是在西方國家，肥胖已經成為繼愛滋病、吸毒、酒精中毒之後的另一個社會問題。

運動量少、飲食過度和飲食結構不合理，是造成肥胖的主要原因。簡便可行的食療減肥，可健身強體，有效控制肥胖症。

菠菜

✓ 🍴[食療法]

● 飲食宜清淡，選食多食具有減肥作用的食物，如：菠菜、番茄、蕎苣、茄子、竹筍、草菇、猴頭菇、香菇、木耳、海帶、紫菜、冬瓜、紅葡萄等。

● 少吃甜食，控制米、麵等碳水化合物的攝取，晚餐不宜過飽，不宜睡前進食，少吃肥甘厚膩的食物。不吃高熱量食物。不吃辛辣煎炒食物。

● 不宜採用飢餓療法進行減肥，否則可能引致嚴重的營養失調、貧血、低血壓、腸胃功能失調等。

34

肥胖症（摘自《百病食療》）

脱髮

你知道嗎？每人大約有 10 萬根頭髮，每天脱落約 100 根是正常的，脱落的頭髮由新生的代替，這是正常的新陳代謝。因此，只要沒有禿斑或頭髮不變稀疏就不能算脱髮。

脱髮分生理性和病理性兩種，生理性脱髮如：妊娠、分娩後脱髮、中年以後脱髮；病理性脱髮主要由各種疾病引起，如急慢性傳染病、貧血、癌症、多種皮膚病、內分泌失調、精神因素等。如何通過飲食調理保持亮麗的秀髮，其中很有學問呢！

青豆

✓ 🍴[食療法]

● 飲食宜多樣化。選量進食優質蛋白，如動物肝臟、雞蛋、鯽魚、奶類、大豆等。

● 宜多吃富含微量元素鋅的食物，如生蠔、海帶、紫菜、栗子、核桃、花生。多吃富含維他命 E 的食物，如黑芝麻、菠菜、椰菜等。多吃富含維他命 B。食物，如青豆、蠶豆等。

● 不飲刺激性飲品，如濃茶、咖啡等。不吃含高脂肪的飲食。不飲酒類。適當減少糖的攝取。

142

脱髮（摘自《百病食療》）

水源問題在古代是導致人體發病和死亡的重要原因之一。現在飲用水的衛生問題解決了，因此古代常見的胃腸病大為減少。但現在家家都有冰箱，過量食用冷飲、生冷瓜果造成的脾胃問題反而多了起來。

古時候的老百姓生活條件差，營養不良，餓死的人不少。在現代，營養過剩導致的疾病變成了主流。加上運動不足，肥胖、脂肪肝、心腦血管疾病等問題日益增多。

其實簡單直接檢驗身體好不好的指標可有這 3 個：吃得下、排得出、睡得香。

古今生活方式可謂天差地別。現代人用電腦、手機引起的病痛，古籍中沒有。古人日出而作，日落而息，熬夜帶來的問題很少出現；

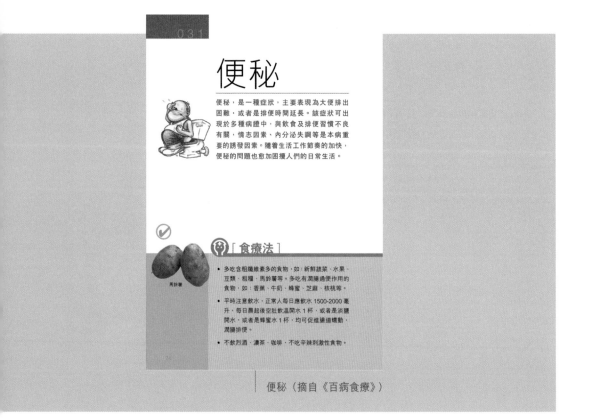

便秘

便秘，是一種症狀，主要表現為大便排出困難，或者是排便時間延長。該症狀可出現於多種病體中，與飲食及排便習慣不良有關，情志因素、內分泌失調等是本病重要的誘發因素。隨着生活工作節奏的加快，便秘的問題也愈加困擾人們的日常生活。

［食療法］

- 多吃含粗纖維素多的食物，如：新鮮蔬菜、水果、豆類、粗糧、馬鈴薯等。多吃有潤腸通便作用的食物，如：香蕉、牛奶、蜂蜜、芝麻、核桃等。
- 平時注意飲水，正常人每日應飲水 1500-2000 毫升，每日晨起後空肚飲溫開水 1 杯，或者是淡鹽開水，或者是蜂蜜水 1 杯，均可促進腸道蠕動，潤腸排便。
- 不飲烈酒、濃茶、咖啡，不吃辛辣刺激性食物。

馬鈴薯

便秘（摘自《百病食療》）

現代很多人習慣熬夜，因為壓力大或習慣問題成宿睡不着。現代社會將近 20% 的人受到睡眠障礙的困擾。《本草綱目》列出了十幾種簡便的治療失眠的驗方，如用燈芯草煎湯代茶飲。我也曾根據《本草綱目》提供的思路與驗方，做出專治失眠的睡眠枕，效果很不錯。而嗜睡可用茶葉、棗葉等治療。

病名標準化

李時珍列出百種疾病，同時給出了許多常見病的小處方，有些只有一兩味藥。

針對中暑，常用「夏月解表之藥」香薷。

飲酒過量，用葛花、白茅根汁解酒。

暈車暈船可以吃橘皮、金橘、楊梅來緩解。

還有簡單的洗浴方，用白芷、艾葉、石菖蒲等煮水洗浴，可芳香辟穢。

治療腎虛腰痛，可用山藥、韭菜籽、茴香等補腎益精。

牙痛不是病，疼起來真要命。胃火牙痛用黃連，普通牙痛可試着用丁香、花椒末點在痛處。

便秘困擾着很多人。李時珍分析了 7 種不同病因的便秘，給出了相應的治療方法。針對因血虛引起的便秘，李時珍提出需要養血潤燥，可將芝麻油和麻子仁煮粥食用。一些老人便秘可以考慮用這個方法。

時至今日，《本草綱目》中的方法仍非常有用。

現在不僅中老年人關心養生保健，「80 後」、「90 後」、「00 後」都開始關心保健，這是大好事。下氣、輕身、耐老是從《神農本草經》開始就探討的主題。瘦身、美容、健康安度晚年，需要有適合個體的限度。

由中國中醫科學院的張志斌教授與文樹德教授多年研究《本草綱目》後共同完成的《本草綱目病名詞典》，對學習理解《本草綱目》十分有幫助。

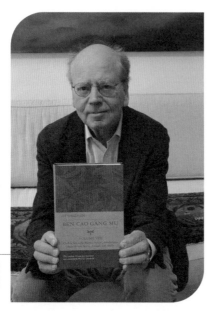

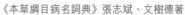
《本草綱目病名詞典》張志斌、文樹德著

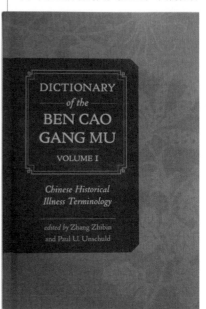

文樹德與他翻
譯的英文版
《本草綱目》

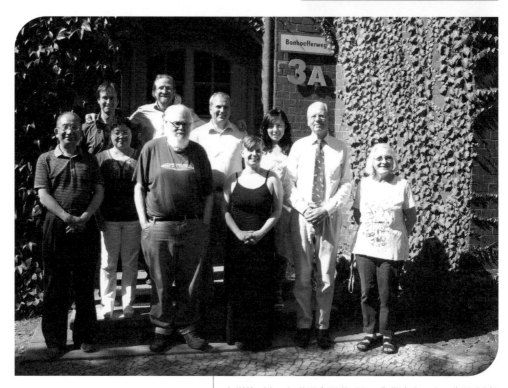

文樹德（右二）的研究團隊（左一為鄭金生，左二為張志斌）

中國和其他國家一樣，從古到今，瘟疫多發，歷經過諸多磨難，但所幸有中醫藥保駕護航，中華民族得以繁衍生息，成就了中華泱泱大國。

2020 年，新冠肺炎疫情在全球蔓延，對全世界來說都是一次新的挑戰，面對新的疾病，中醫藥在抗疫之中所發揮的作用是有目共睹的。

李時珍在《本草綱目》的《百病主治》篇中專有瘟疫一節，記載了多種有效的預防方法與治療的藥物、複方。時至今日，其中一部分仍有參考價值。《本草綱目》留給人們的大智慧就是因地、因時、因人、因病的綜合分析。扶正祛邪是中醫以不變應萬變的大原則。

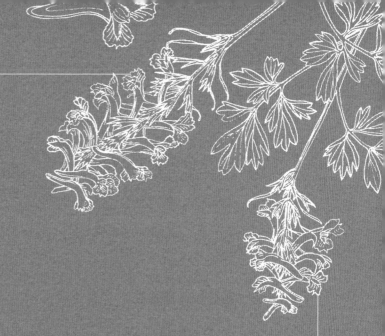

第 2 章

各部專論

水部 / 火部 / 土部 / 金石部

/ 生命之源 /

《本草綱目》各論按不同類別編錄，16 部為綱，60 類為目，首先是水、火、土、金、石部，李時珍認為水火為萬物之先，土為萬物母，金石從土，所以從水開始。水、火、土、金、石部之後，接着是草、穀、菜、果、木、服、器、蟲、鱗、介、禽、獸及人部，從微到巨、從賤至貴，以人部結束，李時珍以他的理解將諸般名目一一記錄。進入《本草綱目》的系統從第一類水部開始。

海洋覆蓋了地球表面約 70% 的面積，人體約有 70% 由水組成。人可以不吃藥，但不能不喝水，其實水也是藥。水為萬物之源，所以李時珍將水放在《本草綱目》藥物的第一部分。生命孕育於水中，水汽上升，變化為雨、露、霜、雪，下降到地面形成了江、河、湖、海，在地下則形成泉水、井水等。《本草綱目》總體將水分為了天水和地水共 43 種。

/ 天之水 /

由液態的水凝固而成的冰，氣態的水蒸氣在空中凝結再下降到地面的雪，古人認為他們都屬天水。《本草綱目》記載，冰味甘，性寒，無毒，可消除心煩，除悶熱。

原清宮收藏的清代《北京民間風俗百圖》中有一幅《捨冰水圖》。圖中冰車前，掛着「皇恩浩蕩」4 個大字。過去的皇恩不僅實施在減稅減息、大赦天下，鬧災荒的時候發粥，酷暑天發冰，為百姓解暑，也都是皇恩。

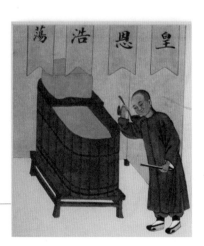

皇恩浩蕩——捨冰水圖（摘自《北京民間風俗百圖》）

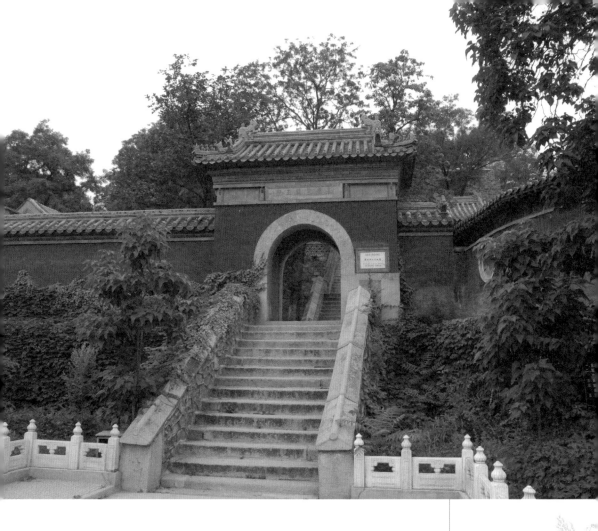

「冰，水為之，而寒於水。」冰雖可解暑，但如果貪多也不好。北宋張擇端的《清明上河圖》中，一處趙太丞家的診所前，有一塊幌子「理中丸專醫腸胃冷」。《本草綱目》中特別記載了一段小故事，宋徽宗曾因夏天貪涼吃多了冰受了涼，就是服用理中丸治好的。

食用冰一定要保證冰潔淨。南極的淡水資源約佔全球的七成。我曾親眼見到南極的冰山，沒有污染，晶瑩剔透，經過千年積澱的冰層內部沒有氣泡，有的融化成浮冰漂浮在洋面上，陽光下映出夢境般的幽藍。我將小小一塊冰放進嘴裏，甘甜潤喉。

北京黑龍潭
敕造龍王廟

《本草綱目》記載十二月的雪 —— 臘雪水，味甘，性冷，無毒，可解各種毒。我在北京長大，記得小時候北京冬天經常下大雪。打雪仗、堆雪人都成了我們體育課的項目。20 世紀六七十年代，很少有人吃得起雪糕，但孩子們在冬天吃雪也自得其樂。一般大人都會囑咐孩子，頭場雪不能吃，要吃也得等到第二茬的雪。那時的空氣潔淨度比現在的高很多，一捧雪化在碗裏，水都是清澈透亮的。

在秋天的傍晚或夜間，當氣溫降到露點以下，空氣中的水汽可能會凝結成露。《本草綱目》記載露水味甘，性平，無毒。《紅樓夢》中，薛寶釵在談到冷香丸的製作時，除了取四個季節的花蕊之外，還要用到四個季節不同的水，其中就有秋天白露時節的露水。這雖然是作家精緻的創意，也反映出古人對用水的講究。

李時珍在《本草綱目》中特別增加了節氣水一項。我國是農耕大國，二十四節氣是中華民族祖先的一大發明。有人說它是中國古代的第五大發明。「春雨驚春清穀天，夏滿芒夏暑相連。秋處露秋寒霜降，冬雪雪冬小大寒。」

李時珍認為，一年二十四節氣，一節主半月，水之氣味，隨之變遷，此乃天地之氣候相感，又非疆域之限也。立春、清明二節儲水，謂之神水，製作脾胃虛損相關的各種丸散膏丹和藥酒，久留不壞。寒露、冬至、小寒、大寒四節及臘日水，製作滋補五臟和去除痰火、積聚、蟲毒的各種丸藥比較合適，也適合製藥酒，與雪水同功。

南極的冰 —— 地球的淨水源

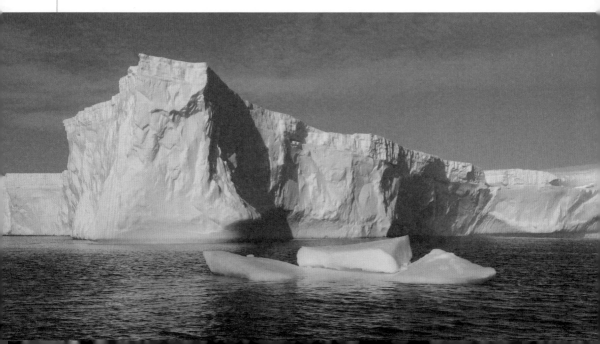

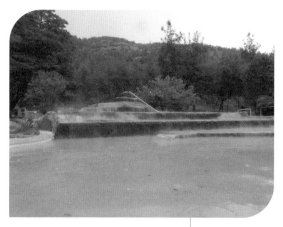

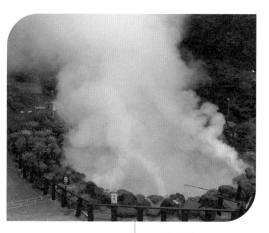

土耳其硫黃溫泉　　　　　　　　日本九州熱泉

梅雨季節得名源於江南地區梅子成熟的季節。這段時間會出現持續
多雨的現象，容易導致人們家裏衣物發霉。

李時珍解釋，梅雨等於霉雨，這時的梅雨水沾到衣物上，容易生黑
霉點。性味方面，梅雨水味鹹，無毒，治療皮膚病，不留疤痕。正
當北方雨貴如油時，南方則進入了漫長的梅雨季節。我是北方人，
在南方生活，梅雨季對我來說是最不適應的季節。

並不是《本草綱目》記載的所有天水都可以食用，李時珍寫到冰雹
一定不可以吃，味鹹，性冷，有毒，吃了會鬧肚子。

/ 地 之 水 /

《本草綱目》裏李時珍共列了 30 種地水，包括現在很多人喜歡的
溫泉。

唐代大詩人白居易的《長恨歌》裏有一句：「溫泉水滑洗凝脂。」說
的是楊貴妃在華清池沐浴溫泉的場景。陝西臨潼驪山的華清池我自己
也實地體驗過，的確，那裏的溫泉水質很柔軟，還有濃濃的硫黃味。

古人稱溫泉為湯，這個叫法被日本人沿用了下來，且仍舊用湯的漢

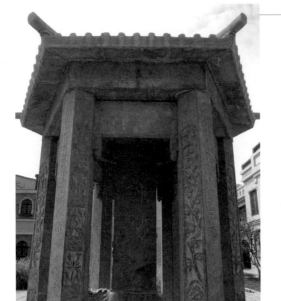

東阿阿井

字。如果去日本泡溫泉，大大的招牌上寫着「湯」，「男湯」與「女湯」就是男浴池與女浴池。功效方面，《本草綱目》記載，溫泉能解肌皮頑痹，手足不遂。日本人平均壽命位居世界前列，保持健康的因素之一就是常泡溫泉。

中國人外出闖蕩時說：「背井離鄉。」足見井在我們心目中有多重要。

在《本草綱目》井泉水項下，李時珍特別強調了新汲水，宜飲之。剛剛從井裏打上來的水新鮮、潔淨度高，用來治病、煎藥最好，缸裏面存放過久的水與之相比就差了很多。

有一處井水與中藥製藥密切相關，就是熬製阿膠用的阿井水。《本草綱目》詳細記載了製阿膠需用阿井水，阿井還有單獨的一幅圖。現代研究發現，阿井水的礦物質含量較高，微量元素豐富，比重為1.0038。李時珍曾發出這樣的感歎：「水性之不同，陸羽烹茶，辨天下水性美惡，烹藥者反而不知辨此，豈不戾哉。」烹茶講究用水，茶聖陸羽早在唐朝就已言明，煮藥時辨別水質優劣同樣重要。

/ 水之用 /

甚麼樣的水可以喝，甚麼樣的水不能喝，甚麼樣的水可以治病，這裏面大有學問！

水之所以重要是因為它已融入了生活習慣之中。中國人喜歡喝開水，一個小保溫杯是我們中國人外出不離手的。現在中國人出去旅遊的多了，國外凡是可提供開水的酒店都十分受中國遊客歡迎。

喝開水的確對胃腸道有好處，從中醫的角度看，胃是喜暖、喜溫的，開水更適宜。喝開水也是有講究的，《本草綱目》的熱湯項下就特別提道：「若半沸者，飲之反傷元氣。」北方人講半開的「烏塗水」，也就是南方人講的「溫吞水」，這種水不能喝，喝了胃裏的確不舒服，還不如喝涼水。

水可載舟小可覆舟，好水似良藥，可以養人，污水賽砒霜，可以殺人。如今人類面臨新的挑戰，在工業化發展進程中，環境污染，特別是水污染的隱患已經日益顯現，這些都是李時珍當年始料未及的。

一方水土養一方人，不同地方由於水質不同會影響到人的健康與容貌。山清水秀的地方，人們生存的質量與壽命自然會高出很多。中國人傳統上講風水，指的就是生活環境，「居必擇鄰」、「居必擇水」。

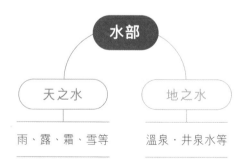

水部
├─ 天之水 ── 雨、露、霜、雪等
└─ 地之水 ── 溫泉、井泉水等

文明之始——火源

/ 火神廟 /

在民間傳統中，火已經被神化。北京什剎海周圍廟宇眾多，其中有一座唐代貞觀年間的火神廟。全國各地大大小小的火神廟，說明了火在民眾心目中的地位。

地球上能夠駕馭火的只有人類，使用火是人類文明發展史上重要的里程碑。

常言道水火無情。遠古時，自然界的大火，常會吞噬無數生命，但倖存下來的人類，從灰燼中尋找到了可以充飢的食物。人類同時意識到火可以取暖，從而產生了保存火種的意識。

位於北京郊外的周口店猿人洞穴中，考古學家發現了用火的痕跡，利用火的歷史可以追溯到 50 多萬年前。有了火，就有了

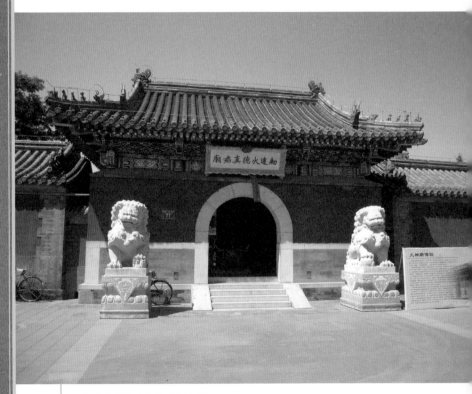

北京敕建火德真君廟（火神廟）

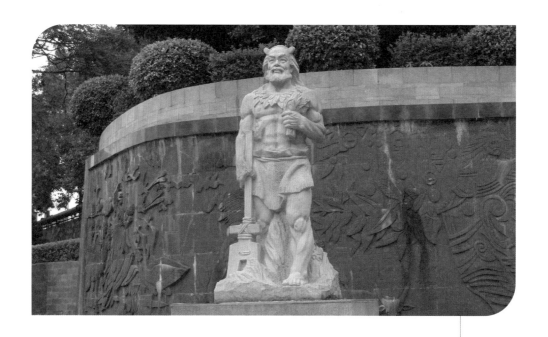

熟食。熟食不但美味，更便於營養的吸收，還可以防治疾病，同時也促進了人類大腦的發育。

火還帶來了冶煉技術，而後出現了青銅器、鐵器，以及代表中國文明的瓷器。火對人類文明至關重要。

/ 治病用火 /

在以往的本草著作中，往往只有水的記載，而忽略了火。《本草綱目》在火的記錄方面首開先河。《本草綱目》火部將火分為 11 種，燧火、桑柴火、炭火、蘆火、竹火、艾火、神針火、火針、燈火、燈花、燭燼等。

這裏大致可以將火分三大類：第一類治病用的，第二類煎藥用的，第三類日常民生用的。

首先是治病用的灸火，也就是針灸用火。通常包含了艾火、神針火和火針。

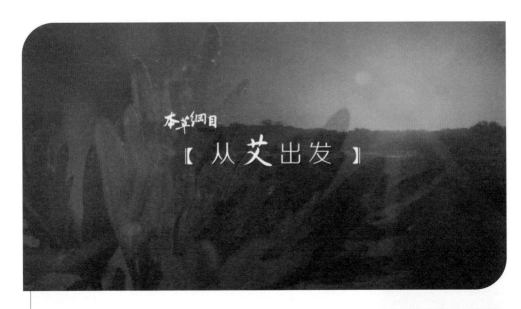

本草綱目

【 从艾出发 】

針灸其實由針與灸兩個部分組成。

艾灸火，即燃燒艾絨所生之火。「艾火可灸百病。」

2013 年，我曾經參與製作過一部紀錄片《從艾出發》，以艾葉為主題，圍繞生活中的應用講述日常的故事。李時珍在火部記載了艾火及其用法；在草部中記載了用艾葉做艾灸的療效以及用灸治百病的功能。

神針火，指用桃枝或熟艾製成的針具燃燒所產生的火。神針與雷火神針都是灸法的一種，雷火神針艾火較粗大，比拇指還粗，由多種藥物組成。用它熏烤，火力比較猛烈。

火針就是將針高溫燒到炙熱狀態，從紅到白，白熱化，迅速扎入相關穴位。

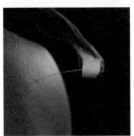

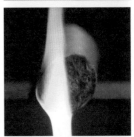

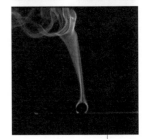

艾火

我長期居住在香港，夏天潮濕，關節常常不舒服。一次，我到馬來西亞新山中醫學院交流訪問，碰到了首屆國醫大師賀普仁先生的大弟子，來自北京的陳醫生。賀普仁是火針的泰斗，可惜已經過世。所幸衣缽相傳，陳醫生採用火針治療 20 年，治療患者 4 萬人次，將火針這一傳統技藝在馬來西亞發揚光大。當天我也體驗了一下陳醫生的火針，針燒得紅裏透白，進針神速，感覺就好像被蜜蜂蜇了一下，並沒有以往人們描述的那樣疼痛可怕，而且治療效果很好，對我來說是一次難得的經歷。

/ 煎藥之火 /

《本草綱目》談到的第二類是煎藥的火，包括桑柴火、炭火、蘆火、竹火 4 種。

李時珍記載：「燒木為炭。宜烹煎、焙炙、百藥丸散。」治病其實用的是炭或炭灰，並不是直接用炭火。炭能生火，優質的木炭是無煙的，過去的主要用途是取暖。

白居易《賣炭翁》第一句：「賣炭翁，伐薪燒炭南山中。」

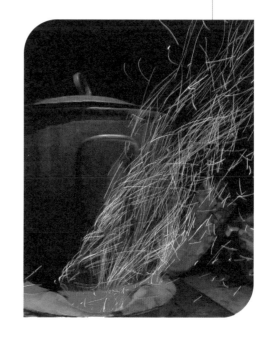

煎藥火

現在大家接觸的木炭多是用來燒烤的，烤羊肉串、烤海鮮。《本草綱目》中記載木炭可治療腸風下血。方法是將炭與枳殼共研為末，每次服三錢，五更時服，用米湯送下，等到天明再服一次，當天就可見效。外用可治療陰囊濕癢，用麩炭和紫蘇葉，研末擦患處。

煎藥 —— 在服用中藥前的最後一步，也是最關鍵的一步。有了火的參與，藥材中的有效成分才能被提取出來。藥煎好了，藥效

倍增，煎不好，就如同做了夾生飯。就像李時珍説的：「新水活火，先武後文，如法服之，未有不效者。」如同遵法炮製一樣。煎藥除了講究用水，還講究用火，分別用文火與武火。

李時珍在《本草綱目》中特別提到了蘆火、竹火，用於煎煮一切滋補藥。它們的火力不強，屬文火，小火慢熬，不會有損藥物的療效。煎藥、做飯要掌握好火候，就是這個道理。

「凡服湯藥，雖品物專精，修治如法，而煎煮者，魯莽造次、水火不良，火候失度，則藥亦無功。」前面準備得再精緻，若藥煎不好，火候掌握不好，最終會功虧一簣。

∕ 日 常 用 火 ∕

《本草綱目》中收錄的日常用火，也就是做飯用的炊火。

燧火，「四時鑽燧，取新火以為飲食之用」。

燧人氏為遠古時代三皇之一，相傳他在今河南商丘一帶觀天察地，鑽燧取火，是華夏文明中最早取火之人。

開門七件事，柴、米、油、鹽、醬、醋、茶。柴列在了首位。北方人管發工資叫發薪水，薪就是柴火。北方天冷缺柴火、缺水，所以柴火和衣食都相關。南方沒有北方那麼冷，對於柴火來説，可能南方人沒有北方人感覺那麼強烈。南方人管發工資叫出糧，發糧食了。

李時珍記錄了治療小兒驚風，可以用燈火熏小孩的手心和腳心。

李時珍提到胡麻油、蘇子油所產生的油煙不會對眼睛造成傷害，還可以治療一些眼疾，但其他動物和植物的油產生的油煙，就要敬而遠之了。這些方法掌握起來有些難度，現代並不推薦。

和燈相關的還有燈花。燈花就是燈芯燃燒後的花形殘留物。李時珍記錄了一則他的病案。電影《李時珍》中有這樣一段情節，富順王爺的小孫兒，見到燈花就哭着喊着要吃，全家人手足無措。李時珍看後，他知道這種怪癖是寄生蟲所引起的，開了一劑殺蟲藥，做成了丸藥，讓小兒吃了以後，很快就奏效了。

燒火可以取暖，還可以煮飯做熟食，以前的醫生用火進行針具消毒。人類發明了和火相關的燈，燈火也有妙用。在人類發展史上，從來沒有任何一項發明能像火的影響力這麼大，是火將人類帶入了文明時代。

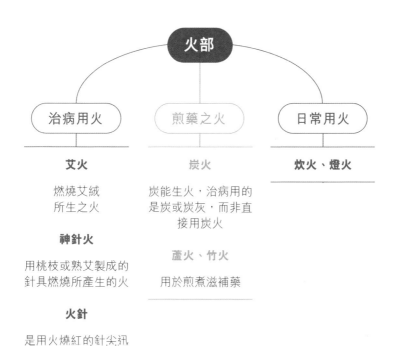

火部

治病用火 — 煎藥之火 — 日常用火

艾火

燃燒艾絨所生之火

神針火

用桃枝或熟艾製成的針具燃燒所產生的火

火針

是用火燒紅的針尖迅速刺入穴內，以治療疾病的一種方法

炭火

炭能生火，治病用的是炭或炭灰，而非直接用炭火

蘆火、竹火

用於煎煮滋補藥

炊火、燈火

16 土部
五行之主坤之體

/ 五行之主 /

李時珍在《本草綱目》中寫道:「土者,五行之主,坤之體也」。土是五行的中心,也是最重要的一行。

北京中山公園內,有一座明清兩代的社稷壇,以來自全國各地的五種顏色的土鋪設,老百姓習慣稱為五色土。按中黃、東青、西白、南紅、北黑,五色對應五行及五個方位。

民間各地都建有供奉土地神的土地廟。在《本草綱目》土部的導論中,李時珍提到了一本著作《禹貢》。《禹貢》是我國最早的一部綜合地理著作,書中記載大禹治水以後,將天下分為九州,並且簡明扼要地介紹了各地的山川、土壤、物產、交通地理等內容。

土的屬性柔和而又剛強,沉靜但又有規律地變化,可以滋生萬物。人的脾胃和土的屬性相對應。所以傳統樸素的觀點裏各種土可入藥,皆用其有利於脾胃的特質。

李時珍在《本草綱目》當中收錄了可作為中藥的各種土和土的相關製品,從遠古的白堊土到蚯蚓做出的新泥,包括入地三尺的黃土等共 61 種。其中有的僅被保留在歷史文獻中,也有的至今仍在臨床應用,行之有效。

/ 伏龍肝 /

伏龍肝就是灶心土。以前在農村燒柴火,在灶裏燒結的土塊內部中間,有結成紅褐

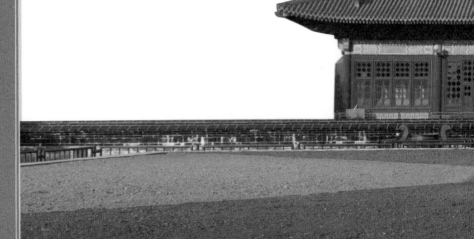

色像豬肝一樣的土，這就是灶心土。一般 10 年以上的土塊才可以用。黃土經過多年的高溫燒煉後，其藥性由甘平變為辛溫。原來人們認為灶有灶神灶王爺，便給灶心土起了個更有深意的名字 —— 伏龍肝。

張仲景《金匱要略》中有一首非常著名的方，黃土湯，主要的藥物就是伏龍肝。臨床上黃土湯適用於脾陽虛導致的各種出血證，如便血、吐血、衄血、崩漏等。

曾經有一檔電視欄目報道過一個病例，一位病患手術後內出血卻查不到出血點，危在旦夕。他的兒子聽聞黃土湯後，趕回鄉下姑媽家，在舊土灶中找來了灶心土，煎服後老父親被奇蹟般地治癒了。

/ 東壁土 /

東壁土，功效與灶心土類似。東壁土就是過去的土房子外，曙光初照時，得到陽氣最多的那面牆上的土。李時珍在這裏記載了一種他親身接觸的怪病。一女子喜歡吃河中的污泥，每天能吃上幾碗，按照李時珍的診斷這是一種脾胃濕氣重的症狀，他的治法是用東壁土和新打上來的井水，攪拌均勻，待水澄清後服用。

另外，現在有些地方將李時珍的表字東壁寫成了牆壁的壁，是不對的。

《本草品彙精要》中有一幅繪圖，畫的是一個人早上對着太陽直射的牆壁在鏟牆皮，十分形象。

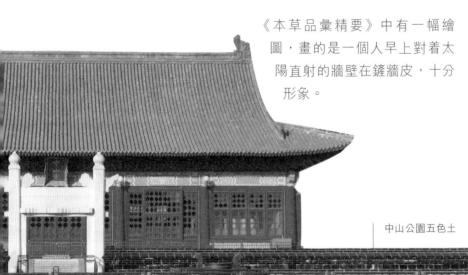

中山公園五色土

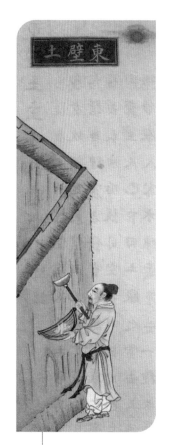

東壁土（摘自《本草
品彙精要》）

和灶心土一樣來源於爐灶的還有百草霜 —— 柴火燒盡後留在鍋底或煙囪裏的灰。李時珍記載其功效是消食化積，止上下諸血。當遇到流鼻血時，將百草霜末吹入鼻內，血馬上可以止住。類似百草霜止鼻血這樣的小驗方，《本草綱目》中還有很多，李時珍就地取材，不少小方子就來自灶台邊的學問。

/ 藥墨 /

「近朱者赤，近墨者黑。」孔子這裏講的「朱」和「墨」分別指的就是朱砂和寫字用的墨。墨在《本草綱目》中歸入土部。墨是文房四寶之一，徽墨已有上千年的歷史。總的來說，墨大致可分為兩類，一類是松煙墨，一類是油煙墨。我記得台北故宮博物院舉辦的醫藥文物展中，展出了很多古代的藥墨。

墨以松為主要原料，以鹿膠為賦形劑，同時摻入多種天然原料。珍貴的藥墨中就摻有名貴中藥，如麝香、龍涎香等，也有蘇木、紫草等。唐代大詩人李賀《楊生青花紫石硯歌》中有這樣兩句：「紗帷晝暖墨花春，輕漚漂沫松麝薰。」墨之佳品中用到了松煙和麝香。

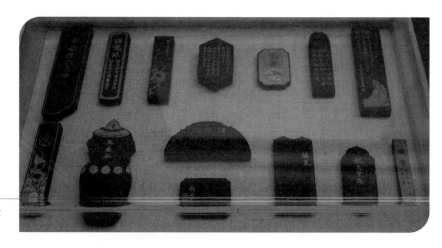

徽墨 胡慶餘
堂收藏

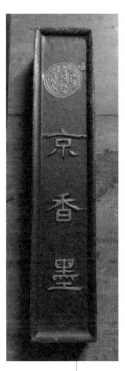
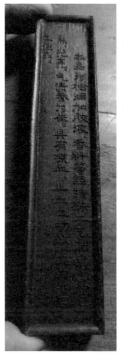
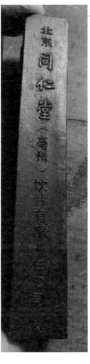

京香墨

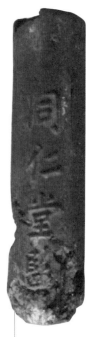

20 世紀 90 年代初亳州生產的藥墨

北京同仁堂藥墨

李時珍在其釋名處記載，古者以黑土為墨。墨的藥用功效在於止血、生肌。而好墨一定要色澤黑潤、堅而有光，有馨香濃郁、防腐防蛀的特點。

/ 砂鍋 /

砂鍋是被李時珍首次收錄入本草專著的一味藥。過去不論城裏還是鄉下出殯，都要由逝者的長子摔盆，叫「打砂鍋子」。我小時候還見過這一景兒。摔盆兒也有講究，要一次摔破，摔得越破越好。民間有這樣一種説法，盆兒摔得粉碎，逝者才能把這個盆兒帶到陰間去用。

砂鍋的材質非常均一。「打破砂鍋問到底」的「問」原寫作「璺」（wèn），是裂紋的意思，後演化成問，砂鍋碎了就會一裂到底。《本草綱目》裏提到砂鍋使用時，要研末，以水飛法加工，做成丸劑與

酒同服用，可消積塊、黃腫。醫學發展到今天，這種方法已經不適用了。

煎煮中藥不能用鐵鍋，這是常識。現在研究表明了，很多中藥的有效成分會和鐵元素發生化學反應，從而影響藥物的療效。

李時珍記載的這些土類藥物，灶心土、砂鍋、百草霜是身邊簡便驗廉之物。但因為現在幾乎不用柴火灶了，醫生即使知道有這個方，藥源也很難找了。假如現在的人不整理，這些寶貴的經驗將面臨失傳。如何將老祖宗的寶貴經驗與精髓，保存到新時代，是人們需要認真思考的問題。

/ 土 生 萬 物 /

影響道地藥材形成的因素有很多，土壤就是其中一個重要的因素。每個人都有自己的口味，酸甜苦辣，各有所好。藥材也是一樣。有時藥材對土壤的要求十分挑剔。有的好酸，有的好鹼，同時對土壤的含水量、透氣性等條件也有要求。

百草之王人參喜歡肥沃、疏鬆、排水好的微酸性土壤，長白山原始森林的腐殖土就是最好的選擇。

有南方人參之稱的三七喜歡地勢比較高的地方，在海拔約 2,100 米，坡度 30 度的山地，中性到微酸性的紅土壤最為適宜。雲南文山、廣西的山區環境最適合。

動物藥中地鱉 —— 土鱉蟲是一種治療跌打損傷、筋傷骨折、骨傷科的常用藥，喜陰暗、潮濕、疏鬆的土壤。蚯蚓喜歡生活在南方濕潤偏酸或中性的土壤中，又叫地龍，是治療小兒驚風、咳喘的常用藥。兩廣一帶盛產的地龍，體長，有白頸，習稱「廣地龍」。

一方水土養一方人，一方水土出一方藥。土就是道地藥材的核心秘密之一。

天行健，君子以自強不息。地勢坤，君子以厚德載物。皇天后土，表達的就是我們中國人對土的讚譽與感恩。土生萬物，土是稼穡之源，衣食之根本。

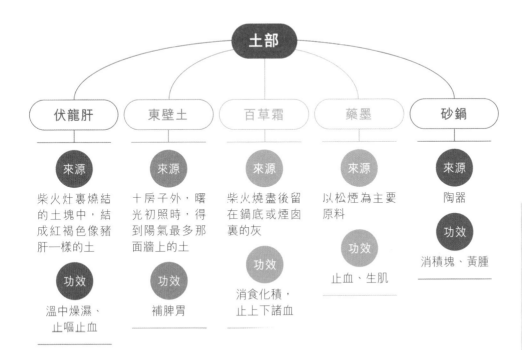

土部

伏龍肝
- **來源** 柴火灶裏燒結的土塊中，結成紅褐色像豬肝一樣的土
- **功效** 溫中燥濕、止嘔止血

東壁土
- **來源** 十房子外，曙光初照時，得到陽氣最多那面牆上的土
- **功效** 補脾胃

百草霜
- **來源** 柴火燒盡後留在鍋底或煙囪裏的灰
- **功效** 消食化積，止上下諸血

藥墨
- **來源** 以松煙為主要原料
- **功效** 止血、生肌

砂鍋
- **來源** 陶器
- **功效** 消積塊、黃腫

/ 金石礦物 /

中藥中以植物藥最多，以草為本，故稱為本草。中藥實際上還包括動物藥和礦物藥。

我國古代對礦物藥的記載，最早見於先秦時期的《山海經》，其中有朱砂、砒霜等 4 種礦物藥。《山海經》是一本具有歷史價值的奇書，不僅包含神話，且涉及了地理、動物、植物、礦物、巫術、醫藥及民俗等方方面面的內容。

中醫藥經典著作《神農本草經》、《黃帝內經》都記載了金石類藥物，《神農本草經》收錄了礦物藥 41 種，上、中、下三品都有分佈。

隨着人類對礦物藥認識的加深，記錄也越來越多。到《本草綱目》時，共計收錄礦物藥 161 種，新增礦物藥 68 種，1,351個方中含有礦物藥。李時珍首開礦物藥分類，將金石部分為四卷五部分。

/ 石者土之骨 /

現今礦物藥的分類主要以內在成分為依據。而李時珍在明代對礦物藥的分類，某種程度上與這個原則不謀而合。李時珍將礦物藥分為金、玉、石、鹵四類，其中金類收載的是金屬和可以提煉金屬的礦石，玉類及石類以非金屬的礦物為主，鹵類以溶於水的鹽類為主。

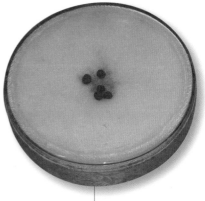

南京象山出土的丹丸

李時珍認為：「石者，氣之核，土之骨也。大則為山岩，細則為砂塵。」石頭是構成世間物質的核心，是泥土的骨骼。石可

以是巨大的山岩，也可以是細小的砂塵。石中的精華可變成金和玉，石中的毒物則能成為砒石。石氣凝結，可以成為丹砂和青䕃，用作彩色原料。石氣液化，可以成為礬和水銀。

古人對礦物的認識對後世是有重大貢獻的。

/ 金箔 /

現代人對金屬的理解多來自元素週期表中的金屬，金、銀、銅、鐵等。《本草綱目》中記載金類藥 28 種，有金、銀、自然銅、鉛、鐵、古鏡、古文錢等。

金，是金石部的第一個藥，指的是人們佩戴的首飾金。

在古代「吞金而亡」的流言使人們對金不由地產生了恐懼。其實金本身無毒，通常所說的「墜金而死」，是因為金的比重太大，它的墜壓使得胃腸不能蠕動，最後導致內臟大出血、感染、胃腸穿孔而死。紅樓夢中的尤二姐便是「墜金而亡」。

李時珍記載金石藥：「借氣生藥力而已，勿入藥服，能消人脂。」金、銀、銅、鐵這些礦物雖有藥性，但是不能直接吃進肚子裏，要有一定的加工及服用方法。

比如，杭州胡慶餘堂和北京同仁堂製藥過程中曾用金鏟銀鍋，迄今其機理尚不清楚。

《藥性賦》記載金箔：「鎮心而安魂魄。」《本草綱目》記載金可鎮精神，堅骨髓，並收載了金、金屑和金漿 3 味藥。

其實，金箔與金塊是不一樣的。而食用的金箔是另外一碼事。

金箔衣丸 Goldleaf Coated Pills

金箔衣丸由阿拉伯傳入我國。

金箔衣丸
胡慶餘堂收藏

金的延展性很好，1克金子可以打出 3 平方米的金箔。金箔比紙薄得多，放在手上能飄起來，可以用薄如蟬翼形容。食用的金箔是安全的，含在嘴裏，通過食道，進入胃腸，人絲毫感覺不到它的存在。

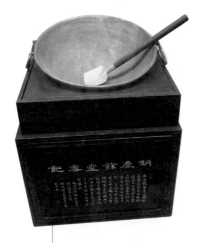

金鏟銀鍋 胡慶餘堂收藏

/ 銀銅鐵 /

銀子也是中國古代的一種貨幣形式。李時珍在《本草綱目》中記載，銀能安五臟，安心神，止驚悸，除邪氣等。銀本身沒有毒，「今人用銀器飲食，遇毒則變黑」。古代宮廷中驗毒用銀，主要針對砒霜等礦物類藥。

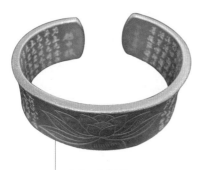

摩梭貢銀手鐲

銀也具有很好的韌性和延展性，可達到高度拋光狀態，銀首飾也為大眾喜愛。我身邊有一個銀手鐲，可以刮痧，不傷皮膚，好似用銀元刮痧一樣。

銅類礦物藥具有散血止痛的功效，主要用於骨傷科。不過，中藥自然銅並不含銅元素，而是硫化物類礦物黃鐵礦族黃鐵礦，主要含二硫化亞鐵（FeS_2）。

除自然銅外，《本草綱目》收載了 12 種含鐵的藥物。「鐵，截也，剛可截物也。」鐵於五行中屬水，故曰黑金。這是鐵又名黑金的由來。「鐵皆取礦土煉成 …… 以廣鐵為良。甘肅土錠鐵，色黑性堅，宜作刀劍。」早在《黃帝內經》的十三方中便有生鐵落飲。

生鐵落，即鐵匠打鐵時四濺的火星落地形成的鐵屑，也就是氧化鐵，治癲狂發怒等情志病。但在《本草綱目》中，鐵被認為是有毒的。李時珍認為凡諸草木藥皆忌鐵器，而補腎藥尤忌之。中藥煎煮過程中，很多有效成分容易與鐵形成絡合物，而降低藥物的有效性，故而煎藥時要避免使用鐵器具。

/ 汞與水銀 /

金、銀、鐵都是常溫下固態的金屬。對於液態的水銀，人們在很長一段歷史時間內都不太確定其功能。《本草綱目》有了明確記載：「狀如水似銀，故名水銀。」並將其歸在金類中。水銀為化學元素汞。古人認為水銀不腐，可以長生，常用於煉製丹藥。特別在帝王的陵墓中多有使用。位於西安的秦始皇陵迄今未被打開。考古學家在周圍進行過測試，發現秦始皇陵附近土壤中，汞的含量比其他地區超出 20~30 倍。

汞與汞蒸氣對人體的危害很大。現代水俁病因最早發現在日本熊本縣水俁灣而得名。水俁病就是含甲基汞的廢水中毒導致的。李時珍在《本草綱目》中明確指出了水銀的毒性，當他看到方士有關水銀可以長生不老的異端邪說時，他怒不可遏，奮筆疾書：「求生而喪生，可謂愚也。」

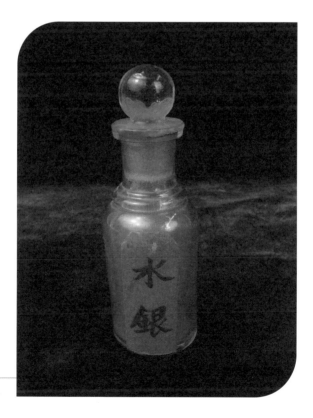

民國時期使用過的水銀瓶

中藥中有多種含金屬的礦物藥。這些含金屬的礦物藥及其製劑是中藥用藥極具特色的部分，有着不可替代的作用。

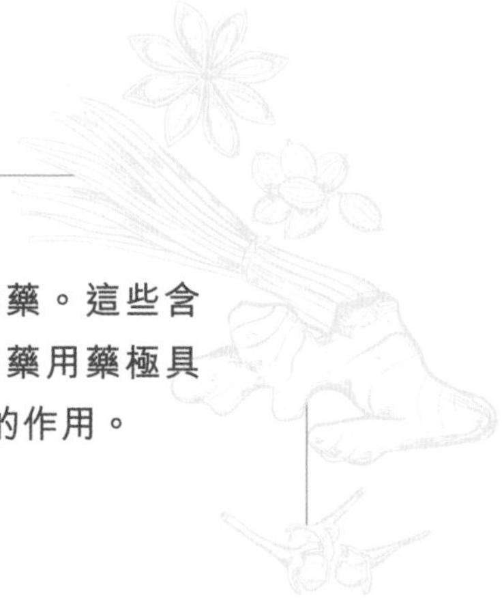

金銀有藥用（金石部之一）

金

《本草綱目》中記載：金可鎮精神，堅骨髓

銀

- 《本草綱目》中記載：銀有安五臟，安心神，止驚悸，除邪氣等功效
- 銀器可用作試毒

鐵

- 鐵，截也，剛可截物也
- 《本草綱目》中記載：凡諸草木藥皆忌鐵器，而補腎藥尤忌之

水銀（汞）

- 有毒性
- 甲基汞中毒——水俁病

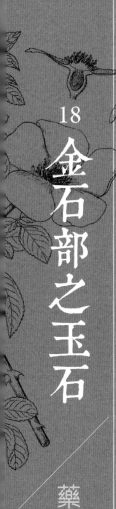

/ 君子如玉 /

中國喜愛賞玩玉石並被歷史記錄的人很多,這些年玩石頭的人又多了不少。玉和石都是礦物藥的重要組成部分。

《本草綱目》的玉類共收錄了 14 種,如玉、白玉、青玉、珊瑚等。石類收錄了 71 種,如丹砂、雄黃、雌黃、石膏等。這些都屬礦物藥範疇。

水懷珠而川媚,石韞玉而山輝。

中國人愛玉,自古認為玉是美好、純潔、高雅的象徵,君子人格與美德的象徵。李時珍引用《說文解字》的話語:「玉乃石之美者。」

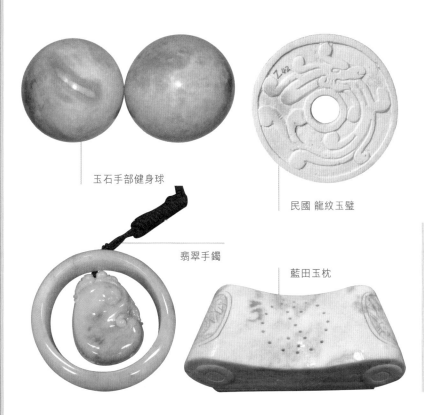

玉石手部健身球

民國 龍紋玉璧

翡翠手鐲

藍田玉枕

玉有五德，仁、義、智、勇、潔。君子必佩玉。一直到現在，人們對玉石仍然非常喜愛和推崇。傳國玉璽更是中國歷代正統皇權的憑證。古人認為玉不但可以相伴人的今生，還可以陪伴人的來世，甚至可以保持屍體不腐。

/ 金縷玉衣 /

1968 年，在河北滿城中山靖王墓中發現了一件金縷玉衣，以金絲編綴玉片製成，全長 1.88 米，共用玉 2,498 片。

玉除了賞心悅目之外，也有獨特的藥用價值。中醫認為，玉可以安定心神，我想這可能是現代仍然有很多人喜歡佩戴玉飾的原因之一。

玉可分為兩類，軟玉和硬玉。軟玉通常是指角閃石類的閃玉，即和田玉一類。硬玉則指的是翡翠。

《本草綱目》記載玉的質地堅固，內服多用玉屑先煎，單獨煎煮 30 分鐘以上。玉石也不止這一種使用方法，另有佩服，既可以佩戴，又可以內服。供佩戴的玉石、珊瑚等飾品及把玩的手串等物，李時珍都將其一一載入了《本草綱目》金石部中。

這些飾物一般戴在頸項和手腕上，其實有一定的道理。人體脖頸的後部為項，那裏有大椎穴、定喘穴、風池穴等。當人佩戴項鏈時，身體和項鏈的摩擦，好似輕微的按摩，可以起到解除疲勞的作用。

我還記得上中學時跟我父親學針灸，開始要記住針灸的五大要穴：「肚腹三里留，腰背委中求，頭項尋列缺，面口合谷收，胸脅內關謀。」

內關穴在腕橫紋上兩寸兩筋之間，手腕上戴着玉鐲時，利用了玉的重鎮清涼之性，不知不覺地刺激了內關穴。內關穴是一個和心臟相關的穴位，可調節心率，而且是雙向調節。心跳快的時候可以調慢，心跳慢的時候又能調快回正常。遇到心悸、暈車、暈船或者嘔吐時，可以按摩內關穴。

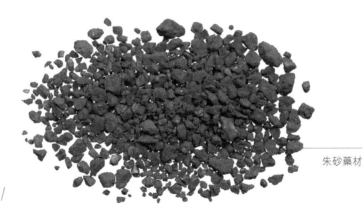

朱砂藥材

| 朱砂妙用 |

丹砂，又名朱砂。李時珍說：「丹乃石名。後人以丹為朱色之名，故呼朱砂。」宋代《太平惠民和劑局方》中一些知名的藥方，如紫雪丹、至寶丹、牛黃清心丸中都有朱砂。

丹藥一般有層紅色的外衣，那就是朱砂。平時人們蓋章用的印泥、書畫上的簽章，所謂朱砂印都用到了朱砂。印章晾乾之後，顏色經久不退。

《本草綱目》中還收載了朱砂的另一個名字 —— 辰砂，這個名字表明了它的產地，古代辰州在今湖南。

朱砂的使用不局限於中國。對於朱砂的認識與利用是世界性的。

2019 年，我去墨西哥考察，在墨西哥人類學博物館內，看到了一具古瑪雅文明保存完好的國王的屍首，頭上、胸前都有玉片做裝飾，全身覆蓋着朱砂，色彩非常鮮艷。我國古時候曾用朱砂保存屍體，沒想到在異國文明中也用同樣的方法。

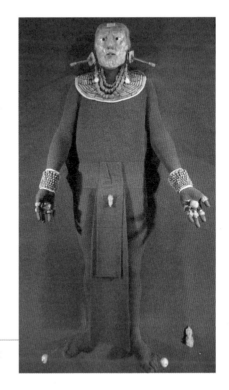

墨西哥人類學博物館收藏的帕卡爾大帝屍體複製品（表面塗滿了朱砂）

朱砂對於中國人來說，並不陌生，早在《神農本草經》中已經有記載。朱砂作為鎮靜安神的代表性藥物，使用歷史超過千年。中醫認為，朱砂甘、寒，能鎮靜安神，清熱解毒，可治療心悸、失眠、癲狂、驚風等。

關於朱砂的毒性，李時珍認為：「丹砂性寒而無毒，入火、遇熱則熱而有毒。」朱砂最忌火煅，服之必死。

中藥朱砂中所含的汞和水銀的汞是兩個概念。汞的毒性很大程度上取決於它的存在形式。水銀的汞是游離的，而朱砂所含的汞是結合狀態的汞，主要為硫化汞，化學性質相對穩定，溶解度極小，在人體的胃腸中難以被吸收。因此，對含朱砂中成藥的毒性評價，不能簡單套用汞的毒性數據來進行折算。

朱砂等中藥雖有一定的毒性，但使用有毒的中藥，不一定都會導致中毒。大多數有毒的中藥，在使用之前是需要炮製的，且要嚴格控制用量。

朱砂的炮製需經過水飛法。水飛法是中醫炮製藥物的常用方法之一，操作很簡單，卻要下功夫。這種方法是在逐漸加水的條件下將藥物反覆研磨至極細的粉末。水飛朱砂，就要使朱砂的細粉漂浮於水面或混懸於水中，再把這些極細的粉末收集起來。

現在的《中國藥典》亦有水飛朱砂粉的記錄，需用磁鐵吸去鐵屑，或按照藥典通則中水飛法進行水飛，鑑別檢查符合標準後可使用。

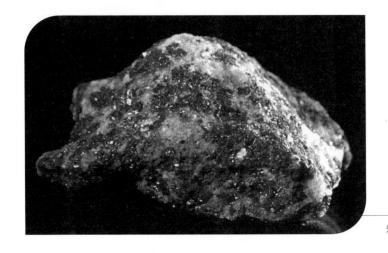

朱砂

朱砂通過水飛這一看似簡單的操作後，游離汞和可溶性汞的含量大大降低。炮製減毒，朱砂水飛，這也顯示出了古人的智慧。

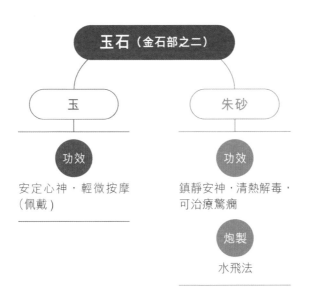

玉石（金石部之二）

玉

功效

安定心神，輕微按摩（佩戴）

朱砂

功效

鎮靜安神，清熱解毒，可治療驚癇

炮製

水飛法

/ 靈丹妙藥 /

「靈丹妙藥」最初指的是煉丹的丹藥。《西遊記》裏孫悟空偷吃太上老君的仙丹是書中一個經典情節。

東床快婿，這個成語典故出自《世説新語》，與丹藥還有些聯繫。東晉太尉郗鑑想和丞相王導攀親，希望從王家弟子中挑個女婿。他先派人去王家求親。差人回來稟告，王家的子弟不少，都是青年才俊。只有一人與眾不同，躺在床上，袒胸露腹。郗鑑聽後，認為此人與眾不同，於是選了袒腹仰臥東床之上的年輕人。被選定的這位女婿，不是別人，正是日後大名鼎鼎的書聖王羲之。那一年，王羲之剛滿 20 歲，從此有了「東床快婿」的稱謂。

與王羲之這種敞着衣衫類似的行為狀態，在那時的書籍和書畫中常被提及。其實，魏晉南北朝時文人雅士中流行一種名為五石散的藥物。五石散服後，人會變得很興奮，燥熱難當，即使寒冬臘月，也要寬衣解帶以驅散身上的熱氣。

五石散，又叫寒食散，相傳由東漢名醫張仲景所發明，其中有五種礦物藥，分別是石鐘乳、紫石英、白石英、石硫黃和赤石脂。這些藥的藥性極熱，本是治療傷寒的藥，後來被濫用了。

這種服食丹藥之風，一直流行到明代。明代有 6 個皇帝因迷信並服用丹藥而喪命。

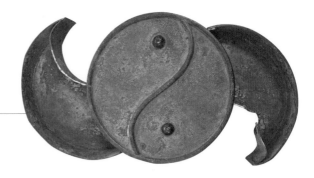

清代錫製八卦丹藥盒

一些方士胡吹亂侃煉丹可以長生不老，對此，李時珍進行了不留情面的抨擊：「貪生者服食，致成廢篤，而喪厥軀，不知若干人矣，方士固不足道，本草豈可妄言哉。」

亂服丹藥不好，但不可否認正確使用礦物藥的功效。李時珍也在積極吸收和利用煉丹術中提煉礦物藥的技術成果。

/ 葛洪煉丹 /

東晉的醫藥學家、道家葛洪，他的著作《肘後備急方》中第一次記載了青蒿治瘧疾，在他的另外一篇名著《抱朴子》（內篇）中記載了煉丹實驗。

葛洪煉丹地廣東羅浮山是一塊人傑地靈的寶地。蘇軾曾被發配到此地，寫下了：「羅浮山下四時春，盧橘楊梅次第新。日啖荔枝三百顆，不辭長作嶺南人。」現在羅浮山景區中有葛洪洗藥池，又修復了八卦煉丹爐。相傳葛洪就是在那裏從朱砂中煅燒出水銀的。

他還煉出了一價的氯化亞汞 —— 輕粉，二價的氯化汞 —— 白降丹的主要成分，以及氧化汞 —— 紅升丹。這些藥在後來都發展成了特效的外科用藥。

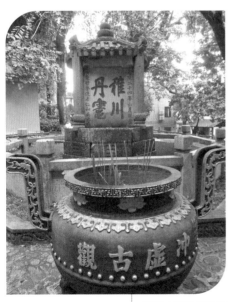

羅浮山葛洪煉丹爐

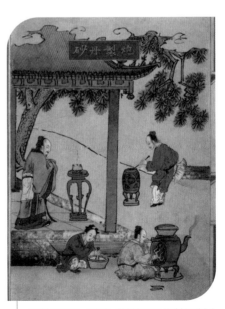

炮製丹砂圖（摘自《補遺雷公炮製便覽》）

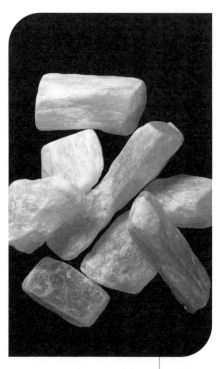

石膏藥材

/ 軟硬石膏 /

石膏有生、熟二種。藝術領域中石膏這種材料十分常用，有很多以石膏為原料的雕塑，李時珍的石膏造像就不少。骨折後用來復原固定的石膏板也是這種石膏。這些都是用熟石膏加工而成的。

生石膏是含水硫酸鈣（$CaSO_4 \cdot 2H_2O$），經過加熱失去了部分結晶水之後，就成了熟石膏。熟石膏與水相遇又可變為具有黏性的固體，在固定的模具中可以製成藝術品。

中藥石膏是一味常用的清熱良藥。張仲景《傷寒論》中有一首名方白虎湯，可以清熱生津，主治陽明氣分熱盛證，以生石膏為主藥。

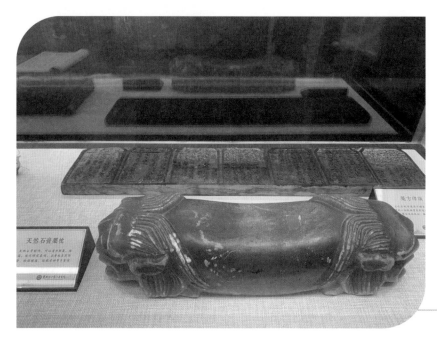

天然石膏藥枕

道家有四神，分別是青龍、白虎、朱雀、玄武。白虎為西方的金神，西方清涼，此方可清熱，取名為白虎湯，並且石膏也是白色的。另外，有些人的口臭、牙痛實際是胃火導致的。明末《景岳全書》中有首玉女煎。主藥是石膏，與知母、牛膝、熟地、麥冬同用，是治療胃火亢盛所導致的頭痛、齒痛、牙齦腫痛的名方。

本草中的石膏有軟、硬兩種。藥用的時候，究竟是用軟石膏還是用硬石膏為好呢？一千多年來這話題有諸多爭論。金元四大家的朱丹溪從臨床的角度提出他的論證，白虎湯中應當用軟石膏。李時珍贊同朱丹溪的說法，並給出了兩種石膏的分辨方法。

軟石膏（生石膏），可以入藥，而且還可以用來製作豆腐。其外觀是一層一層的，形似壓扁的米糕。它的主要成分是含水硫酸鈣（即生石膏）。

古人所認為的硬石膏其實是天然的碳酸鈣（$CaCO_3$），即方解石，一般不入藥也不能點豆腐。李時珍記錄硬石膏像馬的牙齒一樣，擊之便會段段橫解，光亮如雲母。

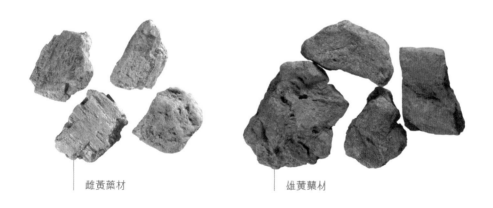

雌黃藥材　　　　　　　雄黃藥材

/ 雄黃雌黃 /

世間萬物皆分陰陽，動物分雄雌，礦物也分。《本草綱目》引用古書的記載：「雄黃生山之陽。」李時珍又補充：「生山之陰者，故曰雌黃。」為此，我向礦物藥專家張志傑教授求證。雄黃與雌黃是共生礦物，都是含砷的硫化物，雄黃是硫化砷，雌黃是三硫化二砷。

端午節時，蛇、蠍、蜈蚣、蟾蜍、壁虎五毒出洞。這時候要懸掛艾葉、菖蒲，用雄黃泡酒灑在牆根角落，用於辟邪驅妖，殺蟲解毒。《白蛇傳》中白娘子喝了雄黃酒現出了原形，蛇最怕雄黃酒這個認知深入人心。

除了可以藥用，雄黃、雌黃也是古代常用的礦物顏料。雄黃是橘色的，雌黃是黃色的。成語「信口雌黃」比喻沒有依據隨口亂說或妄做評論，來自雌黃可作塗改工具的特點。古時寫字用的紙都是偏黃的，以前的造紙技術難把紙張做成純白色的。質量差的紙叫馬糞紙。質量好的黃色較深的是染黃紙，用黃柏汁染成，可以防蟲蛀，分為硬黃紙和軟黃紙。《新修本草》《本草品彙精要》用的都是這種紙張，寫錯了可用雌黃塗抹重寫，作用類似現代的「塗改液」。

/ 人言信石 /

《本草綱目》收載了砒石一藥，李時珍記載：「砒，性猛如貔，故名。」貔是傳說中兇猛的瑞獸，有口無肛，有進無出，可以守財。因為砒石主產地在信州（今江西省上饒市信州區），故稱為信石。有的書中又含蓄地將信字分開寫為「人言」二字。

人言可畏，背後的流言蜚語傷人。人言作為砒石或砒霜的別名，可見其藥性猛烈。雄黃和雌黃可以加工成砒霜，砒霜便是信石昇華精製的三氧化二砷（As_2O_3），為白色粉末，微溶於熱水，其毒性較信石更烈。

古典文學作品中經常出現砒霜毒死人的情節。《水滸傳》中武大郎就是被潘金蓮灌下含砒霜的藥而身亡的。

砒霜是藥還是毒，關鍵在於誰來用、何時用、給誰用。1971 年，科學家張亭棟教授發現砒霜可用於治療白血病，後來砒霜聯合療法進一步應用於白血病的治療研究，所取得的成果在國際上引起了很大的震動。這是對「以毒攻毒」的繼承、發掘、整理研究，也是一個劃時代的成果。

無論金玉、石膏，還是雄黃、砒霜，這些礦物均可入藥。敦煌壁畫歷經千年艷麗如初，壁畫用到的顏料都來自天然的礦物，很多也是中藥，使得中醫藥世界更為精彩。

靈丹妙藥（金石部之三）

煉丹

輕粉
氯化亞汞

白降丹
氯化汞

紅升丹
氧化汞

石膏

生熟

生石膏
- 含水硫酸鈣 $CaSO_4 \cdot 2H_2O$
- 陽明氣分熱盛證
- 白虎湯

熟石膏
經過加熱失去了部分結晶水雕塑等

軟硬

軟石膏
- 同生石膏，即含水硫酸鈣 $CaSO_4 \cdot 2H_2O$

硬石膏
- 碳酸鈣 $CaCO_3$
- 別稱「方解石」

雄黃雌黃

雄黃
硫化砷
殺蟲解毒，辟邪，也可做礦物顏料

雌黃
三硫化二砷
礦物顏料

砒霜

三氧化二砷
毒性強，可用於「以毒攻毒」，治療白血病

《本草綱目》金石部的最後一種鹵石類共收載了 20 種藥，主要是可以溶於水的鹽類化合物礦物，如食鹽、鹵鹼、硝石等。

/ 百味之王 /

鹽是中藥，早在《神農本草經》中已有記載，產自西戎，名叫戎鹽。古代稱自然鹽為鹵，稱經人力加工過的為鹽。古時在荒漠地帶，人們跟着動物尋找自然鹽，因為動物舐飲鹽水。牛舐地出鹽，牛羊出自生理本能尋找到鹽地。

都說民以食為天，但是再好的食材沒有鹽也是寡淡無味，鹽有百味之王之稱。

鹽不僅是重要的調味品，也是維持人體正常生長發育必不可少的營養物質。鹽可以補心氣、通心神。沒有鹽，人就覺得渾身沒勁。跑長跑途中要補充淡鹽水和熱量。古代荷蘭、瑞典等國家有一種刑罰，在一定時期內控制犯人不許吃鹽。英語的工資是 Salary，詞根是鹽 Salt，也可見鹽的重要性相當於俸祿。

20 世紀 70 年代有一部紅遍大江南北的電影《閃閃的紅星》。當紅軍被圍困在江西，國民黨守軍控制了鹽的來源。沒有鹽，整個部隊沒了戰鬥力，聰明的潘冬子把鹽水浸透在棉襖裏，躲過了敵人的封鎖，把鹽送到了紅軍部隊裏。

鹽可算是第一大藥。鹽水有殺菌、保鮮、防腐的功能。在抗生素出現之前，鹽是外傷第一大殺菌藥。現在預防感冒或緩解嗓子發炎的最好方法，依舊是用淡鹽水漱口。

但是鹽攝入過多也不是甚麼好事。早在元代，人們就認識到攝入食鹽過多會導致一些疾病。患高血壓的人更要注意控制食鹽的攝入量。過度嗜鹽會耗損人體骨骼內的鈣，最終導致骨質疏鬆而失去健康甚至危及生命。由此可見，凡事都要適度。

/ 天 工 開 物 /

在我國，鹽的生產有五六千年的歷史。《本草綱目》中也有曬鹽圖，證明明代已經有了相當成熟的鹽業生產技術。

明代科學家宋應星 1637 年問世的著作《天工開物》是中國古代一部綜合性的科學技術著作。書中記載了明代中葉之前中國的各項技術，其中製鹽有詳細的記載。

我國的食鹽種類很多，大致可以分為海鹽、池鹽、井鹽、土鹽、崖鹽和砂石鹽六種，海鹽的產量約佔五分之四。有的鹽是靠人工提煉出來的，有的則是天然的。

南方藥都江西樟樹現在不但是藥都，也是鹽都。20 世紀 70 年代，樟樹岩鹽的發現，結束了江西「貧鹽」的歷史。那裏不再是《閃閃的紅星》中缺鹽的地區，成了著名的鹽都，還有了鹽浴池。

《天工開物》
製鹽圖

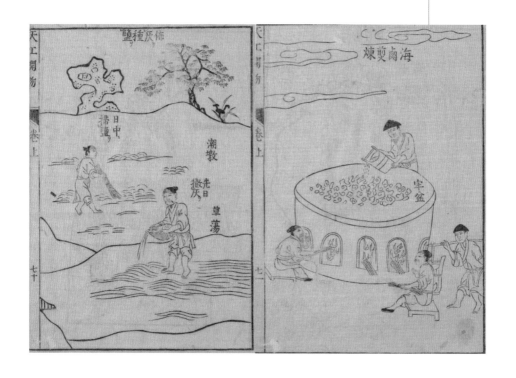

岩鹽通常需要鑽井汲取地下天然鹵水，開採地下岩鹽再經加工製成鹽。鹽井開採的洞口不大，但深度必須達到 30 多米才能到達鹽鹵水層。在古代，因鑿井的代價很大，花費時間很長，過程格外艱難，鹽就顯得十分珍貴了。所以運銷食鹽的鹽商都是富甲一方的巨賈。

《本草綱目》收載了鹽膽水，也就是鹵水、膽巴水。鹽有可食用和不可食用的區別。鹵水是在熬鹽過程中提取了氯化鈉後的副產物。《本草綱目》明確記載：「六畜飲一合，當時死，人亦然。」現代芭蕾舞劇《白毛女》中有一段情節是楊白勞喝鹵水自殺身亡。那鹵水就是鹽膽水。鹽鹵可以用在製作豆腐中，鹵水點的豆腐比石膏點的更有豆腐味。鹽鹵外用還可以治疥癬，同時它還是炮製中藥附子的主要輔料。

《天工開物》
製鹽圖

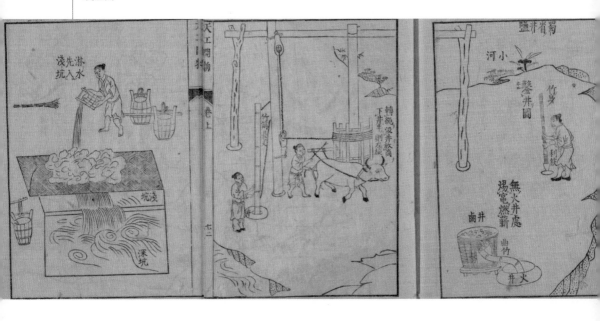

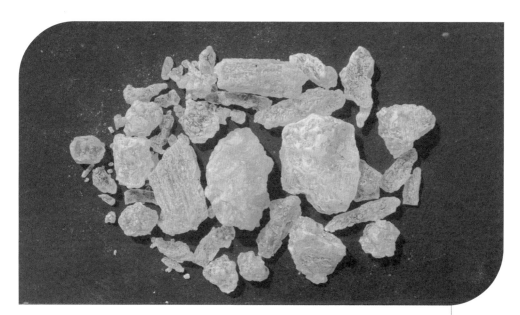

/ 芒硝朴硝 /

與植物藥、動物藥相比，礦物藥的作用往往更強。《神農本草經》中記載：「朴硝主百病，除寒熱、邪氣，驅六腑之積聚。」朴硝就是芒硝。現代研究發現朴硝為較不純淨的硫酸鈉，芒硝主要成分是含水硫酸鈉結晶，外觀略呈芒刺狀。《本草綱目》記載芒硝消化諸物，故謂之消。

大承氣湯與小承氣湯都是張仲景所創，是治療陽明熱結腑實證的代表方。二者的區別就在有無芒硝。大承氣湯峻下熱結，常用於治療重症患者，組方中有芒硝、大黃、枳實與厚朴。方中去掉芒硝即為小承氣湯，藥力大為減弱。

芒硝這味藥鹹苦而寒，潤燥軟堅，用於協助大黃去積通便之力，有它則起效更快，效力更大。

| 滑石妙用 |

李時珍記載:「滑石利竅,不獨小便也。」小兒皮膚細嫩,夏天出汗容易起痱子。中醫有一個小驗方,六一散。六一指的是處方中六份滑石和一份甘草,它是清熱利濕的常用代表方,對於小兒身熱煩渴、小便不利很有效。除了內服,滑石還可以外用,痱子粉中滑石也是主要成分。

滑石是已知質地最軟的礦物,極易粉碎成極細粉,我上小學的時候,還把滑石當粉筆用過。滑石敷於發炎或破損組織的表面,可形成保護膜,減少局部摩擦,並有吸收分泌液,促進乾燥、結痂的作用。臨床上與濕氣相關的一些皮膚疾病,往往會用到滑石。

古人觀察在河邊的石頭,長年累月被水浸泡,但不被濕邪侵襲。古人以取類比象的思維應用於臨床,試過發現有的石頭還真的能收濕斂瘡,如滑石。取類比象有時是一種啟發,但不是招招都靈驗,須以臨床的效果為定論。

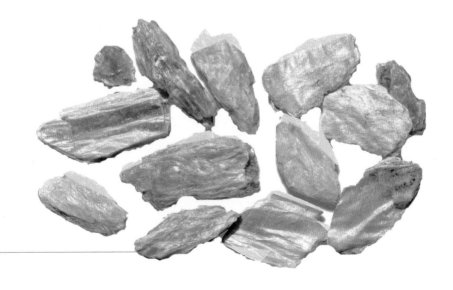

滑石藥材

大自然千奇百怪，變化無窮。有的由柔變剛，如鐘乳液變成鐘乳石；有的從動變靜，如勃勃生機的草木、遠古時期能飛能跑的鳥獸變成了現在無生命的化石。反之，頑固不化的金石經過熊熊爐火的煆製可以成為對人類健康有用之物。

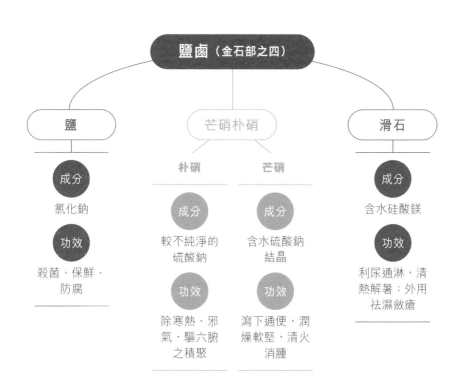

鹽鹵（金石部之四）

鹽
成分
氯化鈉
功效
殺菌、保鮮、防腐

芒硝朴硝

朴硝
成分
較不純淨的硫酸鈉
功效
除寒熱、邪氣，驅六腑之積聚

芒硝
成分
含水硫酸鈉結晶
功效
瀉下通便，潤燥軟堅，清火消腫

滑石
成分
含水硅酸鎂
功效
利尿通淋，清熱解暑；外用祛濕斂瘡

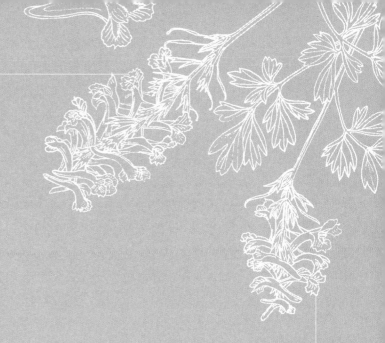

第 3 章

各部專論

—————————— 草部

21 人參

補虛神草藥中王

/ 百草之王 /

中藥裏的百草之王，人參當之無愧。李時珍的父親李言聞曾寫過兩本書，一本是有關家鄉蘄春道地藥材艾葉的《蘄艾傳》，另一本便是《人參傳》。

李時珍對人參推崇備至，《本草綱目》中人參條目的記載共用了 9,300 多個字，可見李時珍對人參的重視程度。

人參的大名常被提及，中醫認為人參能夠大補元氣，補脾益肺，安神益智，生津止渴。從藥學專業的角度看，人參是來自五加科（Araliaceae）植物人參 *Panax ginseng* C. A. Mey. 的乾燥根和根莖。植物學當中，科是一個大家族，種是一個基本單位。市面上可以見到山參、園參與炮製過的紅參。

《本草綱目》記載：「人參年深，浸漸長成者，根如人形，有神，故謂之人參。」

人參的「參」，字形就像一株人參的形態。甲骨文和金文中都有「參」字。「參」字上半部形似人參傘形花序上的三個漿果，下面是邁開雙腿的人形並帶有三條鬚根。

/ 尋覓野山參 /

現今野生人參已經相當罕見。2003 年，我收到有「長白山藥王」之號的嚴仲鎧教授從吉林打來的電話，長白山裏發現了一株野生人參。我馬上訂了張機票，飛了過去，希望一起見證採獲野生人參的全過程。

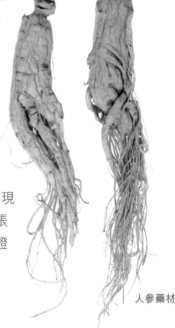

人參藥材

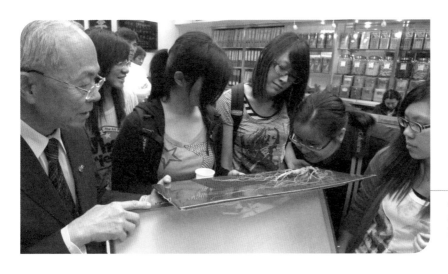

中國採人參的傳統有很多講究。採人參的「老把頭」先用一根紅繩子拴在人參的莖上，口中要喊着：「棒槌。」據說這樣拴住是因人參有「靈氣」，怕它跑掉。我們都屏住呼吸，只見老師傅小心翼翼地用鹿骨製成的工具將人參起出，確保這株人參毫髮無損。這株「人參娃娃」個頭兒雖不大，但正如李時珍所言，呈明顯的人字形，彷彿正在行走。

商品人參有野山參、林下山參和園參三大類。在市面上售賣的標名山參的商品，實則不一定是山裏的人參。目前人參已大面積栽培成功了。種植林下參，需要人工將人參的種子播種在森林中，使其自然生長，一般 15 年以上方可採收，也有保留 20 年或 30 年的。林下參不僅在長白山森林中，東北三省都有分佈，但因為種植時間長，對土壤要求嚴苛，所以林下參並不是市場主流。市場上供應的人參以栽培品為主，也稱為園參，一般種植 5 年以上才可藥用。

/ 真偽鑑別 /

人參市場上，以次充好，以賤品賣高價，用年限不足的來冒充年限長的情況很常見。但更要注意的是，在挑選購買時可別買到了假人參，人參的偽品多種多樣。歷史上一度有用桔梗、商陸冒充人參的，現在基本見不到了，但是其他方法的造假情況時有出現。

了解人參一些標準的外觀特點，可幫助識別人參、判斷年限。判斷人參的年限有一個簡單的方法。人參是五加科植物，具有典型的五加科外觀性狀特徵。它的葉片多為似五指分開狀的掌狀複葉。第一年人參生三片小葉，第二年長成五片小葉的掌狀複葉，以後每年增加一片掌狀複葉，有規律且排列自然。當人參長到第七年形成 6 片葉的掌狀複葉（六枇葉）以後就不增加複葉了。園參可根據掌狀複葉的數量推斷生長年限。

人參並不是越粗大參齡越長，可以從根莖部位判斷真偽與年限。人參是多年生草本，每年都會在其根莖頂端長出一個芽苞，芽苞會長成地上莖，每年地上部分脫落後，會留下一個莖痕，藥材行內稱為蘆碗，一個蘆碗代表年限增加一年。數蘆碗的數目就像數樹木的年輪一樣，可以大致數出人參的年齡。

/ 大 補 元 氣 /

關於人參的功效，《本草綱目》中記載了這樣一個故事。故事發生在宋代，有兩個人一起跑步，一個人口含人參，一個人不含。跑了三五里路後，口含人參的人呼氣均勻，神態自如，而不含人參的人，則累得上氣不接下氣。說明人參能補虛，李時珍寫明人參能治男女一切虛證。

中醫理論認為「虛則補之，實則瀉之」。不虛不要補，不要亂吃補品，否則會出問題的。前些年國外出現了一個詞「人參濫用綜合症」，由於一些人濫用人參，導致高血壓、失眠、煩躁不安等症狀。特別是身體健壯的青少年，不推薦隨意食用人參。

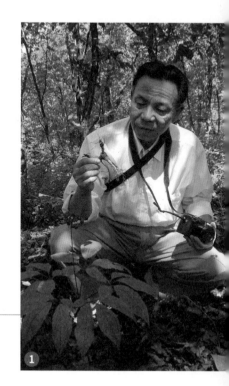

❶ 人參鑑定專家嚴仲鎧在長白山
❷ 2,374 棵人參組成的壽星公
❸ 野生人參蘆碗多

坊間一直流傳着「用人參吊命」的傳說。老人在病危的時候用野山參熬的獨參湯能再堅持一段時間，是有一定道理的。但也有一部分患者就算藥不對證也要吃人參，而釀成一齣齣悲劇。

百草之王的光環，容易讓人覺得得了最難治的病，就得找最難得的人參去治。人參彷彿擁有「擋箭牌」、「免死牌」，病治不好也不怪人參。所以中醫自古就有「人參殺人無過，大黃救人無功」的說法。這是盲目地崇拜人參，把人參神話了。

「人參殺人無過」之說其實在李時珍的年代已有，為此，李時珍特別在人參下寫了【正誤】一欄。李時珍的觀點很明確，人參是否殺人，不能偏執一端。人參是藥，不能隨便使用。應當在了解人參的藥性後，綜合用量、炮製及配伍幾個方面來考慮，配合得宜。《中國藥典》規定，用於煎煮的人參，用量一般是每天 3～9 克。研成粉末吞服的話，一次 2 克，每日兩次。凡事都要有個度，用藥時需要格外注意。

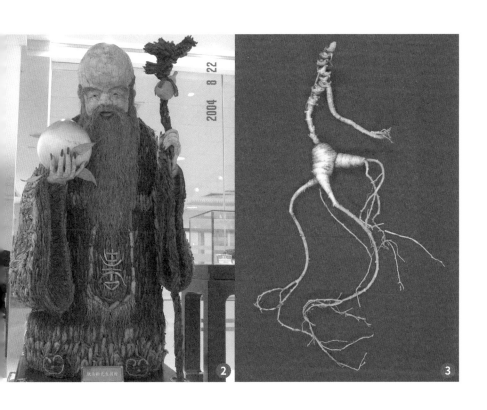

/ 紅參高麗參 /

很多人誤認為紅參和人參是不同的品種，實則紅參是人參的炮製品，它們來源於同一種植物。

現在《中國藥典》已將人參與紅參分列條目。紅參與僅洗淨乾燥加工的生曬參相比，性味功效有別。中醫認為，紅參的藥性是偏溫熱的。體質偏寒的人多適合用紅參。

高麗參特指朝鮮和韓國加工的紅參。我曾先後幾次到韓國人參的主產地大邱、大田一帶，對韓國紅參的栽培與加工進行了系統考察。他們大多選用 6 年生的人參，將人參蒸製以後，除去不定根及一部分支鬚根，再烘到全乾。市場上將這種高麗參分為天、地、良三個商品等級。

記得有位朋友去韓國旅遊，詢問我韓國有甚麼值得買。我推薦了高麗參。過了不久，他回來哭喪着臉對我說：「你告訴我高麗參好，我吃完怎麼直流鼻血呀？」我問他吃了多少，他回答：「3 根。」我開玩笑說：「你要是再多吃點，我可能就要去醫院看你了。」這就是亂吃了人參的結果，幸虧沒出大事。

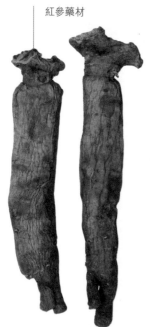

紅參藥材

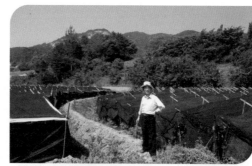

筆者在韓國人參栽培基地

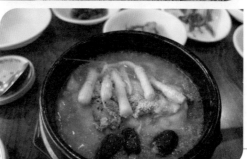

韓國人參雞湯

氣虛可吃人參補氣，但是吃人參又容易
上火，這時就可以考慮用人參的另外兩
位兄弟，一個是位於大洋彼岸的洋兄弟
西洋參，另一個是駐守在祖國西南邊陲
的親兄弟三七。

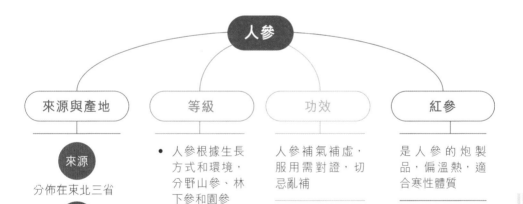

| 後起之秀 |

在今天，三七是活血化瘀的常用藥物。可回溯到初見記載時，一般人還不知道三七是何物。它原本是一味少數民族藥，李時珍第一次將三七載入《本草綱目》中。從此，三七名聲大震。

三七駐守在西南邊陲，與人參是「親兄弟」。

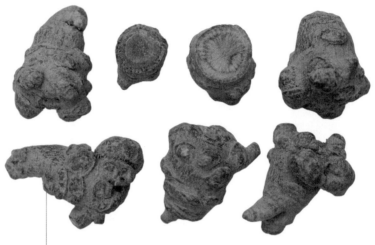

香港市場中常見的三七藥材

三七和人參一樣，同是五加科，同在一個屬，親緣關係很近。所以有人把三七叫作「參三七」。三七有個很出名的別號「田七」。它並不生長在田間，而是長在山坡之上，水多了反而長不好。之所以有田七的別號，是因為最早的三七產在廣西的田州，即現在廣西百色市，因地名而得名。

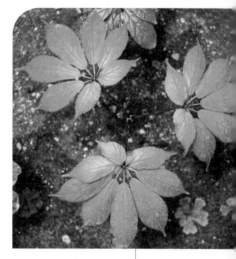

三七葉子

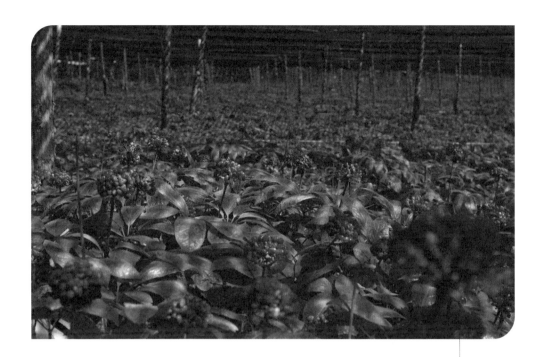

現在市場上的三七基本都來自雲南。雲南文山壯族苗族自治州和廣西百色之間地理位置相距不遠，古代的田州涵蓋了今廣西與雲南相鄰的地區。我曾到這兩個地方考察，發現這兩處的地質、水質、紅色土壤都十分相近，三七生長在這塊狹窄的雲桂交界地區。三七的栽培方法同人參一樣，需要輪作，培植過程中需要換地方。歷史上三七藥農也是游走於廣西、雲南兩地。

雲南近幾十年來大力發展三七種植，後來居上，如今三七的主要產地已經在雲南了。因此市場中標註雲三七、滇三七、雲南三七等名稱的現象十分普遍。

| 商 品 規 格 |

三七的商品有春三七和冬三七之分。不需要留種的三七，不待其開花結籽，在 6～7 月剪去花苔，秋季採收，地下的三七豐滿質優，稱為春三七，並不是春天採收的。而在初冬採收留種的三七，營養被花和種子消耗了，乾癟質差，稱為冬三七。

不同商品規格的三七價格相差很遠。傳統上認為個頭兒愈大愈好，市場上以「頭」為計量單位來定價，也就是一斤（500 克）裏有多少個三七就是多少頭。比如，一斤稱了 20 個三七就是 20 頭，100 個就是 100 頭，超過 120 個就不算具體數字了，簡稱無數頭。頭數越小，説明三七的個頭兒越大，價格就越貴。

這種算法到今天有些靠不住了。有些地方用化肥催着三七生長，藥材被催大，塊頭並不能決定質量了。挑選三七，更重要的是看生長年限。這方面三七就和人參不一樣了，人參可以數蘆頭上的蘆碗。三七年限越長外皮越顯蒼老，有經驗的人看看，上手一掂量就知道了。目前市面上的三七商品大多是 3 年採收的。

/ 傷科要藥 /

三七還有一個名字叫「山漆」，與三七的功效有關。李時珍記載三七能祛腐生肌。如果皮膚有傷口、潰瘍，它就像漆一樣可把傷口粘住。三七就是從這個名字的諧音化來的。

三七是一味止血藥。戲傳於明代奇書《金瓶梅》中，在給李瓶兒治療血崩時，就用到了三七。

李時珍在《本草綱目》裏記載：「此藥近時始出南方軍中，用為金瘡要藥，云有奇功。」古代兵器多以金屬製作，由兵器所致的傷為金瘡。受到杖撲傷損瘀血淋

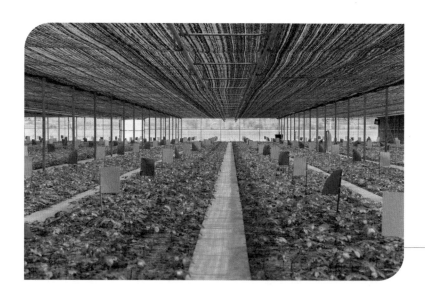

雲南三七栽培基地

滴的患者，可服三七，「先服一二錢，則血不沖心，杖後尤宜服之，產後服亦良」。罪犯過堂前或受杖刑後會用到三七，即使被打得皮開肉綻，體內也不至於留下瘀血。止血不留瘀是三七藥性上最大的一個特點，從金瘡用藥到活血化瘀，三七因其功效顯著得來「金不換」之美譽。

現代家庭常備的中成藥 —— 雲南白藥，對各類外傷和出血都非常有效，三七是組方中重要的一味。

有一次我帶學生上山，一不注意把腳崴到石縫裏了。我當時強撐着走下了山，本來以為沒事，等到上地鐵 10 分鐘後走不動了，發現腳脖子腫得老高。好不容易回到家裏，我趕緊找出雲南白藥用酒化開，塗在傷處。第二天早上，瘀血都拔了出來，腳也不疼了，行走自如。

/ 銅皮鐵骨 /

三七和人參同科同屬，所含的化學成分也有些相似，均富含三萜皂苷、多糖等成分。人參偏重補氣，三七偏補血。清代趙學敏《本草綱目拾遺》記載三七補血第一。四川與雲南曾有習俗，產婦在氣血虧虛的情況下常用三七燉雞、三七蒸雞蛋來調理。

工作人員在揀選三七

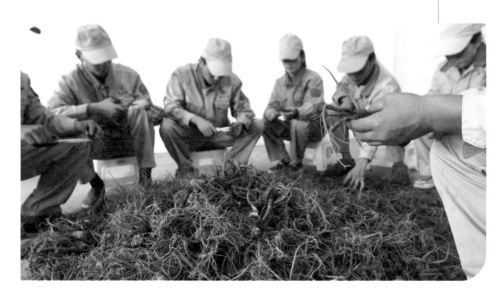

第 3 章 • 各部專論：草部

173

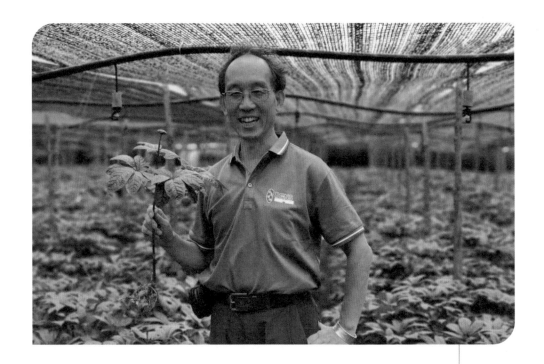

現代藥理研究表明，三七具有止血、抗血栓、抗心肌缺血、抗腦缺血等多方面的作用。現在的臨床應用中，三七不只是傷科要藥，還開發出了新的用途，如用於心血管疾病。

三七一身是寶。除了根及根莖外，三七的葉、花也可做藥用，分別稱為三七葉和三七花。三七葉亦有止血散瘀，消腫定痛的功效。三七花有清熱，生津，平肝的功效。

相對於人參而言，三七的藥用歷史並不長，如今深受大眾歡迎，我覺得很大原因在於人們生活方式的改變。古人大多從事體力活，溫飽是大問題，當時的民眾體質偏虛的比較多。現代人營養豐富，城市居民體力勞動大為減少，營養不缺而缺乏鍛煉，容易導致血行不暢，造成瘀血。三七就派上用場了。

三七質地堅硬，行內人習稱「銅皮鐵骨」。所以三七打成粉更容易服用。但三七是破血的，用量不當也會損傷正氣。三七粉一次的用量不宜太多，有時還要適當進行配伍，這些都需要在醫生的指導下合理使用。

由國家中醫藥管理局組織編著的《中華本草》，代表我國當代本草學的最高水平，出版於 20 世紀 90 年代。這套巨著正文共 10 冊，補編的 4 冊是民族藥。三七是源自少數民族用藥的一位後起之秀。中醫藥王國是一個多民族的大家庭，民族藥不容忽視。

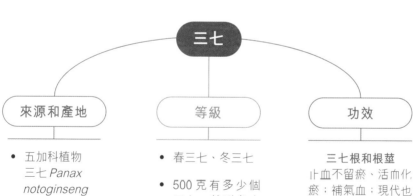

三七

來源和產地

- 五加科植物三七 *Panax notoginseng* (Burk.) F. H. Chen 的乾燥根和根莖

- 歷史上道地產區在廣西，如今主產地為雲南文山

等級

- 春三七、冬三七

- 500 克有多少個三七，就叫多少「頭」，頭越少越貴

經驗鑑別：看外皮是否蒼老，掂量掂量

功效

三七根和根莖
止血不留瘀、活血化瘀；補氣血；現代也應用於心血管疾病

三七葉
止血散瘀，消腫定痛

三七花
清熱，生津，平肝

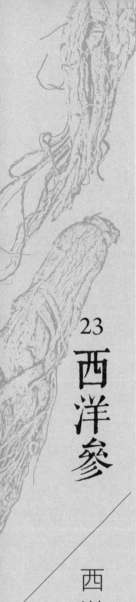

23
西洋參

西洋有物類人參

| 外來人參 |

西洋參與人參都是五加科（Araliaceae）植物，還是同屬的親兄弟，入藥的是西洋參 *Panax quinquefolium* L. 的乾燥根。它的原產地在北美。論外觀，西洋參的葉子偏窄一點，葉子邊緣有刺，藥材口嘗味道有點苦。

李時珍的《本草綱目》裏還沒有記載西洋參。明朝時中國人還不知道西洋參的存在。直到清代，西洋參才在大洋彼岸被發現。

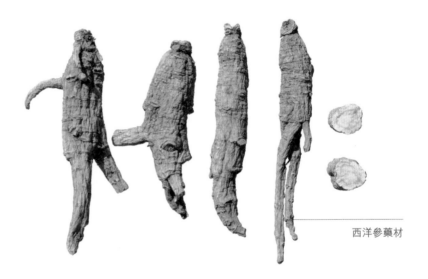

西洋參藥材

清朝時，中國對人參用藥需求越來越大，野生資源是越來越少。一方面要發展栽培，另一方面就是要尋找人參的替代品。

1702 年，正值清朝康熙年間，這段時間也是中西文化交流的一個小高峰，不少西洋傳教士被召入朝廷供職，其中有一位擅長植物學、地理學的法國傳教士杜德美（Pierre Jartoux）。

杜德美曾奉康熙皇帝之命前往東北一帶測繪地圖，親眼見到了人參的生長環境，並且還親身體驗了人參的神奇功效。有一次他很疲倦，幾乎要從馬背上摔下來，服用人參後很快便恢復了精力。從此他特別關注人參，發表文章介紹人參，並大膽推測在地理環境相似的北美洲加拿大，有可能找到此種植物。

遠在北美洲的一位傳教士拉費托（Father Lafitau）被杜德美文章中的人參所吸引。於是，他按圖索驥，在相似的自然環境中尋找。果不其然，在當地北美原住民的幫助下，他終於在加拿大蒙特利爾的原始森林中找到了類似植物，也就是西洋參。

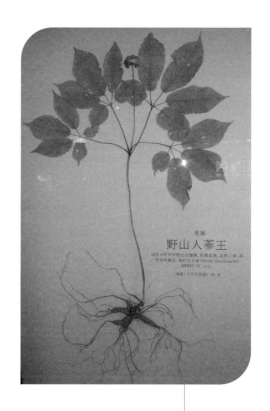

美國
野山人蔘王

珍貴的北美野生西洋參標本

1718 年，一家法國皮貨公司開始做西洋參出口到中國的生意，西洋參的到來大受中國人歡迎。從此，北美野生的西洋參源源不斷地運往中國，每次來華的船上必有西洋參。中國的西洋參消費量佔據世界第一位。

我找到了當年的一張貨單，翔實地記載了一次西洋參的貿易記錄。1784 年 2 月 11 日，一艘「中國皇后號」商船，裝載的都是中國人喜歡的商品，從紐約起錨駛向中國，貨物包括 40 噸西洋參、2 噸胡椒、大量的毛皮和棉花等。西洋參運來了，船再回北美洲的時候，船艙裏則裝滿了中國的茶葉、瓷器、絲綢和白花花的銀子，滿載而歸。這一來一往，商人可以從中獲得 3 倍以上的利潤。

/ 尋找西洋參 /

西洋參因為長在西洋而得名，別名花旗參，因主產地美國的國旗也叫花旗。

2018 年，我和專業團隊在拍攝大型文獻紀錄片《本草無疆》時，和現居美國的金鳴博士一起，從紐約出發到達美國中東部的賓夕法尼亞州，進入原始森林，進行了一次美國野生西洋參的探索發現之旅。

與中國採挖野山參不同的是，西洋參在美國開發的歷史並不長，當地也沒有煩瑣隆重的採參儀式，採挖時也不用特製的採挖工具，用一般的改錐與可以完整採挖的工具即可。進山不多久，我們就發現了一株野生的西洋參，原始森林的腐殖土又厚又鬆軟，採挖並不費力。美國各個州對採挖時間、採挖方法、售賣規範都做出了嚴格的規定，即便是種植的人也必須嚴格遵守。因法律規定，西洋參須在 9 月以後才能採收，在果子成熟後把種子留下，再取走根。我們在 7 月份踏入西洋參的「領地」，只能小心淺挖出來，記錄拍照，再把西洋參放回原處並培好土，讓它繼續生長。

目前美國和加拿大已有不少西洋參栽培基地，栽培技術已經很成熟，西洋參也已經不是稀有之物。我到加拿大多倫多地區參觀過西洋參的栽培大棚。不僅北美洲在栽培，中國內地從 20 世紀七八十年代開始，已經成功地大面積栽培西洋參。所以現在市面上見到的西洋參不一定都是進口的。多種歷史上只供達官貴人享受之物，現在尋常百姓照樣可以吃到。正是「舊時王謝堂前燕，飛入尋常百姓家」。

筆者與金鳴（左）、林西（中）在北美洲找到野生西洋參

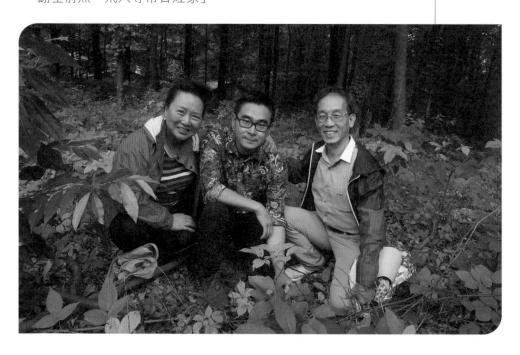

/ 現代研究 /

最初，人們分不清人參和西洋參，它們的英文名都叫 Ginseng。後來瑞典植物學家林奈（Carl von Linné）和俄國分類學家邁耶爾（Carl Anton Meyer）才把它們分開，並給它們取了不同的拉丁學名。西洋參定名為 *Panax quinquefolium* L.，人參為 *Panax ginseng* C. A. Mey.，從植物分類學的角度結束了二者混為一談的歷史。西洋參已經被收入《中國藥典》和《美國藥典》中，我也參加過這些標準的制定工作。

我曾對香港市場中的西洋參進行過系統的考察，在現在可以見到的商品中，西洋參分為 12 個等級，即野生的 6 個等級和栽培的 6 個等級。西洋參和人參一樣，數一數蘆頭就可以斷定年齡。西洋參的商品分級基本上是以生長年限和外觀來綜合劃分的。

西洋參的根中主要含有三萜皂苷類成分，實驗結果表明，西洋參植物的根、莖、葉、花、果實、種子等部位都有三萜皂苷類

筆者在加拿大西洋參栽培基地

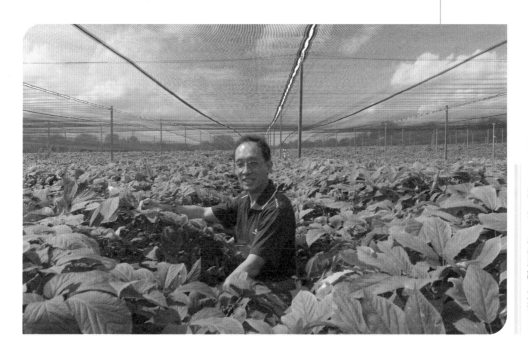

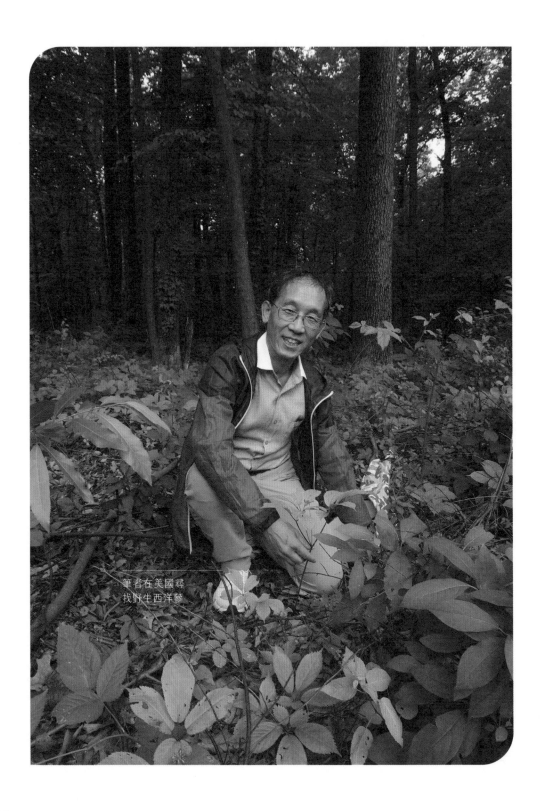

筆者在美國尋找野生西洋參

成分。現代藥理研究也表明，西洋參具有調節免疫功能、改善記憶、抗心肌缺血、抗腫瘤等作用。

當我問起金鳴博士在美國行醫 30 年用藥的心得時，她告訴我，其中一個用於腫瘤治療的常用藥就是西洋參，而且效果非常明顯。

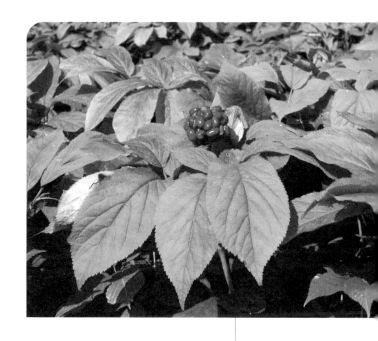

西洋參原植物

/ 臨床應用 /

西洋參補氣火力不如人參，與人參相比藥性偏涼一點。除了補氣之外，西洋參還有一個特點，滋陰生津的能力強於人參，可用於以陰虛為主的氣陰兩虛證。

我有長跑的愛好，跑了有 30 多年。在日本，我參加過一個馬拉松俱樂部。3.5 小時跑完全程馬拉松 42 公里 195 米，作為業餘選手，我還有點成就感。

跑馬拉松的中途需要補充一些能量和水來支撐體力，前提是不違反比賽規則。我給團隊開了　個方子──生脈飲。生脈飲原組方是人參、麥冬、五味子。但那時隊員們個個年輕體壯，用人參容易上火。我便將人參改為藥性稍微溫和一點的西洋參。這樣可滋陰，補氣，生津，還不上火，對身體也有好處。

日常生活中，若有口乾舌燥、痰比較黏稠的時候，可以試試含一片西洋參，可能會有改善。我打個比方，人參七分屬陽，三分屬陰。西洋參則五五開，五分屬陽，五分屬陰，既可以補氣又可以補陰。

歷史上西方人不用西洋參，現在也很少用。美國人常笑中國人亂吃沒用的草根，中國人笑美國人真傻，守着好東西不會用。這涉及人類對大自然逐漸認識的過程，同時也有西方人對東方中藥文化的認同問題。

一部西洋參的開發利用史，就是一部中醫藥的貿易史，更是一部東西方文化的交流史，至今仍在不斷前進。

西洋參

來源和產地	等級	功效

來源

五加科植物西洋參 *Panax quinquefolium* L. 的乾燥根

產地

原產北美洲，現北美洲、中國都有栽種

- 香港市場西洋參 12 個等級

- 其中 6 個為野生等級；6 個栽培品等級

- 其年限也可通過蘆頭判別

補氣滋陰；補氣功效弱於人參，生津功效強於人參

適用於陰虛為主的氣陰兩虛證

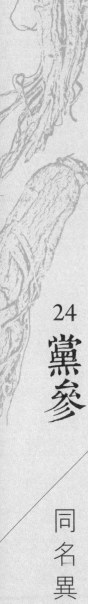

24 黨參

同名異物參幾多

/「冒名頂替」/

大洋彼岸有人參「替代品」西洋參；在人參的原產地山西也有一個「替代品」，就是來源於桔梗科的黨參。

《本草綱目》沒有黨參的記載。最早記載黨參的本草文獻是清代醫家吳儀洛所寫的《本草從新》（1757 年）。雖然《本草綱目》中記載了在中國古代上黨人參是最好的人參，但李時珍同時也記載了人參相關的社會現象：「民以人參為地方害，不復採取。今所用者，皆是遼參。」説明在李時珍時代，上黨人參已少做藥用了，而東北遼地的人參更常用。

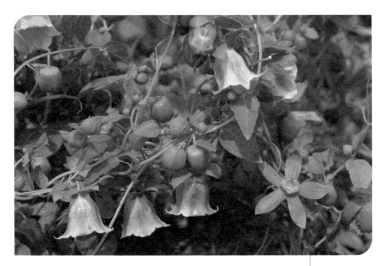

黨參原植物

上黨是今入的山西長治，位於太行山南部，地勢非常高，與天同黨，稱為上黨。1945 年解放戰爭中的上黨戰役就發生在那裏。物產豐饒是好事，但有時也會給當地的百姓帶來沉重的負擔，甚至是殺身之禍。唐代柳宗元的《捕蛇者説》記述的是當時湖南永州地方被朝廷徵收苛捐雜税，鄉民寧可收集毒蛇抵税，使得百姓不堪重負，家破人亡。同理，廣西合浦採珍珠是極其艱辛和危險的工作，常常以生命為代價。

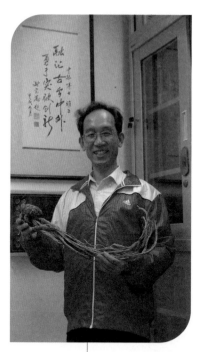

喜獲大黨參藥材標本，獅子頭特徵明顯

補中益氣湯（摘自《百方圖解》）

太行山地區的一本地方志《清涼山志》記載，在明代永樂年間，上黨的樹都被砍光了。人參是在林蔭處生長的，沒了樹也就沒有了人參的棲息之地，人參的產量自然就越來越少了，以至於後來在上黨絕跡了。

上黨的人參沒了，稅收不能減，還得向朝廷進貢人參。當地人找出了一種狀似人參，也有一定補益功效的藥物 —— 黨參。可能因為黨參也是補益藥，鮮少有毒副作用，黨參就「冒名頂替」地問世了。

/ 補 中 益 氣 /

20世紀80年代，我曾到山西長治去考察。上黨是歷史重鎮，如今那裏再也見不到人參了，有的只是黨參。黨參 *Codonopsis pilosula* (Franch.) Nannf. 是桔梗科多年生草質纏繞藤本植物，新鮮的黨參折斷之後會流出乳汁。

黨參真的可以代替人參嗎？黨參和人參有甚麼區別？

首先，最關鍵的區別是人參可以大補元氣，黨參沒有補元氣的作用。所以對於元氣虛脫的症狀，黨參代替不了人參，即使加大黨參的劑量也沒有用。

其次，在補臟腑之氣方面，黨參主要補肺脾二臟之氣，不像人參可以補心氣、補腎氣。

最後，黨參也能夠益氣生津，有一定的生津止渴作用，這類功效類似於人參。如果用在生津上，黨參可以代替人參。

著名的方劑補中益氣湯，有方歌：「補中益氣芪朮陳，升柴參草當歸身。」原組方中的「參」指的是人參。金元時期發明此方的醫家李東垣用的是人參。但是現在日本人使用該方時，將裏面的人參換作黨參，因為黨參相對藥性平和，沒有人參的燥熱性，比較適合多數日本人的體質。現在國內很多補中益氣湯的衍生藥品有的用黨參，有的用人參。

/ 小小太子參 /

在清代以前的本草著作裏提到的太子參，指的是比較幼嫩的人參。

現在談到藥食兩用的人參時以年限為界。5 年以下的可藥食兩用；5 年以上的專為藥用。

韓國的名吃人參雞，一鍋人參雞裏有四五根人參，人參與雞肉都是熱性的，但二者用的材料都是幼嫩的，吃了不易上火。

現在《中國藥典》裏收載的太子參是與古代記載的太子參（幼嫩人參）完全不同的藥材，它是源自石竹科植物孩兒參 *Pseudostellaria heterophylla* (Miq.) Pax ex Pax et Hoffm. 的乾燥塊根。從功效上來説，類似於西洋參，能氣陰雙補，又補氣、又補陰，作用非常平和，但對於元氣虛脱之證，則無能為力了。

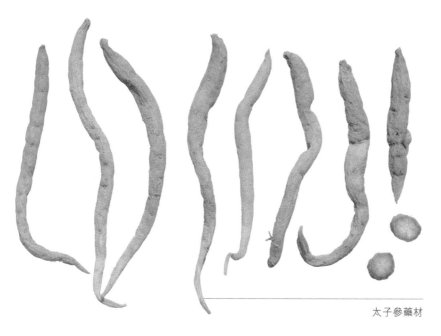

太子參藥材

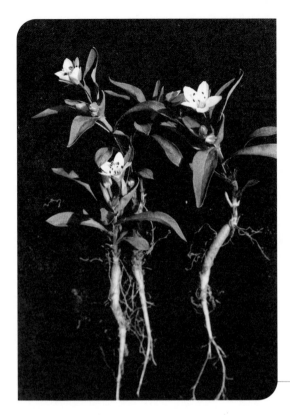

兒童補氣是可以用太子參的，因為小兒體質往往不需要大補，尤其補腎氣的藥，更不能亂服。服用太子參時，不用太擔心像人參一樣容易上火，正好符合兒科用藥的特點。對於成人的肺脾氣陰兩傷，也可以用太子參。常見的藥膳方，如太子參煲無花果瘦肉湯，有健胃，益氣，潤肺的功效。

孩兒參（太子參原植物）

/ 南北沙參 /

沙參有南北之分。

南沙參，來源於桔梗科，因為它的根質地非常疏鬆、鬆泡，有一點像泡沫塑料，所以很多地方索性就把它叫作泡參。

《神農本草經》裏的沙參就是南沙參，因為後來又出現了北沙參，需要區別開這兩味藥，才在原本的沙參名字前加上了「南」。雖然叫作南沙參，其實在北方也能生長，只不過在長江流域產量較大。

南沙參主要具有養陰清肺，益胃生津，化痰等功效，在補氣祛痰方面見長，是治療肺氣虛的藥。

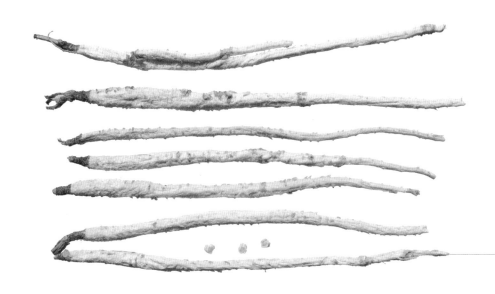

北沙參
藥材

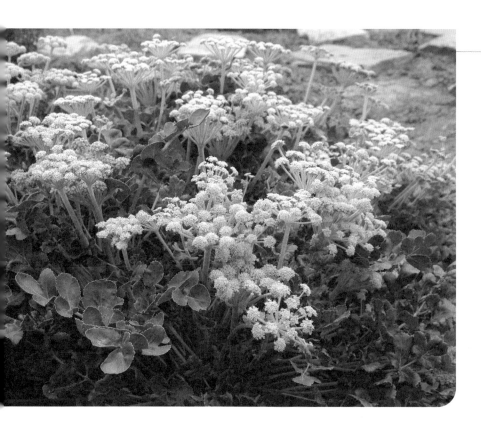

北沙參
原植物

北沙參的原植物是傘形科的植物珊瑚菜,最早記載出現在明末《本草匯言》一書中。北沙參主產地在山東。不過,也並不是只有北方才長。一次我在香港大浪西灣的海灘上跑步,竟然找到了幾株野生的北沙參。由於浸會大學中醫藥學院持有相關牌照,可以採集適量教學科研用的標本,我採回來一株栽培在大學的小藥園裏,至今長勢良好。

北沙參是一味典型的清補的滋陰藥,但是有一點偏寒,味苦淡,作用主要是養陰清肺,祛痰止咳。煲湯時用的大多是北沙參,如沙參玉竹老鴨湯。北沙參可潤肺清心,益胃生津;玉竹可養陰,潤燥,除煩,這款藥膳非常適合秋冬季食用。

中藥配伍禁忌中的「十八反」說到「諸參辛芍叛藜蘆」,意為各種參、辛夷和芍藥不能與藜蘆一起用。「十八反」是金元時期提出的,那時候還沒有西洋參、黨參、北沙參、太子參,「諸參」並不包含所有的「參」。

香港沙灘上發現
的野生北沙參

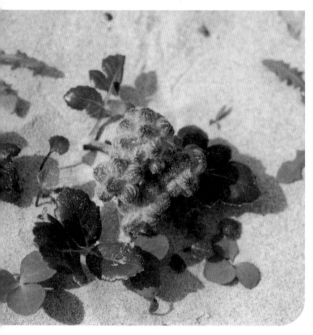

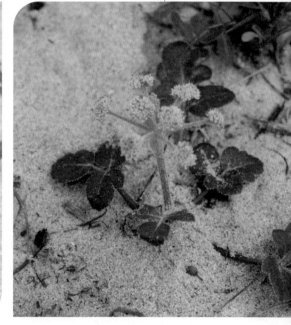

黨參是中醫藥王國中的後起之秀,清代中期才開始使用。太子參的藥用歷史更短,從 20 世紀 50 年代算起,也不過 70 年的歷史。談起「十八反」不必草木皆兵,藜蘆也不是逢參必反,不可眉毛鬍子一把抓。

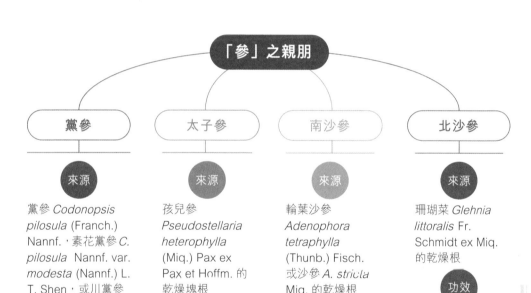

「參」之親朋

黨參

來源

黨參 *Codonopsis pilosula* (Franch.) Nannf.,素花黨參 *C. pilosula* Nannf. var. *modesta* (Nannf.) L. T. Shen,或川黨參 *C. tangshen* Oliv. 的乾燥根

功效

健脾益肺,養血生津

桔梗科

太子參

來源

孩兒參 *Pseudostellaria heterophylla* (Miq.) Pax ex Pax et Hoffm. 的乾燥塊根

功效

氣陰雙補,作用平和

石竹科

南沙參

來源

輪葉沙參 *Adenophora tetraphylla* (Thunb.) Fisch. 或沙參 *A. stricta* Miq. 的乾燥根

功效

養陰清肺,益胃生津,化痰,長於補氣祛痰

桔梗科

北沙參

來源

珊瑚菜 *Glehnia littoralis* Fr. Schmidt ex Miq. 的乾燥根

功效

養陰清肺,祛痰止咳,是清補的滋陰藥

傘形科

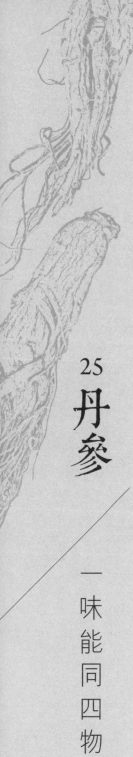

中藥材名稱中帶有參字的中藥很多,如人參、西洋參、黨參等,但也有不以補益作用為主的「參」。

其中有一種獨樹一幟的「參」,不以補為主,而以活血祛瘀為主要功效,這就是丹參。

丹參作為一種常用中藥,具有悠久的應用歷史,上溯到最初的記載,始於《神農本草經》,被列為上品。

《本草綱目》裏,丹參被收載在草部第 12 卷,屬山草類。

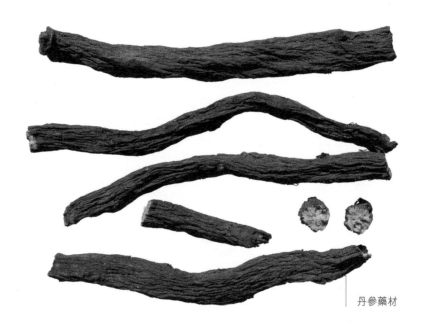

丹參藥材

/ 獨當一面 /

李時珍在《本草綱目》中對丹參的植物形態進行了翔實的描述:「處處山中有之。葉如野蘇而尖,青色、皺皮。小花成穗如蛾形,中有細子。其根皮丹而肉紫。」從李時珍的描述,可以判斷出丹參為唇形科植物,與現代植物學分類相吻合。

丹參植株的莖是方形的,葉是對生的,花的形狀好似人的上下嘴唇一樣。因為其根表面呈明顯的紅色,形狀有些似人參,而名丹參。

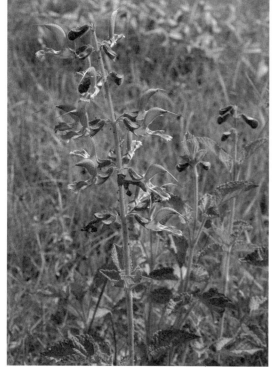

丹參原植物

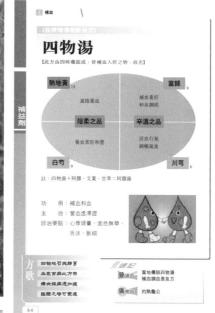

四物湯（摘自
《百方圖解》）

丹參主要在四川、河南、陝西、山東、河北種植，四川中江縣
已有近百年的栽培歷史，為傳統的道地產區，目前四川的丹參
產量居全國第一。

丹參散是以丹參為主藥的名方。《本草綱目》記載每次服二錢，用
溫酒調下。主治婦科月經不調，產前胎動不安，產後惡血不下。

宋代名醫陳自明提出「一味丹參散，功同四物湯」。這種說法很有
影響力。四物湯主治營血虛滯證，症見頭暈目眩、心悸失眠、女
性月經不調等。四物指的是熟地黃、當歸、川芎、芍藥。

李時珍非常贊同這種說法，並且補充了它的功用：「丹參能破宿
血，補新血，安生胎，落死胎，調經脈。」這也是它與四物湯功
效相似的緣故。

丹參臨床應用廣泛，不少中成藥當中都可以見到丹參的身影，例
如複方丹參滴丸、扶正化瘀片等。治療心血管系統、皮膚等方面
的疾病，用藥更是離不開丹參。

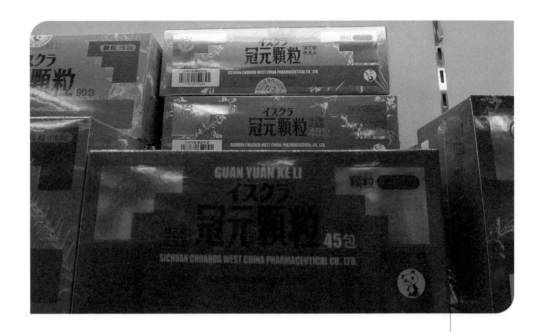

/ 冠 元 顆 粒 /

丹參歷史久、療效好，在中藥走向國際方面也是起到了馬前卒的作用。

暢銷日本的中成藥冠元顆粒，在中國輸入日本的中成藥中名列第一。

1977 年，曾有一部話劇《丹心譜》，紅遍了全中國，作者是原北京中醫藥大學宣傳部的蘇叔陽老師。我剛上大學時還聽過他講課。這部話劇描寫的是中國中醫科學院西苑醫院研究冠心 II 號的故事。

冠心 II 號是治療心血管系統疾病療效顯著的成藥，但要走出國門談何容易。酒香也怕巷子深。中國人看中藥，是從裏向外看，像「情人眼裏出西施」，日本也有類似的說法叫：「情人臉上的麻子都能變成酒窩。」外國人看中藥是從外向裏看，好似別人給介紹對象一樣。如果一開始看着不順眼，就很難往下談了。

丹參在日本的記載始見於《本草和名》，這是已知日本最早的本草學著作，成書於公元 918 年，相當於中國的五代十國時期。但由於日本沒有野生的丹參，即使在藥學典籍中有丹參的記載，也都含糊不清。以前，丹參在日本臨床上很少應用。

將冠心 II 號介紹到日本傳統醫藥界的，是一家中日友好醫藥企業星火株式會社，我曾經在這家企業的漢方研究中心工作了整整七年。星火企業是得到過周恩來總理認可的，致力於中日友好的日本中藥株式會社之一，並在日本全國建立了超過 1,000 家中成藥會員店。

冠元顆粒是在中國冠心 II 號的基礎上加減而成的複方顆粒劑。中日雙方共同攜手，經過 8 年的反覆研究探討，終於在 1991 年，研製開發出了既符合日本藥事管理審查標準，又適合日本患者體質的新產品——冠元顆粒。

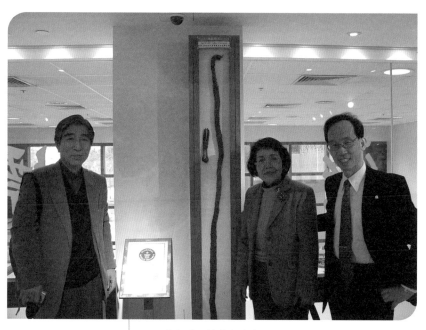

2006 年初春，筆者與奧窪夫婦在香港浸會大學中藥標本中心

冠元顆粒的名字取得也非常好。「冠」，冠軍的冠、冠心病的冠；「元」，元氣的元、元祖的元，人們會很自然地聯想到它的功效。冠元顆粒 4 個字，「KAN GEN KA RYU」，日語的發音也是鏗鏘有力，朗朗上口。冠元顆粒進入日本醫藥市場之後，引起了相當的轟動。

╱ 奧窪夫婦 ╱

中藥走出國門，造福了人類，傳播了友誼，也譜寫出了一段段感人的故事。2008 年 11 月初，我收到一封令人心碎的電子郵件。郵件來自一位日本友人奧窪先生。

從信中我得知，奧窪夫人身患肝癌，已經發展到了晚期，醫生預期她的生命只能維持 2～3 個星期了。然而，令我心顫的是，他們來函並不僅為了告知這個悲痛的消息，而是表達奧窪夫人的強烈願望：她願意捐款 10 萬美元，設立一個中藥獎學金，用以培養英才！

2018 年筆者與奧窪先生重聚於其家中

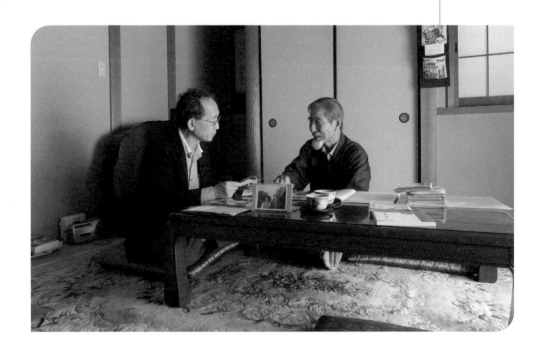

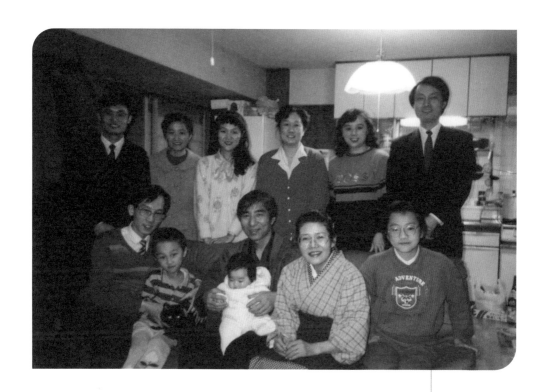

我和奧窪先生很有緣分。1992 年，我在東京藥科大學取得了博士學位後，進入日本星火株式會社的漢方研究中心工作。奧窪先生當時任公司總部中國部部長，他是戰後成長起來的日本人，在那一代人身上體現着勤奮、刻苦、奮發向上的優秀品質。

奧窪先生是在事業上十分執着的人。20 世紀 60 年代，中藥輸入東瀛之初，日本民眾對於中成藥可以説是一無所知。奧窪先生作為公司的推銷員，他手裏拎着一個小包，挨家挨戶地推薦中成藥。他憑着螞蟻啃骨頭的精神，從華佗膏、六味地黃丸、補中益氣丸、舒筋丸、至寶三鞭丸，到冠元顆粒，逐步把一個個中國的名優中成藥帶入了日本市場。

奧窪夫人是位典型的日本家庭主婦。他們與一般的日本工薪階層一樣，都住在普通的居民公寓樓中，平日過着十分儉樸的生活。可是每逢新年之際，她都會盛情地把公司裏的中國員工、來日進修生和他們的家屬，請到家中共度佳節，十幾年如一日。

奧窪先生對中國的文化、風土民情有着很深的了解。他對夫人關愛有加，但從來公私分明。40 年來，他往返中國超過 200 次，但從來沒有帶過夫人出遊。

人生病的時候，最需要用錢。我深深知道奧窪夫婦作為普通的工薪階層，勤儉持家，節省下 10 萬美元是何等不易。夫人看病需要錢，未來奧窪先生養老也需要錢，我真的不忍心接受這筆捐款。當我婉言謝絕此筆饋贈時，電話中傳來了奧窪先生像以往一樣爽朗而堅定的聲音，再次表達了他與夫人的肺腑之言：「請理解我們的心願，趕快辦，拜託了。」

我明白「拜託了」三個字的含義，這不單單是對我個人工作的支持，更是一種重托，是對中日友好交流的珍視，是這對日本友人，對中醫藥事業發展的期盼。

2008 年 11 月 19 日，奧窪夫人與世長辭。奧窪先生來電轉達：夫人在上路前得知，我們已用最快的速度落實了獎學金事宜，對此她深感欣慰。能夠為中醫藥事業的發展做到不遺餘力，奧窪夫人可以含笑九泉了。

2009 年，奧窪先生手捧夫人的遺像，不顧病體，如期赴約，參加了在香港舉辦的獎學金捐贈儀式。在此之前，他剛剛駕車陪伴夫人的骨灰，完成了環日本旅行的遺願。

《傳中藥於東瀛，遺大愛在中華》這篇報道曾在《人民日報》海外版發表。儘管奧窪夫人已經離開了我們，她除了留給我們一筆獎學金之外，還留下了一筆寶貴的精神財富。

惠澤鄰里，普濟天下。中藥的傳承從
《神農本草經》到《本草綱目》，從丹參
到冠元顆粒，從中國大地到日本列島，
中成藥進入國際市場，走過了漫漫不凡
之路。

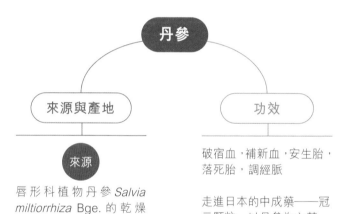

丹參

來源與產地

功效

來源

唇形科植物丹參 *Salvia miltiorrhiza* Bge. 的乾燥根和根莖

產地

四川、河南、陝西、山東、河北

破宿血，補新血，安生胎，落死胎，調經脈

走進日本的中成藥——冠元顆粒，以丹參為主藥

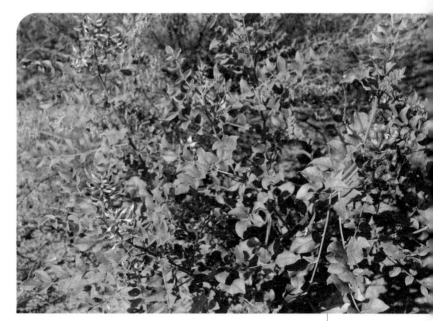

甘草原植物

26 甘草

功高不負國老名

/ 十方九草 /

甘草素有「國老」之稱，國之元老、國之重臣，可見甘草在中醫藥王國中的地位之高。

在《本草綱目》中，甘草被分類在山草類。中藥中有「十方九草」的說法，也就是 10 個方子裏 9 個有甘草。方子裏配伍甘草具有十分重要的作用。

甘草在方劑裏起着「和事佬」的作用，中醫一張張處方裏的各味藥能在甘草的協調之下，和諧相處，共同作戰。如若用一個字來代表甘草，我的理解就是和諧的「和」。「和」也是我國傳統文化核心精神的集中體現。家和萬事興，方和百病除。

吃中藥和吃西藥一樣，不僅要關心有沒有效，還要注意有沒有毒副作用。

甘草能調和諸藥，緩和其他藥物的烈性。

甚至還有一種說法，中藥之所以毒副作用小，是因為幾乎中藥複方中都有甘草。唐代甄權在《藥性論》中講述得更具體，甘草能解 1,200 種草木之毒。現代的藥理研究和臨床實踐結果也表明，甘草確實對多種藥物和食物的毒素有一定的化解作用。

/ 國 老 功 用 /

甘草除了可以調和諸藥外，它也有着自身獨特的功效。甘草不僅當配角如魚得水，它當主角時也能不負眾望。

甘草始載於《神農本草經》，被列為上品。中醫理論認為，甘草補脾益氣，清熱解毒，祛痰止咳。

甘草補氣主要補的是心氣和脾氣。比如，補氣代表方有四君子湯，方歌是：「四君子湯中和義，參朮茯苓甘草比。」炙甘草和人參、白朮、茯苓一起用，主治脾胃氣虛。

甘麥大棗湯、炙甘草湯（摘自《百方圖解》）

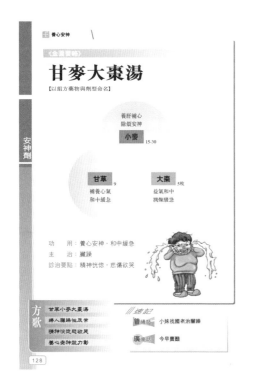

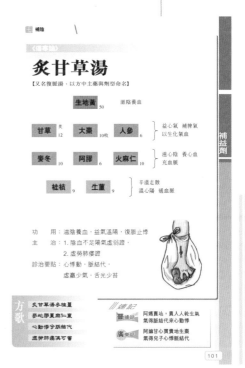

第 3 章 • 各部專論：草部

補心氣還有一個代表方是《傷寒論》中的炙甘草湯，又叫復脈湯。顧名思義，可以恢復脈搏、止心悸，滋陰養血。這條方要用炙過的甘草，經考證，當時的炙甘草相當於清炒甘草，現在則多用蜜炙的甘草。

再有常用方甘麥大棗湯，具有養心安神，和中緩急的功效。常用於治療更年期綜合症（又叫圍絕經期綜合症）。婦科的更年期症狀每位女士都會經歷，只是反應程度各有輕重。我有一個美國朋友正處於更年期，身體很不舒適。她跟我訴說了自己的症狀，我推薦了甘麥大棗湯。方子中只有 3 味藥：甘草、大棗、浮小麥。這位朋友服用了幾次，非常見效。她的症狀十分典型，甘麥大棗湯正好對症下藥，先賢留下的這個方子太適用了。

/ 中西兼用 /

針對甘草祛痰止咳的功效，不光是中醫用，西醫也在用。

我從小身體不好，經常感冒、咳嗽。父親是西醫，他常給我開甘草片、讓我喝複方甘草糖漿。

內蒙古鄂爾多斯現代化甘草栽培基地

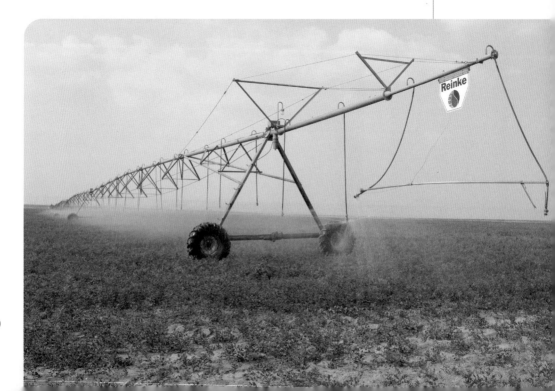

200

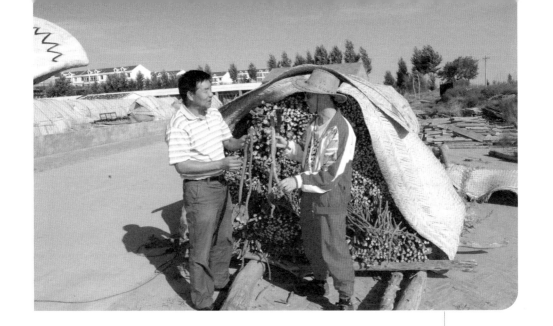

甘草的甜味來自甘草甜素，這也是甘草主要有效成分之一。西醫用甘草甜素當作祛痰藥，也可作為藥劑裏面的矯味劑和黏合劑等。甘草酸及其他的多種鹽類，如甘草酸銨、甘草酸鋅，還可以用於治療慢性肝炎。

甘草是中西兼用的，用途廣泛，但用得過多也會產生不良反應。過量服用會影響體內鉀離子與鈉離子的代謝，可能會出現浮腫等症狀。

/ 天 外 有 天 /

我國是甘草主產國之一，國產藥用甘草的分佈幾乎橫跨整個中國北方，東北、華北和西北地區都有，其中甘草分佈最廣、產量最大的地區在內蒙古和寧夏。

對於甘草的產地，古人已經有論述。南北朝時期的《名醫別錄》記載甘草生長在今天河西走廊和陝西一帶。李時珍形容：「甘草枝葉悉如槐……子扁如小豆，極堅硬，齒齧不破，今出河東西界。」由於古代對內蒙古、新疆地區及國外的甘草資源還不夠了解，所以本草古籍中並沒有對這些地區甘草的記載。

甘草主要生長在半荒漠地區，其地下根系極為發達，具有很好的防風固沙作用。

中國甘草資源分佈區雖不算小，但野生甘草畢竟是一種有限的植物資源。過去這些年，人們對甘草需求量越來越大。過度採挖造成野生甘草分佈急劇減少，過度放牧也會使甘草生長緩慢，資源退化。

有「中國甘草王」之稱的王文全教授，一直在做中藥資源研究。他學農出身，與甘草打了 30 多年交道。過去十幾年，我也同王文全教授一起到野外考察，在成吉思汗征戰過的鄂爾多斯高原，見到過生長茂盛的甘草基地，那裏的甘草外皮呈棗紅色，而且有光澤，質地脆、容易折斷，斷面黃白色，特別鮮艷。在那裏我甚至見到了 2 米多長的大甘草。

現在《中國藥典》收載了豆科 3 種甘草入藥，有甘草 *Glycyrrhiza uralensis* Fisch.、脹果甘草 *Glycyrrhiza inflata* Bat. 和光果甘草 *Glycyrrhiza glabra* L.。這 3 種植物作為中藥甘草的正品原植物來源種，以乾燥根和根莖入藥。

第一個品種，又稱為烏拉爾甘草。這個名字會讓人聯想到歐亞兩洲分界線的烏拉爾山脈、烏拉爾河。王文全教授曾深入中亞哈薩克斯坦等地考察，他告訴我，甘草屬（*Glycyrrhiza*）植物全世界約有 20 種，遍佈全球各大洲，以歐亞大陸最多，又以亞洲中部分佈得最為集中。除了巴基斯坦之外，土庫曼斯坦、塔吉克斯坦、吉爾吉斯斯坦和烏茲別克斯坦分佈的甘草也頗多。

現在我國已經開始從這些國家進口甘草。從長遠考慮，應加強人工栽培，才能從根本上解決資源開發與資源保護之間的矛盾。

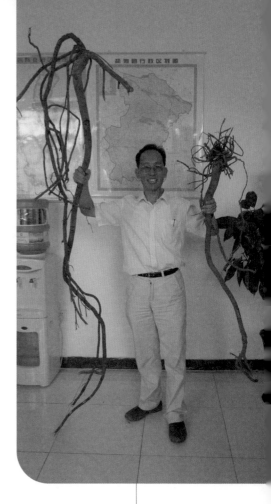

野生甘草原來可以長到如此之大

2004 年，我們在編撰《當代藥用植物典》的時候，曾經做過一個統計，當時海內外甘草的研究論文已經有 6,000 多篇。甘草不僅是古代處方中使用最多的藥材之一，也是現代研究中最受關注的藥物之一。

甘草有崇高的地位，巨大的用量，廣泛的應用，無限的潛力。除了藥用以外，甘草還是食品、煙草、日用化工等方面的原料和添加劑。在熟悉的食品當中，甘草話梅、九製陳皮等蜜餞也少不了用到它。

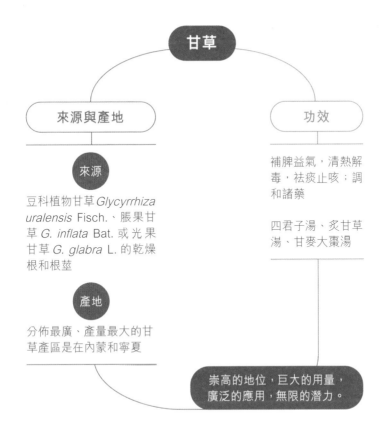

甘草

來源與產地

來源

豆科植物甘草 *Glycyrrhiza uralensis* Fisch.、脹果甘草 *G. inflata* Bat. 或光果甘草 *G. glabra* L. 的乾燥根和根莖

產地

分佈最廣、產量最大的甘草產區是在內蒙和寧夏

功效

補脾益氣，清熱解毒，祛痰止咳；調和諸藥

四君子湯、炙甘草湯、甘麥大棗湯

崇高的地位，巨大的用量，廣泛的應用，無限的潛力。

/ 金盞銀盤 /

黃芪被收錄在《本草綱目》草部第 12 卷，屬山草類。黃芪的芪字，曾寫作耆。李時珍謂之：「耆者，長也。」為補氣之長，故有此名。

在預防新型冠狀病毒肺炎的中醫處方當中，黃芪是出現頻率很高的一味中藥。用於新冠肺炎重症治療的化濕敗毒方中就有黃芪，此方是國家衛健委、國家中醫藥管理局篩選出來有明顯療效的中醫藥抗疫的「三藥三方」之一。

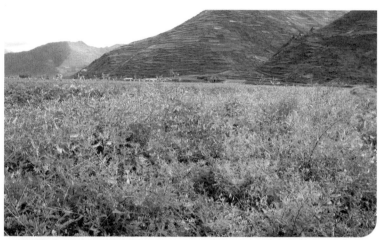

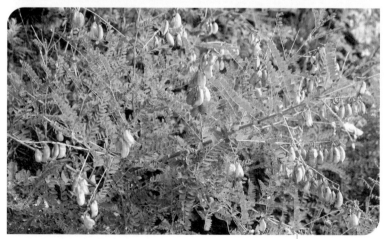

蒙古黃芪原植物

27

黃芪

補氣固表此為先

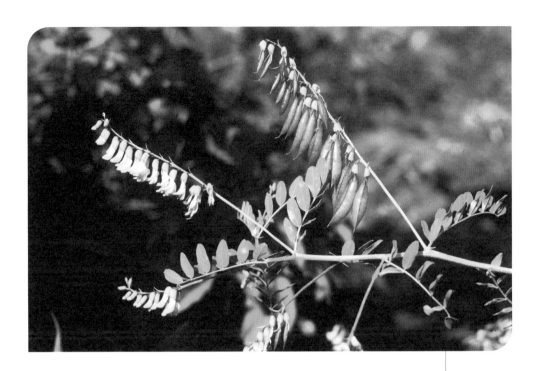

膜莢黃芪原
植物

從植物來源來説，黃芪的兩種基原都來自豆科植物，一個
是蒙古黃芪 *Astragalus membranaceus* (Fisch.) Bge. var
mongholicus (Bge.) Hsiao，另一個是膜莢黃芪 *Astragalus
membranaceus* (Fisch.) Bge.。黃芪耐寒耐旱，怕熱怕澇，
喜歡涼爽氣候，主要分佈在中國的北方。

歷史上，黃芪以野生為主，由於大量採挖野生資源，致使重點
產區也發生了變遷。近年人工栽培的力度在加強，已經有了一
定成效。

因產地的不同，黃芪擁有不同的商品名。產於山西雁北地區渾
源縣、應縣等地的稱為渾源芪；產於黑龍江、內蒙古地區的稱
為卜奎芪或者正口芪。

中藥行業還常用綿性和柴性來形容黃芪的品質。從植物解剖學
的角度來看，綿性指的是韌皮纖維的多少，柴性則是指木質纖
維的多少。野生蒙古黃芪和栽培在山西、內蒙古的黃芪都以綿
性大、柴性小著稱，品質為佳。

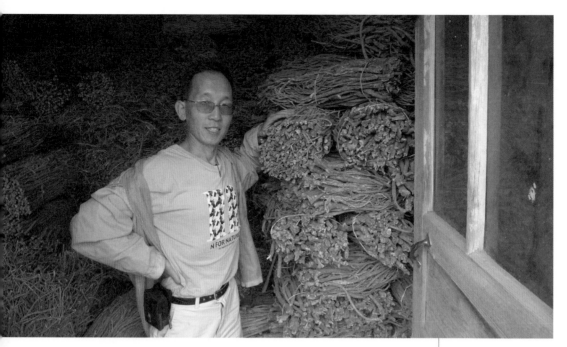

在產地的野生黃芪藥材

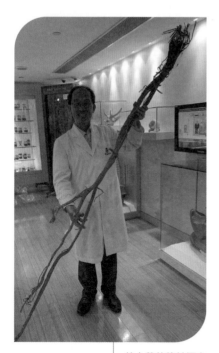

特大黃芪藥材標本

中藥行業內有幾個經驗術語來表述黃芪的性狀。「菊花心」：指黃芪的橫斷面有放射狀的紋理與裂隙，類似一朵菊花的形狀。「金盞銀盤」：指黃芪橫斷面中心木質部呈黃色、外緣皮部呈白色，像一個金銀相映的盤子。

幾年前，我和王文全教授、陳虎彪教授一起到五台山附近採黃芪。那裏有很多野生黃芪，當地農民把挖來的野生黃芪當作寶貝存在自家院子裏，有的乾脆就存放在屋裏。有個姓張的老漢，家院前門的鎖好好的，屋裏的黃芪卻不翼而飛。原來是盜賊把他家後牆給掏開了，開着拖拉機進去，直接把家裏的黃芪全給拉走了。這個故事說明野生黃芪奇貨可居。盜賊以身犯險，看來搶黃芪等於「搶錢」。

/ 補氣之長 /

黃芪不僅藥名裏有玄機，本身確實也是一味補氣的良藥。

中醫認為，黃芪味甘，性微溫，有補氣健脾，益衛固表的作用。長沙馬王堆漢墓出土的帛書《五十二病方》當中，就有以黃芪為主的組方。張仲景的名著《金匱要略》中有 8 首方劑用到了黃芪。補中益氣湯是金元四大家李東垣以脾胃立論，創建的名方。方歌：「補中益氣芪朮陳，升柴參草當歸身，虛勞內傷功獨擅，亦治陽虛外感因。」君藥是黃芪，除了常常治療中氣下陷所致脫肛、胃下垂等病症外，還能達到以甘溫之品治療氣虛發熱的目的。是為甘溫除熱法，也稱甘溫除大熱。

現在以黃芪為主的常用經典方劑還有很多，如當歸補血湯。當歸補血湯只有兩味藥：黃芪和當歸。它是補血的著名方劑，其中黃芪的用量是當歸的 5 倍，通過補氣來達到補血的目的。

/ 黃芪食養 /

民間有：「常喝黃芪湯，防病保健康。」以黃芪煎湯或泡水飲用，可補氣，迅速解乏。

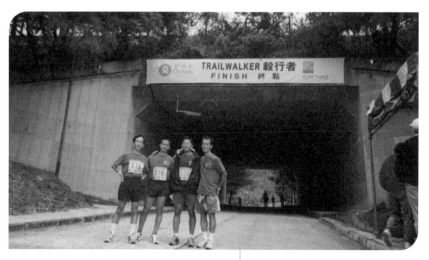

挑戰毅行者——100 公里越野大賽

以我個人舉例，我喜歡長跑，2000 年我在香港參加了「毅行者」越野長跑大賽。這個活動要求參與者在 48 小時內穿越 100 公里山路 —— 香港著名的麥理浩徑山路，沿途都是養眼的青翠風景。

我當時整整跑了一天一夜，將近 27 個小時，對體力、毅力的確是一大挑戰。跑完了以後，我真是筋疲力盡。當時我的博士生彭勇想得很周到，他給我熬了一大鍋黃芪湯。我喝下去以後睡了一大覺，第二天疲勞就都解除了。

黃芪的特點是補氣不壅氣。一些過甜的補氣藥容易產生腹滿氣脹等不良反應，但黃芪一般不會。所以常常用在中醫補氣方和日常食療保健膳食中，需要補氣時都離不開黃芪。

具有補氣功效的中藥不少，人參重在大補元氣，兼生津止渴，用於補氣救脫。黃芪重在補氣升陽，兼具固表止汗。

2003 年，卞兆祥教授和我共同編寫了一本小書《百病食療》，出版後很受歡迎，有繁體版、簡體版。此書中就收載了幾個含有黃芪的藥膳方。

比如，參芪雞，用黨參 30 克、黃芪 60 克，裝入一個布袋，放到一隻處理好的老母雞肚子裏燉煮，可以根據個人的口味加適當的佐料，雞肉燉爛後，拿出藥包，就可以享用了。可以吃雞肉，也可以喝雞湯，功效好，味道也香，益氣補血，適合脾虛的患者。

黃芪用來煮粥也很好。歷史上著名的美食家、文學家蘇軾在不惑之年曾大病了一場，病癒後就用黃芪來慢慢地調理虛弱的身體。有詩為證，蘇軾寫道：「黃芪煮粥薦春盤。」

/ 南芪北芪 /

在南方藥店，一般民眾都稱黃芪為「北芪」。嶺南的中醫泰斗鄧鐵濤活了 103 歲，他生前善用黃芪。老人家是香港浸會大學中醫藥學院的客座教授，有一次他來講學，特別介紹了用黃芪治療重症肌無力的經驗。臨床上，鄧老使用黃芪的量很大，而且是長期使用。說明黃芪就像《神農本草經》所說的那樣，久服下氣、輕身、耐老。

黃芪雖好，但性溫，容易助火。南方人，特別是在廣東、香港生活的人會覺得黃芪有點偏燥，勁兒太大了。南方有一種習用替代品，那就是有「南芪」之稱的五指毛桃。在廣東、香港的超市裏、街市菜攤上都可見到五指毛桃。五指毛桃來源於一種桑科小灌木粗葉榕的根，是嶺南常見藥材之一。粗葉榕的葉子常為五裂，像 5 個手指一般，是為「五指」；果實毛茸茸的，是為「毛桃」，名字十分形象。南方人喜歡用五指毛桃煲湯。我也曾指導博士生區靖彤做五指毛桃這個課題。五指毛桃和豬肉一起煲湯帶有牛奶香味，所以五指毛桃又被叫作五指牛奶。

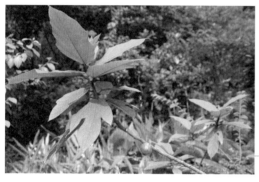

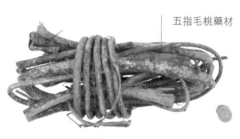

五指毛桃藥材

五指毛桃原植物粗葉榕

市場上還可見到一種叫紅芪的藥材。紅芪在《中國藥典》中也有收載，並單獨列了條目。紅芪和黃芪都來自豆科家族，但屬不同。黃芪是黃芪屬的；紅芪是岩黃芪屬的植物多序岩黃芪，因其根部表面偏紅色，所以叫紅芪，功效類同黃芪。

蘿蔔青菜各有所愛。紅芪在中國台灣比較流行，藥膳裏也常用紅芪。其實黃芪和紅芪吃起來都有濃郁的豆腥味，區別在於紅芪更甜一點。

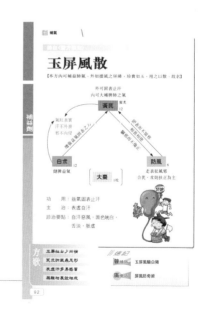

玉屏風散（摘自《百方圖解》）

玉屏風散是中醫扶正固本的經典名方。屏風是傳統的可以遮風、隔斷空間的物件。玉屏風散的功效就是可以抵禦外來的風邪，功效之好，珍貴如玉，因而叫玉屏風。黃芪是一味補氣藥的代表，是黃土地裏長出的長壽草，可藥用、可日常泡水代茶飲。

黃芪

「芪」之兄弟

北芪

即黃芪，來源於豆科植物蒙古黃芪或膜莢黃芪

南芪

即五指毛桃，來源於桑科植物粗葉榕 *Ficus hirta* Vahl

紅芪

即紅芪，來源於豆科植物多序岩黃芪 *Hedysarum polybotrys* Hand.-Mazz.

來源和產地

來源

豆科植物蒙古黃芪 *Astragalus membranaceus* (Fisch.)Bge. var *mongholicus* (Bge.) Hsiao 或膜莢黃芪 *A. membranaceus* (Fisch.) Bge. 的乾燥根

產地

黑龍江、內蒙古地區

> 稱「卜奎芪」或者「正口芪」

山西雁北地區渾源縣、應縣等地

> 稱「渾源芪」

品質與鑑別

品質

野生和栽種的黃芪，都以綿性大、柴性小，品質為佳

鑑別

菊花心

黃芪的橫斷面有放射狀的紋理與裂隙，類似一朵菊花的形狀

金盞銀盤

黃芪橫斷面中心木質部呈黃色、外緣皮部類白色，像銀盤子上放着金杯

藥食功效

藥用

補氣健脾、益衛固表

食用

補氣、迅速解乏，用作藥膳材料

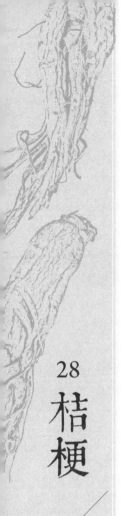

28 桔梗

觀花藥食伴歌聲

/ 桔梗謠 /

1976 年，我高中畢業後，曾經下放到農村當過兩年的知青。當時常聽農民講，種莊稼不如種菜、種菜不如種藥、種藥不如種花。也就是説種糧食的收入不如種菜的，種菜的收入不如種藥的，種藥的收入還比不了種花的。中藥之中不乏藥食兩用的藥材，許多藥材原植物也是可觀賞的花卉，桔梗便是其中之一。

有一首朝鮮族民歌叫《桔梗謠》，韓語發音是「道拉基」，這首歌在朝桔梗鮮半島以及中國都是廣為人知的古謠。歌中唱道：道拉基（桔梗喲），道拉基（桔梗喲），道拉基（桔梗喲）。白白的桔梗喲長滿山野，只要挖出一兩棵，就可以裝滿你的小菜筐。

「一兩棵，就可以裝滿小菜筐。」一兩棵真能裝滿小菜筐嗎？我曾在自己的小院子裏種過桔梗。桔梗是多年生的草本植物，生命力極強。種在地裏就不用管它了，等着五六月份開花，有紫花、有白花。大概 10 年後，我連根挖出來了一棵，洗淨切完了以後，真是能裝一筐。連綿深遠的桔梗根昭示着它強大的生命力。

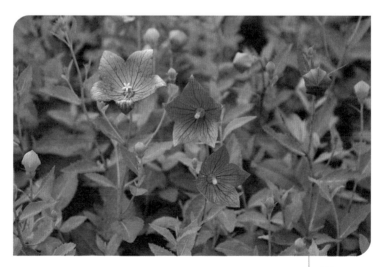

桔梗原植物

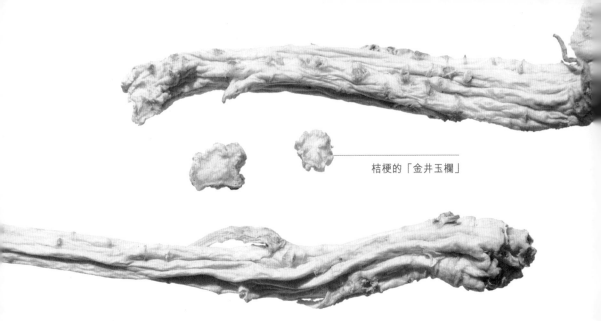

桔梗的「金井玉欄」

/ 桔 梗 湯 /

中藥桔梗是指桔梗科植物桔梗 *Platycodon grandiflorus* (Jacq.) A. DC. 的乾燥根。桔梗之藥用始載於《神農本草經》，中醫理論認為桔梗具有宣肺，利咽，祛痰，排膿等功效。

在《本草綱目》裏，李時珍記載因為根結實，梗非常直，才有了這樣的名字。關於桔梗的臨床應用，李時珍又記載：「又治肺癰唾膿，用桔梗、甘草，取其苦辛清肺，甘溫瀉火之功效。」

李時珍的《本草綱目》是其繼承與創新結合的著作，書中記載了大量的古方，以簡單實用的方劑為主。

李時珍收錄了 10,000 多首方，與明代初年朱的《普濟方》60,000 萬首相比，《本草綱目》只有它的六分之一，但李時珍所載都是經過自己甄別的實用小藥方，四味藥、六味藥、八味藥、十二味藥，體現了簡、便、驗、廉的特點。

筆者自己種自己挖的桔梗

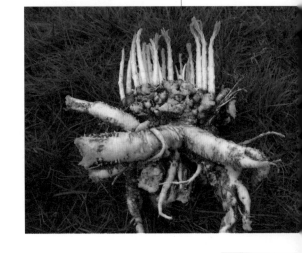

桔梗湯，又名甘桔湯，最早是出自張仲景的《傷寒論》，桔梗
甘草兩味藥就是全部組成了。桔梗辛、苦而平，辛則散，苦則
降，有宣肺止咳，祛痰排膿的功效。甘草甘、平，瀉火解毒，
潤肺祛痰，並能夠緩急止痛。這兩個藥是一個藥對，二者配合
相得益彰。此方是治療咽喉痛的基本方，廣泛見於內、外、兒
各科醫着方劑中，尤其在治療各類感冒的方劑中，桔梗湯使用
頻率很高。

桔梗甘草湯再加上滋陰清熱的玄參和麥冬就是玄麥甘桔湯，藥
店裏可以買到它的中成藥玄麥甘桔顆粒，對陰虛上火的咽喉疼
痛效果明顯。

《神農本草經》將桔梗列在了下品，凡列入下品的藥，用量都
要特別注意，且往往不可以久服。但幼嫩的桔梗做成泡菜之
後，可算是常用食品。

桔梗不僅是一種傳統中藥，還是一種美味食品，是我們國家規
定的藥食兩用品種之一。它在我國已經廣泛栽培，目前有 3 個
主要基地，安徽太和基地、內蒙古赤峰基地和山東基地。

桔梗種植
基地

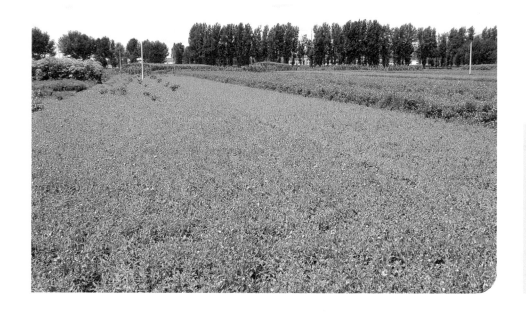

桔梗的根部營養豐富，含多種氨基酸、大量的亞油酸、不飽和脂肪酸和多種人體必需的微量元素等，具有降血壓、降血脂、抗動脈粥樣硬化等作用。

/ 桔 梗 泡 菜 /

韓餐館子裏，習慣給每位客人送上幾碟開胃小菜，多數是泡菜，有白菜、蘿蔔、豆芽、海帶，桔梗也在其中。在中國東北地區及日本、朝鮮半島，桔梗經常被做成醃漬菜品、功能性食品。

眾多泡菜中，最便宜的是大白菜，上一個檔次的是白蘿蔔，再上一個檔次就是桔梗了。

之前我在日本生活的時候，我的一個鄰居就是位韓國大哥，他很喜歡做泡菜，常與我分享各類泡菜，也教我做過。

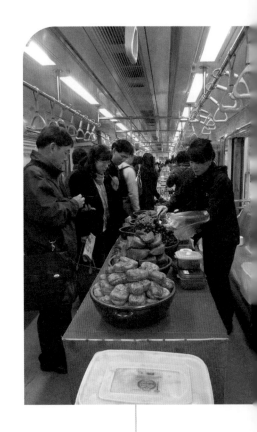

請看這趟韓國
泡菜列車

韓國人做事有股執着的勁頭兒，一旦選擇了目標，便鍥而不捨。他們在打造品牌、營造產品文化方面，高麗參和泡菜都是成功的範例。

據我觀察，韓國的日常餐飲有湯、泡、飯三大主旋律，醬湯、泡菜和米飯為主，再搭配以辣味為主的各式小菜，爽口開胃。

韓國電視劇中常演出如何做泡菜，韓國泡菜一度風靡亞洲。我在國內吃過中國特色的茅台酒心巧克力，在韓國就吃到過韓國特色的泡菜夾心巧克力。

泡菜文化已滲透到韓國的每一個角落，現代化的仁川國際機場裏還擺放着大泡菜罐子。

/ 東醫寶鑑 /

回顧日本和韓國傳統醫學的發展歷史，他們主要源自中國傳統醫學，在各自發展過程中，又形成了自身的特色。

韓國最早有記載的醫學就是中醫學。1613 年，韓國人許浚編著的《東醫寶鑑》問世了，「東醫學」一詞成為韓國傳統醫學的特定名稱。

彼時朝鮮半島以漢字為流通文字，《東醫寶鑑》全是用漢字寫的，書中有三分之二的內容源於中國的古醫書，許浚在其中都做了標註。這部書分為內景篇（內科）、外形篇（外科）、雜病篇、湯液篇（藥學）、針灸篇五大部分。日本佔領朝鮮半島期間，「東醫學」跟隨日本改稱為「漢（方）醫學」，戰後復國至今則稱為韓醫學（Korean Oriental Medicine）。

《本草綱目》到目前還沒有被翻譯成韓文，這是因為韓國人希望讀原汁原味的《本草綱目》，應該從學習中文開始，深入領悟中醫藥。韓國的傳統醫藥大學裏可見韓國大學生刻苦地學漢字、學中醫、學《論語》的身影。

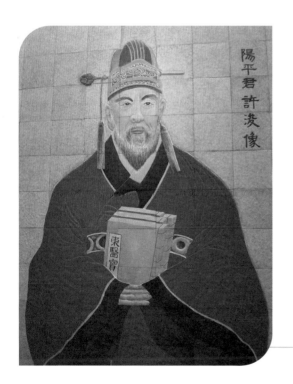

許浚博物館內許浚像壁畫

/ 韓藥市場 /

在韓國各地分佈有大大小小的藥材市場，其中最出名的是首都首爾藥材市場。這個藥材市場位於首爾東大門一帶，也是韓國最大的藥材市場。它的牌樓上寫着「藥令門」三個漢字。中間的「令」有「命令」「發號施令」之意。傳統藥材市場冠以此名是為了彰顯藥市的權威。

除了首爾的「藥令市」，大邱藥市也是著名的藥材市場。大邱
為韓國第四大城市，原名大丘，孔丘的丘，韓國很尊崇孔子。
為避孔子的名諱，取名大邱。大邱是一個活力四射的現代化
都市，且以傳統醫藥貿易著稱。我每到韓國一定去藥令市看一
看，在那裏可以了解真實的市場最新情況。

韓國藥材夜市

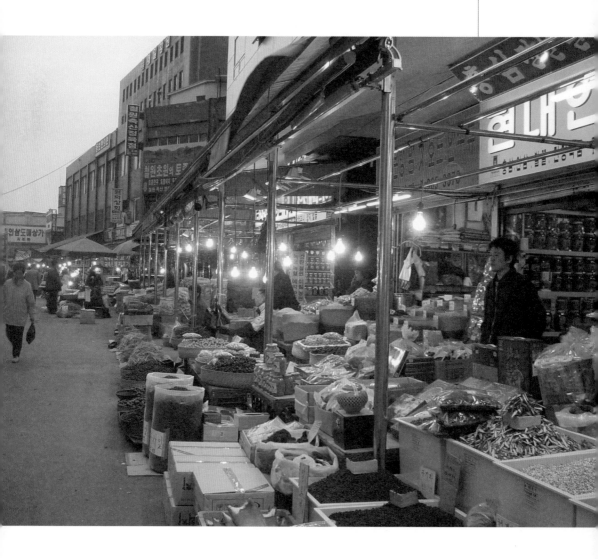

孔子說過，三人行，必有我師。韓國人在學習中醫藥、從事傳統醫藥行業時，以此為生、以此為業、以此為樂、以此為榮。他們形成了自己的風格，也有很多地方值得我們學習。

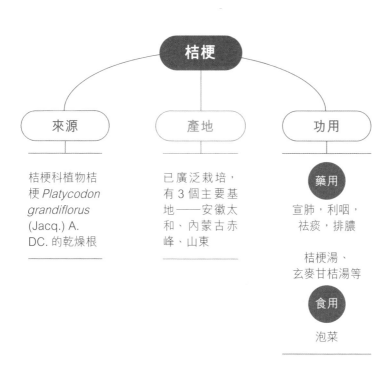

桔梗

來源

桔梗科植物桔梗 *Platycodon grandiflorus* (Jacq.) A. DC. 的乾燥根

產地

已廣泛栽培，有 3 個主要基地──安徽太和、內蒙古赤峰、山東

功用

藥用

宣肺，利咽，祛痰，排膿

桔梗湯、玄麥甘桔湯等

食用

泡菜

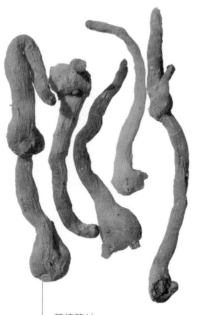

黃精藥材

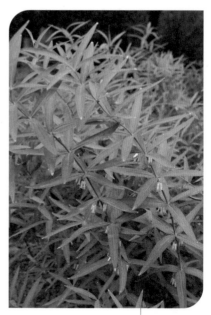

黃精原植物

黃精

仙風道骨異凡塵

/ 坤土之精粹 /

中醫認為，土者乃五行之主，坤之體也。土是五行的中心，黃是其代表顏色。由此亦想到，黃土地、黃龍、黃河、黃皮膚的中國人。

黃精是一味可以藥食兩用的藥材。李時珍在《本草綱目》中記載，黃精為服食要藥，所以《名醫別錄》把黃精列於草部之首，仙家以為芝草之類，以其得坤土之精粹，故謂之黃精。

道家的修煉故事裏總少不了黃精。《本草綱目》裏記載了黃精「久服成仙」的傳說。宋代神怪小說《稽神錄》中有一篇關於黃精的故事。在臨川（現江西省撫州市）有個小丫鬟，不堪主人的虐待，隻身逃到了深山老林中。當她飢餓難忍的時候，找到一種很高的植物，把這植物肥大的地下根莖挖出來，吃了之後，解飢又解渴，就以它為食，生活在山裏。一天夜裏，她為了躲避猛獸上樹休息，當她從樹上下來的時候發現自己的身體

輕飄飄的，好似插上翅膀一般。她就這樣在山裏待了幾年，家人上山偶然發現了她，卻發現她身輕如燕，行走如飛，根本趕不上她。後來村裏人都一同追她，追到斷崖邊，她竟然能騰空而起，飛到另外一座山頂。人們都以為這個女孩子沾上仙氣，成了仙姑。後來這個女子說出了真相，並把所吃的植物指給人們看，原來那就是黃精。這段傳說寄託了一種樸素的願望，也止步於傳說。

/ 道家養生 /

湖北武當山是道教名山，李時珍是湖北蘄春人，與神農有關的神農架也在湖北。李時珍生前多次到武當山、神農架等地尋覓草藥，《本草綱目》中可見他的尋藥記錄。

我在武當山上採集過黃精，黃精也是湖北武當山的特產。

那次有從小在武當山長大的楊光義教授為我當嚮導。我那時體能也充沛，但都跟不上楊教授爬山的速度。途中我留意到，在路邊草藥攤賣得最多的就是黃精了。我順便收集了很多黃精與道教的故事。

武當山採到
大黃精

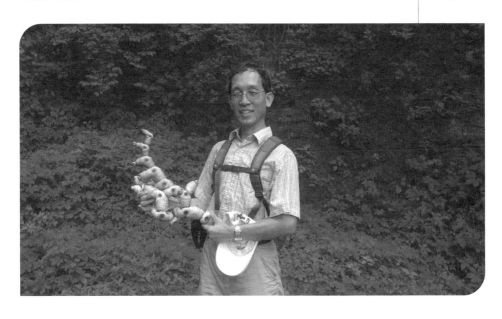

道教是中華大地土生土長的宗教。道教的形成與發展對中醫藥學都產生了深遠的影響。道家思想強調人與自然的關係。李時珍本身也是道家中人。他在《本草綱目》裏引用《五符經》的記載，黃精獲天地之淳精，別名為戊己芝。「戊己」是天干，屬中央，於五行中屬土，「戊己」是土的代稱，「芝」意為靈芝。戊己芝的名字體現了黃精得到了土之精粹。

修道之人服食黃精最早的記載出現在漢代，充滿了神話色彩。陶弘景的《洞玄靈寶真靈位業圖》裏面寫到一個漢末的道士張禮正服用黃精，一直活到北魏時期，仍然「顏色丁壯」，面色如同小夥子一樣。

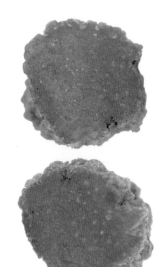

黃精飲片

隋朝末年，道士岑道原因為常吃黃精，活到 100 多歲了，皮膚還很白嫩。元朝有個道士羅霅震，也常吃黃精。道家中人愛服食黃精蔚然成風，這樣的例子不勝枚舉。

黃精入藥，從《神農本草經》就有記載了，被列為上品。《神農本草經》中的上品有 120 種，上品可久服，下氣，輕身，耐老。久服，意味着它可以長期服用，相對安全。下氣，則指氣以降為順。輕身是保持身體健康的過程，耐老是目的。

黃精的功效是潤肺滋陰，補脾益氣，偏於養陰，所以滋陰方面臨床運用相對比較多。民間也有用黃精泡酒的。《本草綱目》言及黃精，說其美容養顏，駐顏有術。

黃精被列入了國家藥食兩用的藥材名單，服用相對比較安全。現代藥理研究表明，黃精在降血糖、降血脂、調節免疫功能、延緩衰老方面都有一定的作用。近年市場上可以見到很多與黃精相關的藥食兩用產品。

其實不只根莖，黃精的根、果實、莖、葉、花皆可入藥，唐代《食療本草》就有此記載。葛洪《抱朴子》寫道：「服其花勝其食，其食勝其根。」黃精花的效果比果實好，果實比根莖好。不過黃精的花太難得，道家中人主要服食其果實，但生食容易刺激咽喉，所以要九蒸九曬後再食用。也有打成粉末做散劑或做成藥丸服用的，還有蒸熟直接服用的。

/ 雞頭黃精 /

黃精早在南北朝時期，就有種植的先例了。《中國藥典》收載的黃精基原植物有 3 種，百合科植物滇黃精 *Polygonatum kingianum* Coll. et Hemsl.、黃精 *Polygonatum sibiricum* Red. 或多花黃精 *Polygonatum cyrtonema* Hua。按形狀不同，習稱「大黃精」、「雞頭黃精」、「薑形黃精」。雞頭黃精採挖出新鮮的根莖呈圓柱狀，一端粗一端漸細，而且根莖上一個個圓圓的莖殘基和雞頭上的眼睛十分相似，雞頭黃精由此而得名。

黃精反覆蒸製以後就會變成黑色，外形有一點像熟地黃。在藥材鑑別考試的時候，我經常拿炮製後的黃精和熟地黃來考學生。如果一眼看不出來，放到嘴裏嘗一下也就知道誰是誰了。與黃精相比，熟地黃比較黏牙，聞起來有甜香氣。

越南國家藥物研究院收藏的野生黃精（滇黃精）

/ 越南黃精 /

我在越南考察時也見過很大的黃精。

1989 年，我參與承擔世界衛生組織藥用植物系列叢書英文版的工作，編輯出版了《中國藥用植物 (*Medicinal Plants in China*)》第一冊，越南的專家負責第二冊。當時中越雙方專家相互校勘，也是我第一次與越南傳統醫藥專家合作。黃精是一味在中越兩國都常用的藥材。

20 年後，我到越南河內參加世界衛生組織的一個工作會議時，訪問了河內的藥物研究院。研究院的院長專門找了些當地的特色藥材來展示，我見到了一株 2 米多高的野生黃精，從品種來源上講是滇黃精。

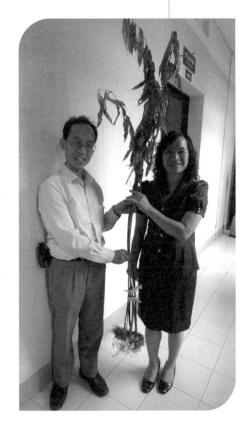

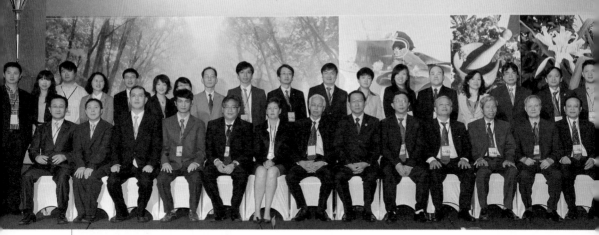

在越南河內參加世界衛生組織西太平洋地區草藥論壇的代表

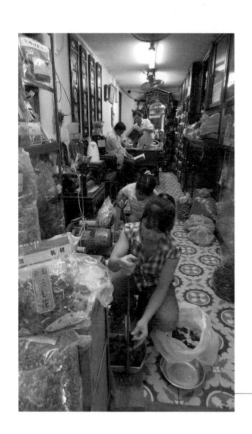

越南對於我們這一代中國人來說是再熟悉不過的鄰國。越南的傳統醫藥高等教育和中國內地、韓國情況相似,差不多都是從 20 世紀 50 年代起步的。在越南傳統醫藥領域有幾個里程碑式的標誌:1957 年越南傳統醫學醫院成立,1961 年越南國家藥物研究院成立,1988 年世界衛生組織第 22 個世界傳統醫學合作中心在越南建立。

越南傳統醫藥稱為東醫、東藥,與西藥相對應,與現代醫學並行。在傳統藥物中,來自中國的藥都叫「北藥」,本地生長的藥都叫「南藥」。

越南的草藥店

222

歷史上，中華文化對於周邊國家的影響很大，在中國周圍形成了由日本、朝鮮半島、越南組成的「儒文化圈」。中醫藥在對外傳播時與當地文化結合、生根、開花、碩果纍纍。

越南的傳統醫學源於中國，在發展過程中融入了自身特色。我曾經引用「同幹異枝、同源異流」來比喻中日與中韓傳統醫學，我想也同樣適用於中越傳統醫學。

越南的草藥
市場

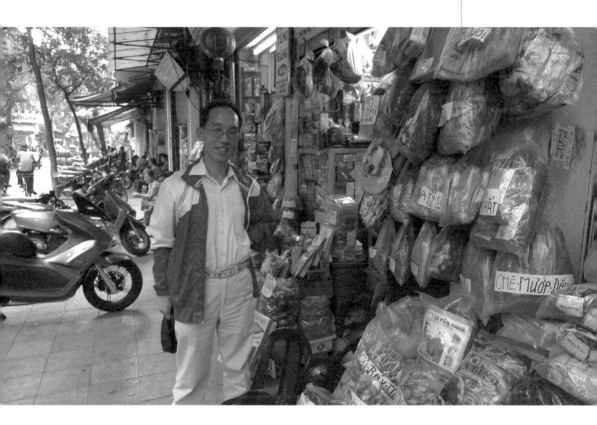

黃精是藥食兩用的常用中藥，也是一味道家常用的藥物。道教是發祥於中國的宗教，包括儒、釋、道在內的理念都對中醫藥的發展產生了深遠的影響。相較之下，道家更注重人與自然的關係。《本草綱目》體現出李時珍正是這樣一位融入天地之間的大學者。

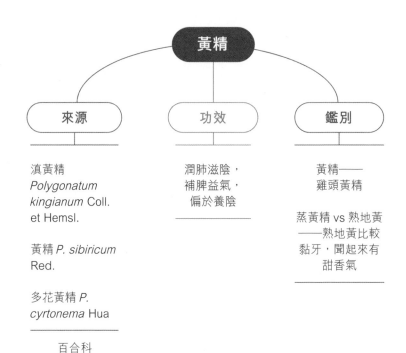

黃精

來源

功效

鑑別

滇黃精
Polygonatum kingianum Coll. et Hemsl.

黃精 *P. sibiricum* Red.

多花黃精 *P. cyrtonema* Hua

百合科

潤肺滋陰，
補脾益氣，
偏於養陰

黃精——
雞頭黃精

蒸黃精 vs 熟地黃
——熟地黃比較
黏牙，聞起來有
甜香氣

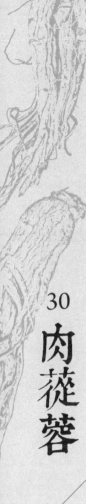

30 肉蓯蓉／曾助天驕氣勢虹

/ 初識肉蓯蓉 /

中藥肉蓯蓉有「荒漠人參」之稱。

我初識肉蓯蓉時還在日本。20 世紀 80 年代末到 90 年代初，日本電視節目裏每天都播養命酒的廣告。養命一詞，使用的就是《神農本草經》上品中藥「主養命，以應天」的概念。暢銷國際市場的日本「養命酒」裏面含有 10 幾種中藥，其中之一便是肉蓯蓉。

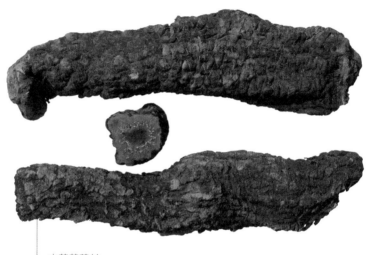

肉蓯蓉藥材

在日本留學期間，我曾受邀到長野縣養命酒的工廠去參觀，還做過一次學術講座。到討論環節時，對方向我提出了一系列問題。比如，肉蓯蓉的肉是甚麼樣的？肉蓯蓉有甚麼功效？肉蓯蓉生長在哪裏？肉蓯蓉的花是甚麼樣的？肉蓯蓉與寄主關係如何？肉蓯蓉現在的資源有多少？我逐一回答了對方的疑問，因此還獲得了 10 萬日元的獎學金。

我想日本人提出的這些問題，也是現在很多中國人想了解的，下面逐一解答。

肉蓯蓉被收錄在《本草綱目》草部第 12 卷，屬山草類。

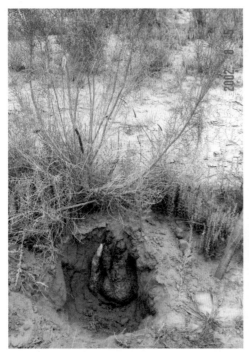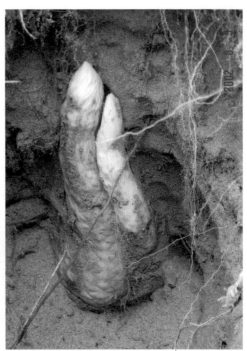

肉莜蓉原植
物與其寄主
梭梭

關於肉莜蓉的名稱由來，李時珍解釋道「補而不峻，故有從
容之號」。從容，是和緩的意思。肉莜蓉藥性和緩，可從容進
補，加之是草本，所以就加了個草字頭，得「莜蓉」二字。

《本草綱目》記載，肉莜蓉補腎陽，滋腎陰，益精血，潤腸通
便。用於男子絕陽不興，女子絕陰不產。

肉莜蓉補腎壯陽，並不像其他補腎壯陽藥那樣燥熱。所以，吃
這個藥比較溫和，是一種緩補的藥物。

肉莜蓉除了補虛以外，還有一個功效就是潤腸通便。尤其是精
血虧損引起的腸燥便秘，這是一種困擾現代人的常見疾患，
老年人尤其多見。如果患有此類型的便秘，不妨用肉莜蓉煮水
喝，起效較快，同時還有溫和的滋補作用。

《本草綱目》解決了不少問題，也留下了眾多的未解之謎。肉
莜蓉的來源就是其中一個。

關於肉蓯蓉的來源，《本草綱目》中記載了一些古人的傳聞，其中提到陶弘景說過「言是野馬精落地所生」，聽來就是神話傳說，還有幾分荒誕。但也說明肉蓯蓉不是一般的植物，古人對其並不了解。《本草綱目》中就記載肉蓯蓉十分罕見。那麼肉蓯蓉究竟是怎麼來的呢？

| 荒漠人參 |

我第一次實地考察肉蓯蓉是在內蒙古。在內蒙古鄂爾多斯草原上的成吉思汗陵前，我感受到了廣袤草原的蒼茫氣魄。

蒙古族有這樣一段傳說：當年成吉思汗率領蒙古大軍，在大漠鏖戰幾天幾夜。正當將士們筋疲力盡、飢渴難當之時，天神派來神馬，踢開梭梭樹的樹根，露出了肥壯鮮嫩的肉蓯蓉。將士們食用之後，不但解飢解渴，而且精神抖擻，一個個變得生龍活虎，一舉擊潰了敵軍。

在中藥當中，有幾種藥物具有特別的傳說故事，如冬蟲夏草、天麻、肉蓯蓉、茯苓、珍珠、石斛等，從而演繹出了「仙草」之名。一個比一個有名，一個賽一個奇特。「仙草」除了是形容其療效之外，多數是人們搞不清它們的基原，因此就籠罩上了一層神秘的色彩。

一代天驕 內蒙古自治區鄂爾多斯市成吉思汗陵雕塑

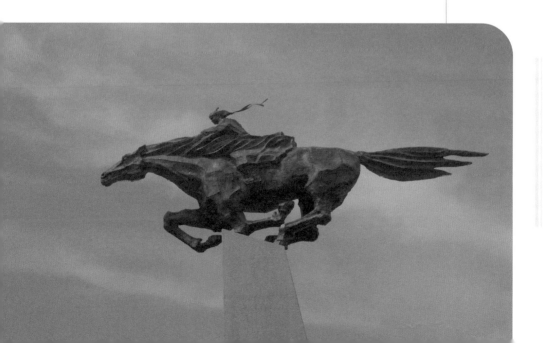

肉蓯蓉生長在海拔 1,200 米以下的沙丘荒漠，生存環境十分惡劣，它屬列當科的寄生植物。

《中國藥典》收載入藥的肉蓯蓉有兩種，肉蓯蓉和管花肉蓯蓉。前者寄生在藜科植物梭梭和白梭梭的根部，後者寄生在檉柳科植物檉柳，也就是紅柳的根部。

梭梭是防沙固沙的優良樹種，也是駱駝的優質飼料。大自然中每千株梭梭，僅 7 株根部生有肉蓯蓉。肉蓯蓉長成熟需 3～5 年，每 5 千克鮮品才可晾曬出 1 千克乾品。

/ 吉尼斯紀錄 /

肉蓯蓉藥用部位是莖 —— 生長在地下的莖。這種莖肉質，形似膨大的蘆筍，高度一般為 40～80 厘米。如果不斷往上面培土，肉蓯蓉可以在地下一直生長。

2004 年，香港浸會大學中藥標本中心收藏了一棵 1.74 米高的肉蓯蓉，被列入了吉尼斯世界紀錄。這是第一個，也是目前唯一一個被列入吉尼斯世界紀錄的中藥。

吉尼斯世界紀錄肉蓯蓉王（香港浸會大學中藥標本中心藏）

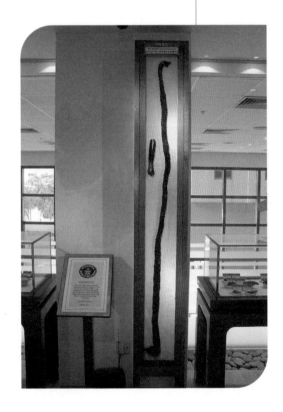

吉尼斯世界紀錄證書

肉蓯蓉開花前是在地下默默生長的。等到春暖雪融，頂端美麗的花序露出地面，這時才能見到它的真面目，給寂靜荒涼的沙漠增添一縷繽紛的色彩。

肉蓯蓉一般 4～5 月開花，花冠白色，頂端裂片為紫紅色，非常漂亮，5～6 月結果。結的果是蒴果，成熟開裂後，細如塵埃的種子在沙漠中隨風飄揚，散落到浩瀚的沙漠之中，等待着與寄主的相遇。

肉蓯蓉種子具有頑強的生命力，可以和千年的古蓮子相媲美。沙漠夜晚最低溫度可降到零下 30℃，白天最高溫度能到 50℃，在經歷過這樣 80℃溫差的歷練後，肉蓯蓉的種子依然保持數十年生命力，難怪人們稱它為「地精」！

肉蓯蓉之父

説到肉蓯蓉，我還要介紹一位被譽為「肉蓯蓉之父」的科學家 —— 北京大學的屠鵬飛教授。

屠鵬飛癡迷
肉蓯蓉 30 年

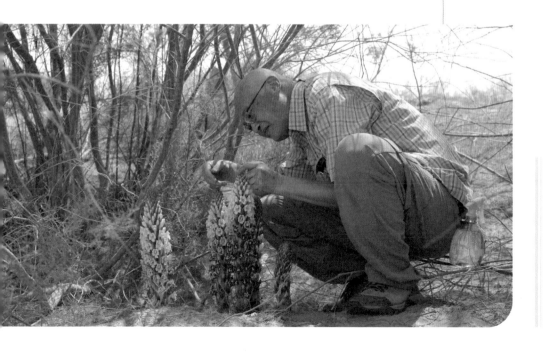

認識屠教授還是在 30 多年前，他雖然比我小五六歲，那時候我就叫他老屠了。1997 年我和老屠一塊兒去南京，探望他的博士指導老師 —— 病中的徐國鈞院士，才知道早在讀書時，徐先生就叫他老屠。他少年老成，這對於他是一個永不過時的、長青的稱謂。

老屠是讓我非常佩服的人，不是因為他在藥典委員會中是藥材組的組長、是我的領導，而是因為他是一個腳踏實地的人，是把青春貢獻給了祖國醫藥事業的可敬之人。

一提到新疆，人們可能會想起王洛賓那首浪漫的民歌《達坂城的姑娘》，會想到抱着火爐吃西瓜的景象和烤全羊、羊肉串的美味，似乎全是和樂、怡然的印象。但是到肉蓯蓉生長的地方看一看，便能了解老屠在新疆開展的這項研究工作有多麼不容易。

人類生存最基本的需求是：陽光、空氣和水。荒漠中有空氣、陽光，就是缺水。在那個地方，藍藍的天空沒有白雲飄，因為缺水，沒有水蒸氣，何談遮陽的白雲。當地有個順口溜：「和田人民苦，一天半斤土，白天吃不夠，晚上還得補。」

在荒漠中尋找野生肉蓯蓉的工作，需要拿着鐵釬子當探針，真有點像考古探查古墓一樣。我在那裏也只是嘗試性地尋找了一下肉蓯蓉。白天在酷暑高溫下，就連汽車的車門都燙得不能碰，能把手燙起皰。

老屠形容肉蓯蓉與寄主之間，就像情人談戀愛一樣。肉蓯蓉的種子與寄主的根能相互吸引。寄主的毛狀根長到肉蓯蓉種子附近時，種子也能夠感到這種氣息。於是種子便開始萌發，主動與寄主結合在一起，然後從寄主根中獲取水和養分，形成幼苗，逐漸長大，直到長出地面、開花、結果。

人何嘗不是如此，老屠與大漠，與肉蓯蓉，30 年間也是發生了這樣一場「苦戀」，最終修成正果。30 年前我認識老屠的時候，他的頭髮還是茂密烏黑的，如今他的頭上已是「不毛之地」。他的付出換來的是荒漠上的片片綠洲。

一個數字讓我記得很清楚，李時珍用了 30 年寫了 190 萬字的《本草綱目》，老屠用了 30 年幫助當地治理荒漠 190 萬畝。

經過三十年的努力，屠教授的團隊研究發現管花肉蓯蓉與肉蓯蓉具有類似的化學成分和藥理作用。如今，管花肉蓯蓉已被收入了《中國藥典》。

藥源解決了，農民致富了，環境改善了，昔日漫漫黃沙變成了「金礦」。屠鵬飛教授也被當地群眾譽為「肉蓯蓉之父」。大漠風情，陶冶出老屠開朗的性格、平和的心態，他的網名就叫「蓯蓉一生」。

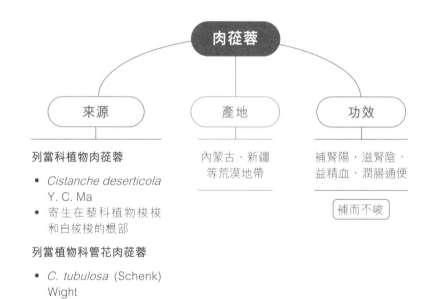

肉蓯蓉

來源

列當科植物肉蓯蓉

- *Cistanche deserticola* Y. C. Ma
- 寄生在藜科植物梭梭和白梭梭的根部

列當植物科管花肉蓯蓉

- *C. tubulosa* (Schenk) Wight
- 寄生在檉柳科植物檉柳，也就是紅柳的根部

產地

內蒙古、新疆等荒漠地帶

功效

補腎陽，滋腎陰，益精血，潤腸通便

補而不峻

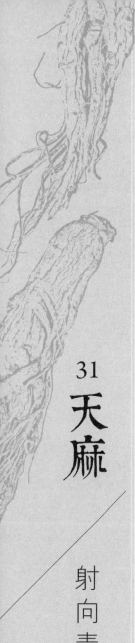

中國人好客，重友情，禮尚往來。親朋好友相互送禮時，往往會把稀有的、新潮的東西作為禮物，很多還都是自己捨不得用的、捨不得吃的。有時候也不管對方是不是需要，表達的是自己的心意。名貴中藥常常被人們當作禮品相贈，如人參、西洋參、鹿茸、天麻、石斛等。

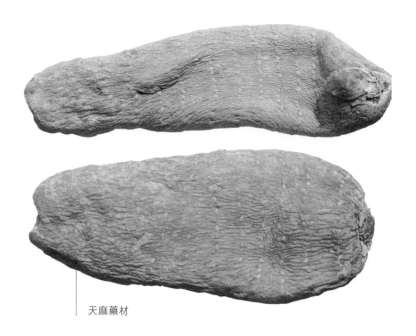

天麻藥材

以前，天麻特別珍貴，屬緊缺物資。有一次，一個朋友找到我說他家裏保存了一塊天麻，40 年都沒有捨得吃。我拿來看了看，外面包裹的紅布上都發霉了，我勸他可千萬別吃了。

/ 神秘面紗 /

天麻在歷史上有些神秘，不亞於現在網上盛傳的所謂仙草。帶着傳聞名頭的「仙草」大多歷史來源不太明晰，留下的傳說讓人捉摸不定，蒙上了一層神秘的面紗。

一説到植物，人們馬上會想到綠色。的確，大多數植物都是綠色的，但天麻卻是個例外。天麻渾身上下，找不到一點綠。

天麻是多年生腐生草本植物，無根、無葉、無綠色。從天麻地上部分看，莖直立，葉子就像鱗片，通體黃赤色，遠遠望去，就好似一支赤色的箭桿插在那裏，因此又名「赤箭」。天麻的地下部分只有根狀莖，沒有根，所以不能直接從土壤裏吸收營養成分。

另外，天麻植物分類上屬微子目，種子非常小，它的果實只有一粒花生米大小，卻裝着 3 萬～5 萬粒種子，真正的細若粉塵，肉眼難見。

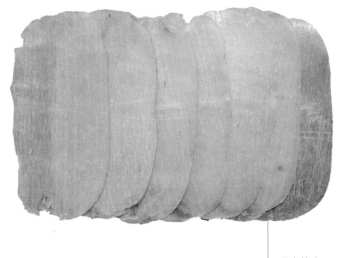

天麻飲片

天麻有這麼多與眾不同之處，難怪古人把天麻當成了天外來客、天賜之物。

天麻以「赤箭」之名最早見於《神農本草經》，被列為上品。「天麻」這個藥名出現在南北朝《雷公炮炙論》中。此後的歷代本草著作都是將赤箭與天麻分為兩條記載的。古人對天麻的認識如同盲人摸象，眾說紛紜，描述得都沾邊，又不全面。致使人們誤以為它們是兩種植物。

在《本草綱目》【釋名】項下，李時珍列舉了古書中與天麻相關的別名，有七八個，如定風草、神草、獨搖芝等。他經過詳細的考察，在《本草綱目》中，第一次將赤箭和天麻合併在了一起，人們才明確知道原來這是一種藥。

| 天麻之父 |

回顧歷史，祖輩曾無數次嘗試對天麻進行人工栽培，但一次又一次地以失敗告終。曾經藥農間還流傳這樣一段歌謠：「天麻是個寶，栽了就會跑。天麻是個怪，栽了就不在。」

現在人工種植天麻很容易了，偽品基本上也見不到了，這還要歸功於一位可稱為「天麻之父」的藥用植物學家徐錦堂教授。

我第一次見到天麻的原植物是在 1985 年，在北京西北旺剛成立的藥用植物研究所裏。我們當時接受了世界衛生組織的任務，在編著一本《中國藥用植物（*Medicinal Plants in China*）》，書中向全世界介紹中藥。這張照片裏的天麻原植物就是由徐錦堂教授親手栽種的。那一年，天麻的栽培技術剛取得成功不久，我聽徐老師講述了他如何研究天麻栽培的故事。

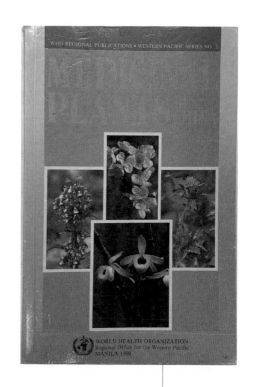

《中國藥用植物（*Medicinal Plants in China*）》

從事中藥栽培的研究耗費的時間非常長，幾年、十幾年都是常事。有時即使是搭上一輩子，也不見得能得到預期的結果。急功近利的人是幹不了這行的。為了獲得第一手資料，從 1963 年到 1965 年的 3 年時間裏，徐錦堂老師風裏來雨裏去，對野生天麻進行生態調查。

那個時代，山村裏還沒有電燈，要用油燈照明。有一天夜晚，徐老師像往常一樣在觀察挖回來的天麻。突然，他看到天麻發出了微弱的熒光，遂把天麻掰開一看，發現熒光來自一些快要腐爛的天麻，且裏面長滿了白色和黑褐色的菌絲。經過進一步分析，徐老師從這些菌絲中分離出了蜜環菌，天麻生長的秘密終於被揭開了。

以前人們只知道，天麻和天麻表面上一環一環的蜜環菌有一種共生的關係，但實際上並非如此。徐老師明確指出，共生指的是相互依存的關係，是相依為命的。天麻卻以蜜環菌為營養，本質上是一個吃掉另外一個的關係。蜜環菌找上天麻是自投羅網。

在大自然中，食蟲的植物，如豬籠草，以小昆蟲為食，誘捕小蟲子再將其溶解吸收養分。天麻是一種食菌的植物，吃的就是蜜環菌。

前面提到，天麻沒有根，不能直接從土壤中獲得營養，地上部分沒有葉綠素，也不能進行光合作用來製造養分。天麻獲得營養的唯一途徑就是依靠自身含有的一種溶菌酶，可溶解、吸收侵入它體內的蜜環菌，從而獲得營養，生存下去。

1984 年，徐錦堂教授發明了「天麻有性繁殖 —— 樹葉菌床法」，後被推薦為「新中國成立 35 年來 20 項重大醫藥科研成果」之一。

徐教授歷盡千辛萬苦，扎根在天麻產區，教會了千千萬萬的山區農民種天麻，脫貧致富。現在天麻已經在陝西、四川、貴州等地大規模地栽培了。百姓心中有桿秤，2001 年，陝西勉縣張家河的農民自發集資，為徐錦堂教授製作了一尊 5 米多高的漢白玉雕像。

人們將永遠記住這位將論文寫在祖國大地上的科學家、「中藥界的袁隆平」—— 徐錦堂。

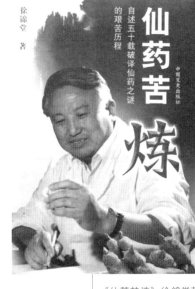

《仙藥苦煉》徐錦堂著

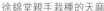

徐錦堂親手栽種的天麻

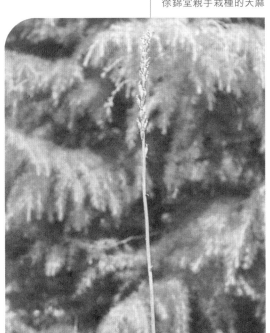

/ 定風草 /

因為天麻息風止痙、平抑肝陽的效果特別好，金元四大家之一的李東垣曾稱天麻為「定風草」。有一首半夏白朮天麻湯，就是治療風痰眩暈、頭痛最有名的方劑。

李時珍在《本草綱目》天麻的【發明】項下，記載了一首方 —— 天麻丸。方中只用了天麻和川芎兩味藥，用來消風化痰，清利頭目。

話說，清朝慈禧太后曾患面風，太醫用天麻治好了她的病。光緒皇帝有頭痛眩暈的毛病，也常常會用到天麻。這些不是戲說，都是有案可稽的，詳細記錄於《清宮醫案》中。

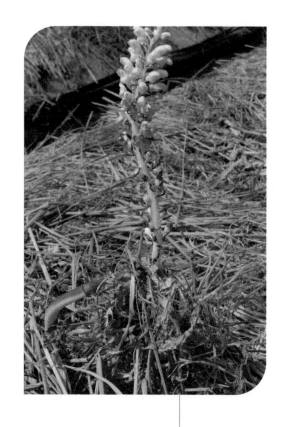

韓國栽培的天麻

天麻是藥食兩用的藥材。天麻燉豬腦、天麻燉鴿子、天麻蒸雞蛋、天麻枸杞粥……藥膳菜式也是豐富多彩的。

天麻當中的有效成分天麻素並不穩定，遇熱容易被破壞。用天麻煲湯時，一定要後下，最好在出鍋前半小時加入，這樣才不會把有效成分破壞掉。天麻雖好，但它屬平肝息風藥，並不是補益藥，不能隨便吃，應在醫生建議下使用。

/ 真偽鑑別 /

從古代到 20 世紀 80 年代，天麻的來源都是野生的，所以價格很貴，貴重程度並不亞於野生人參。

正是因為天麻珍貴，價格高昂，有利可圖，那個時候以假亂真的現象比較常見。天麻的偽品有不下 20 種。

其中讓我印象最深刻的是有人把土豆蒸熟，然後用針在土豆的表面扎出一個個針眼，形成一圈一圈的環紋，再曬乾，且從斷面看照樣有光澤。這種偽品天麻還真的能矇騙外行人。

天麻的商品規格有很多。《中國藥典》規定可供藥用者僅天麻 *Gastrodia elata* Bl. 一種。根據不同的採收期，天麻可以分為春麻和冬麻，市場上普遍認為冬麻比春麻質量好。

冬麻，指在冬至以後，地上莖枯萎後採挖的天麻，頂端有一個紅棕色的頂芽。僅從外形看，這個頂芽就好像鸚鵡的嘴一樣，稱為「鸚哥嘴」。冬麻的塊莖比較飽滿，品質也比較好。

春麻，指在立夏之前，剛出土還沒有抽苔時採挖的天麻。由於地上部分已經開始生長，已經消耗掉了一部分營養，所以這時採的春麻乾燥以後，表面皺縮明顯，中空，品質也沒有那麼好。

點狀環紋、鸚哥嘴、圓肚臍這三點是冬麻必不可少的鑑別關鍵。有個歌訣可幫助天麻鑑別：天麻長圓扁稍彎，點狀環紋 10 餘圈，頭頂芽苞鸚哥嘴，底部疤痕似臍圓。

天麻並非個頭兒越大越好，也不是越小越好。上手掂一掂，質地堅實墜手的一般品質較好。

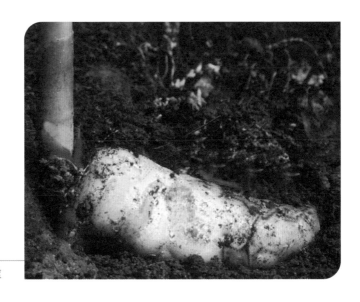

天麻的塊莖

隨着中藥栽培技術不斷發展，多種曾經難得一見的藥材，今已不為稀奇。正是因為有徐錦堂教授這樣獻身中藥栽培事業的科學家，解決了天麻栽培的難題，才讓天麻這味好藥能夠造福於大眾。藥材的產量上去了，滿足了市場需求，偽品自然也就消失了。

天麻

身世之謎

來源：蘭科植物天麻 *Gastrodia elata* Bl. 的乾燥塊莖

天麻獲得營養的唯一途徑，是溶解、吸收侵入它體內的蜜環菌

徐錦堂老師發明了「天麻有性繁殖——樹葉菌床法」

植物特徵

多年生腐生草本植物，莖直立，葉子像鱗片，好似一支赤色箭桿，又名「赤箭」

地下部分長有根狀莖，而不是根

果實大小似花生米，一個果實裏裝着 3 萬～5 萬粒種子，細小若粉塵

天麻功效

藥用

「定風草」，息風止痙、平抑肝陽

食用

藥膳——天麻燉豬腦、天麻燉鴿子、天麻蒸雞蛋、天麻枸杞粥

藥材鑑別

冬麻：冬至後，地上莖枯採挖，頂端有個紅棕色的頂芽——「鸚哥嘴」

春麻：立夏前，剛出土還沒有抽苔時採挖的天麻

鑑別歌訣：天麻長圓扁稍彎，點狀環紋十餘圈，頭頂芽苞鸚哥嘴，底部疤痕似臍圓

點狀環紋
鸚哥嘴
圓肚臍

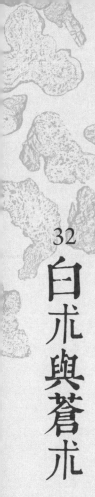

32
白朮與蒼朮

弟兄聯袂理沉痾

| 孿生兄弟 |

白朮與蒼朮在歷史上是一對孿生兄弟，就像牡丹與芍藥一樣，最初在本草書上是不分家的。

評書《岳飛傳》裏面有個金國的元帥叫金兀朮。白朮與蒼朮就是這個「朮」字。在簡體字中，「白朮」和「蒼朮」是以「白术」和「苍术」來表達的。現在「术」與「朮」有時可不區分書寫，可古時是兩個完全不同的字。「术」是一撇一捺，而「朮」左邊是撇，後一筆是豎折。現在《中國藥典》也用「术」字，但讀音還是 zhú。「术」唸 shù 時，指武術、技術、學術，在蒼朮與白朮的藥名裏唸 zhú。

1987 年 4 月，我初到日本一個星期，導師帶我去東京大學參加了東京生藥學會的研討會。那次會議的主題就是「朮」類藥材。當年去日本的中國學者還不太多，專門搞生藥的更少。會議主席把我請到了台上，讓我解釋一下「朮」的歷史。說實在的，當時我對蒼朮與白朮的區別還不甚了解。

記得我在會議室的黑板上，憑着以前在學校學到的一點知識，寫了白朮 Atractylodes macrocephala Koidz. 與蒼朮的拉丁學名，並在蒼朮的中文名字後面畫了兩個箭頭，標示有南蒼朮 A. lancea (Thunb.) DC. 與北蒼朮 A. chinensis (DC.) Koidz.，及江蘇茅山、浙江於潛等幾個產地。那次研討會後我也給自己留了一道作業題：蒼朮和白朮是甚麼關係？

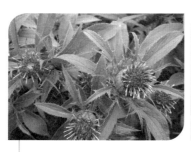

白朮原植物

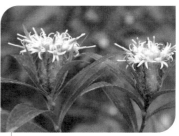

蒼朮原植物

/ 各司其職 /

如果隨便問一個中醫大夫，他一定都能脫口而出白朮、蒼朮二者功效上的區別。按照現代的分類，白朮被列為補益藥，長於健脾補氣。蒼朮被列為化濕藥，善於燥濕解表。

雖然李時珍將蒼朮、白朮均列在朮項下，但兩者性味、功能、主治、發明、附方都有所區別。

四君子湯、補中益氣湯、玉屏風散是著名的補益方劑，都能健脾補氣，方子裏都用白朮。

宋代《太平惠民和劑局方》裏面的平胃散燥濕運脾，行氣和胃，一共六味藥：蒼朮、厚朴、陳皮、甘草、生薑、大棗，君藥是蒼朮。平胃散再加廣藿香和半夏，為金不換正氣散，對脾胃濕重導致的嘔吐下瀉效果特別好。

吃了生冷的、過甜的、油膩的食物，以及濕熱的天氣和環境等多種因素都能導致脾濕。治療脾胃濕滯，四川的中醫最喜歡用蒼朮，日本的漢方醫也是。

蒼朮和白朮可以一起用，各自扮演不同的角色。蒼朮就像威風八面的大將軍韓信在前線衝鋒陷陣；白朮就像在後方保障供給的丞相蕭何運籌帷幄，源源不斷地提供物資。

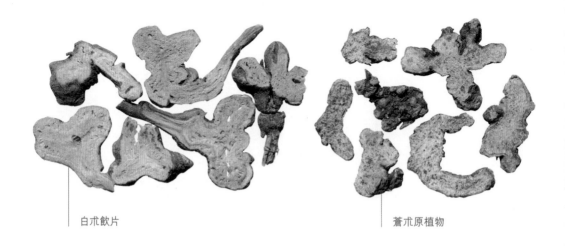

白朮飲片　　　　　　　　　　　　　　　　蒼朮原植物

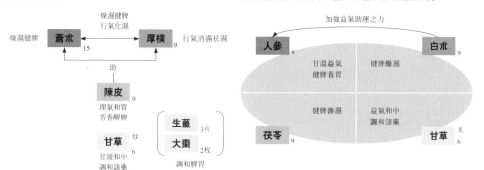

平胃散、四君子湯（摘自《百方圖解》）

清代《傅青主女科》中有一首完帶湯，功效是補中健脾，化濕止帶。方中同時用到了蒼朮和白朮，將相和諧，堪稱完美藥對。

本草記載蒼朮能祛濕氣，驅瘟，避穢，現代臨床證實它能夠在疫病期間發揮作用。1956 年河北某地爆發流行性乙型腦炎，當時的名老中醫蒲輔周先生用白虎湯治療，效果顯著。但事隔不久，北京也爆發了大規模的「乙腦」，這次再用白虎湯，效果就不那麼靈驗了。蒲老再出馬，在方中加入蒼朮一味藥，立時療效大增，疫情很快得到控制。

蒲老分析前一次「乙腦」流行時患者屬外感溫熱型，白虎湯清熱瀉火，可行；後一次流行時由於氣候潮濕，患者感染了濕熱夾雜的邪氣，單用清熱藥就力不從心了，加入芳香燥濕的蒼朮後，方子變得既清熱，又除濕，才是針對病機的治療方法。

其實蒼朮和白朮，單用也有妙處。《藥性賦》中記載：「蒼朮治目盲。」目盲就是俗稱的「夜盲症」。現代研究發現，蒼朮含豐富的維生素 A。古人從臨床實踐中總結出蒼朮對夜盲症有效。我們不得不佩服前人的觀察力與智慧。

白朮單用也有奇效。碗裏放幾片白朮，加點水，放到飯上蒸熟，可以用來緩解小孩脾虛流口水的症狀。遇到脾虛性便秘，尤其是老年

第 3 章 ● 各部專論：草部

人胃腸動力不足的情況，癥結在虛，萬萬不能濫用大黃、番瀉葉之類的峻猛之藥，瀉下反傷正氣，可考慮改用大劑量的白朮，單用就有很好的通便效果。

/ 山中丞相 /

對於蒼朮的探究，繞不開一個人和一本書，陶弘景和《本草經集注》。

陶弘景，南北朝時期丹陽秣陵（今江蘇省南京市江寧區）人，博學多才，精通醫藥，兼修佛教、道教。其所著《本草經集注》是中國本草發展歷史上的第二個里程碑。這部著作中，陶弘景不但完整地保存了《神農本草經》的內容，還加以註釋，進行補充。

陶弘景記述《神農本草經》：「法三百六十度，一度應一日，以成一歲。」而《本草經集注》中所記載的藥物品種達到了 730 種，與《神農本草經》相比正好翻了一倍。其中有的是他新增加的，有的如赤芍和白芍、蒼朮和白朮是陶弘景把它們區分開來的。書中記載：「蒼朮以蔣山、白山、茅山者為勝。」茅山就是江蘇省的茅山，也是茅蒼朮作為道地藥材的最早出處。

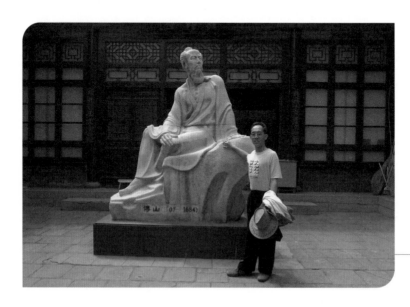

筆者在山西傅青主雕像前

陶弘景是一位很有故事的醫藥學家。南北朝時期，宋、齊、梁、陳政權更迭。南齊朝，陶弘景曾任諸王侍讀多年。南梁朝，他辭官隱居於茅山，潛心修道，號華陽隱居。梁武帝蕭衍在位 48 年，大興佛教，廣建廟宇。杜牧《江南春》：「南朝四百八十寺，多少樓臺煙雨中。」描寫的就是那個佛寺樓閣煙波浩渺的江南。南朝佛教興盛，梁武帝起了極大的引導作用。梁武帝曾多次派人向陶弘景請教治國安邦之策，但屢請不出，陶弘景相當於在山裏指點山河的名士，故而有了「山中宰相」的稱號。

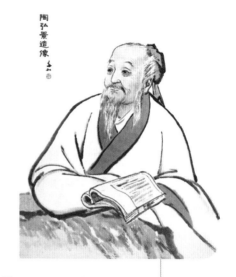

陶弘景造像
（蔣兆和畫）

曾有一位江蘇茅山的企業老闆找到我，他準備用 1,000 畝地建造一個李時珍紀念園，還拿出了厚厚的幾卷設計圖給我看，徵求我的建議。我說您的想法很好，但我建議不要捨近求遠，茅山就有一位大名士：山中宰相陶弘景。

/ 資源與品種 /

白朮與蒼朮都有頭狀花序單生於枝頭，總苞片如鐘狀，苞片針刺狀。但白朮花紫紅色，葉子比較薄、軟，邊緣有細刺。蒼朮花白色，葉子較硬，邊緣的齒也很硬。

白朮是多年生的草本植物，目前以人工栽培為主，少量野生，主產於浙江、安徽、湖南、江西、四川等地，道地產區為浙江。《本草綱目》記載：「白而肥者是浙朮。」杭州於潛的於朮尤其出名。

蒼朮的藥材野生與栽培品種並存，主產於江蘇、安徽、浙江、四川、河南等地。蒼朮又分為南蒼朮和北蒼朮，南蒼朮亦名茅蒼朮，一般認為南蒼朮品質比北蒼朮好。

我國南北差異比較大，用藥也有所不同，如，南、北五味子，南、北柴胡，這些藥都是國家藥典所認可的，臨床醫生也應了解。

蒼朮與白朮是臨床常用藥，名稱相似，功效不同，必須分開。在從事中藥研究過程中，我們既要參考本草文獻，也要參考現代實驗數據，更要注重中醫臨床實踐經驗。

30 多年前，我在東京接受的作業題，現在基本完成了。當然還有更多學術上的問題，今後還會繼續探討下去。

白朮與蒼朮

白朮

來源

菊科植物白朮 *Atractylodes macrocephala* Koidz. 的乾燥根莖

資源

- 人工栽培為主，少量野生
- 主產於浙江、安徽、湖南、江西、四川等地，道地產區為浙江

功效

- 補益藥，長於健脾補氣——四君子湯、補中益氣湯、玉屏風散
- 單用：治療脾虛流口水、脾虛性便秘

蒼朮

來源

南蒼朮
菊科植物茅蒼朮 *A. lancea* (Thunb.) DC. 的乾燥根莖

北蒼朮
菊科植物北蒼朮 *A. chinensis* (DC.) Koidz. 的乾燥根莖

資源

野生與栽培品種並存，主產於江蘇、安徽、浙江、四川、河南等地

功效

- 化濕藥，善於燥濕解表——平胃散
- 單用：可治夜盲症

/ 動物的啟示 /

在當今市場上，兩類中藥最暢銷，美容的和補腎壯陽的。日本有個很暢銷的藥酒 —— 養命酒，暢銷原因，就是因為人們把它和補腎壯陽聯繫在了一起。30 年前我在日本留學時就留意到，它的配方中有中藥肉蓯蓉和淫羊藿。

淫羊藿的發現是人類從動物身上得到的啟示。名字就帶着羊，藿字原意指豆葉。《神農本草經》已經收錄了淫羊藿，主陰痿絕傷，益氣力，強志。陶弘景的《本草經集注》中也記載：「西川北部有淫羊，一日百遍合，蓋食此藿所致，故名淫羊藿。」南北朝時有一個川北的老羊倌，放羊的時候見到山上長着一種草，長得非常快，可長到一二尺高。公山羊吃了這種草之後，會變得特別興奮，和母山羊交配的次數增加了很多。陶弘景聽了老羊倌講的故事後，又經過自己的仔細觀察，證實這種草有壯陽的作用，把這段故事寫進了《本草經集注》。

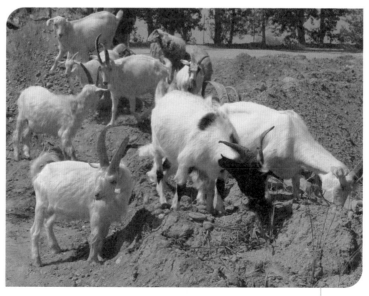

小山羊

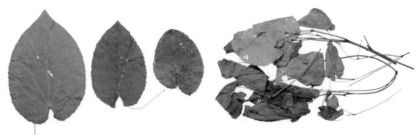

淫羊藿藥材

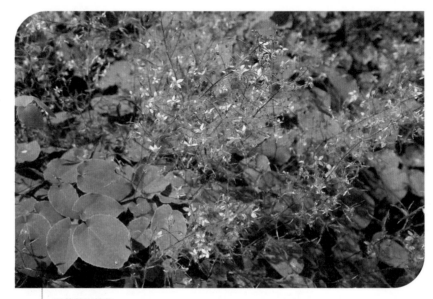

淫羊藿原植物

自然界中，動物有很多奇特的本領，給人類巨大的啟發。由此也出現了一門學科，仿生學。青蛙天生就會游泳，人類模仿青蛙學會了蛙泳。人類看到了魚翔淺底，發明了潛艇。

同樣，古人在研究和使用中藥時，從動物身上也得到不少啟示。

鵝不食草可通鼻竅，治療鼻炎。記得我在剛學中藥的時候，給患者推薦過一個治療鼻炎的方子，其中有辛夷和鵝不食草。結果患者給我打電話，說他喝了藥以後有翻腸倒肚、鬧心的感覺。這時我才想起來，其實這個藥的名字已經提示了人們，連鵝都不喜歡吃的藥，人吃了很難舒服。確實人吃了鵝不食草容易噁心、嘔吐。

野外考察，特別是進入原始森林時，隨行人員一般都會帶上一條獵狗開路。當地藥農告訴我，狗不怕蛇，即使狗被毒蛇咬傷，它會迅速找一些青草吃。因為有毒蛇出沒的地方，一般都能發現解蛇毒的草藥。常用來治療蛇咬傷的半邊蓮、田基黃、七葉一枝花都可在野外找到。

/ 柳宗元與仙靈脾 /

現代科學研究證明，淫羊藿的確能使男性精子數目增加，精子活力增強。淫羊藿除了補腎壯陽以外，更有強筋骨、祛風濕的作用，特別對於下肢癱瘓、手足麻木等方面的疾病，效果明顯。這也體現了中醫理論中所說的腎主骨，通過補腎來達到補骨的目的。

研究還發現，淫羊藿在預防和治療現代常見多發病骨質疏鬆症方面，也有不錯的效果。

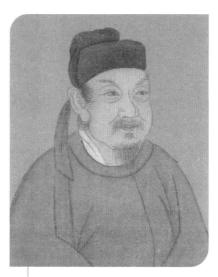

柳宗元像

唐宋八大家之一的柳宗元跟淫羊藿也有一段淵源。他寫過一篇五言詩《種仙靈毗》，全文共有 170 個字。這首詩如同一篇非常精彩的醫案，生動地記敘了柳宗元用淫羊藿治病的經歷。柳宗元被貶到永州（現在的湖南零陵一帶），當地自然環境非常惡劣，他深感世事艱難與不公，寫下了名篇《永州八記》、《捕蛇者說》等。

柳宗元到了那裏不久便疾病纏身。他在詩中寫道：「杖藜下庭際，曳踵不及門。」雙腿無力，行動不便，即使是拄着拐杖都挪不開步，連大門都出不了。有一位老藥農看到了，非常同情他，向他推薦了當地的一種草藥仙靈脾 —— 也就是淫羊藿。柳宗元服用後，个到 10 天就見效了。「服之不盈旬，蹩躠皆騰騫。」柳宗元不但扔掉了

拐杖，而且還能像年輕人一樣走路輕快，健步如飛。柳宗元隨後上山找到這種草藥，採下山後親自栽種，繼續按時服用。

不過柳宗元記載下來的名字仍為靈毗，後又慢慢衍變為仙靈脾，這後來也成了淫羊藿的別名。至今有的中醫開處方時仍會寫仙靈脾。

/ 名方二仙湯 /

中醫婦科裏有一首補腎的名方，二仙湯，主要用於治療更年期綜合症、骨質疏鬆症、卵巢早衰等。淫羊藿的補益功效不分性別，只要對證皆可使用。二仙湯的君藥是兩個大「仙」——仙靈脾和仙茅。

同時中醫古文獻中記載，服用淫羊藿能產生「令人有子」和「無子」兩種完全不同的效果。《神農本草經》把淫羊藿列為中品。中醫臨床用藥不及則藥力難求，太過則功效反失。對於陽痿的患者來説，服用淫羊藿能起到壯陽氣、增強生育功能的作用。但如果正常人長期大量服用，房事過度耗傷了元陽，則物極必反，反而會導致腎衰，喪失生育功能。

淫羊藿有利也有弊，一定要對證下藥才能發揮好作用。

/ 藥用資源 /

淫羊藿的來源包含小檗科的多種植物，主要分佈於中國、朝鮮半島和日本，遠至阿爾及利亞、意大利北部和黑海地區也有分佈。

中國是淫羊藿的主要分佈區域，有 40 多種淫羊藿，其中可以入藥用的大概有 20 種。現在《中國藥典》收載的淫羊藿有 5 種，入藥部位為葉。除了常見的代表性的淫羊藿 *Epimedium brevicornu* Maxim. 之外，還有同屬其他種，包括分佈在北方的朝鮮淫羊藿 *E. koreanum* Nakai、分佈在西南部的柔毛淫羊藿 *E. pubescens* Maxim. 和巫山淫羊藿 *E. wushanense* T. S. Ying、分佈在中部和東部的箭葉淫羊藿 *E. sagittatum* (Sieb. et Zucc.) Maxim.。

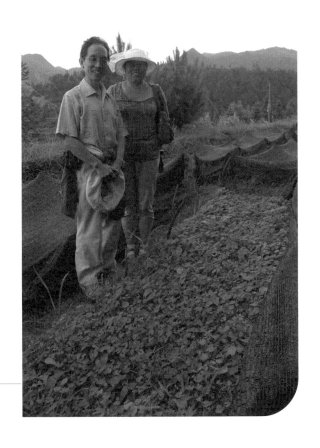

筆者與郭寶林在貴州
淫羊藿栽培基地

淫羊藿組的葉子都是複葉，形態上有些小的差異，有的小葉紙質薄一些，也有的革質厚一些，但它們的小葉有個共同的特點，都是類心形。葉子基部兩邊不對稱，葉子的主脈很明顯，邊緣有鋸齒，莖稈像鐵絲一樣硬，在野外很容易辨認出來。

2013 年夏天，我們的考察組到了貴州苗族侗族自治州的千戶苗寨，對巫山淫羊藿進行了系統的考察。在那裏我還遇到了我的校友，中國醫科院藥用植物研究所的研究員郭寶林，她研究淫羊藿 30 多年，常年蹲點在山區裏，對淫羊藿的栽培事業做出了重大貢獻。她很高興地告訴我，現在淫羊藿的栽培已經獲得了成功，不但解決了種植技術難題，而且已經在選育更優質的品種，將來能提供更優質的藥材。

人類從動物身上得到啟示的例子還可以舉出很多。在探索大自然的過程當中，在四處尋醫問藥的過程中，患者是醫生的老師，動物也是人類的老師。

淫羊藿

來源

小檗科

淫羊藿 *Epimedium brevicornu* Maxim.

箭葉淫羊藿 *E. sagittatum* (Sieb. et Zucc.) Maxim.

柔毛淫羊藿 *E. pubescens* Maxim.

朝鮮淫羊藿 *E. koreanum* Nakai

《中國藥典》中，收載在「淫羊藿」項下

巫山淫羊藿 *E. wushanense* T. S. Ying

《中國藥典》中，「巫山淫羊藿」單獨收載

功效

- 補腎壯陽，強筋骨，祛風濕
- 二仙湯——淫羊藿、仙茅

| 紫雲膏 |

2020 年新冠肺炎疫情嚴重時，大家為了防禦新型冠狀病毒，紛紛自我隔離，宅在家裏。回想這段時間，我的廚藝倒是提高了不少。曾經對下廚房一竅不通的我，也學起了蒸饅頭、烙大餅。下廚房需要注意的地方可不少，烙餅說來簡單，但是一不小心被熱油燙着的話也不能忽視，要趕快處理。

我諮詢過燒燙傷專家，建議兩厘米以下的小皰不要挑破，超過 3 厘米的則應該挑破。中藥裏有一個可以治療輕度燙傷的中成藥，以中藥紫草為主藥的軟膏 —— 紫雲膏。以前我在實驗室裏工作時，必備紫雲膏。另外一個常用的中成藥京萬紅軟膏，也有類似功效，由紫草、地榆、當歸、白芷等中藥製成。以我自己的使用經驗，確實非常有效，不但可以防止傷口感染，而且水皰內的膿液很快會被吸收。

臨床針灸也常用紫雲膏，「麥粒灸」「天灸」都會用到，算是一種門診必備的應急之物。

紫草始載於《神農本草經》，列為中品；在《本草綱目》中被收入草部第 12 卷，屬山草類。按《本草綱目》記載，紫草花紫、根紫，可以染紫色，故名紫草。自宋代蘇頌的時期紫草才廣泛使用。李時珍記載紫草能夠治療斑疹、痘毒，祛痘祛斑，還可以活血涼血，利大腸。

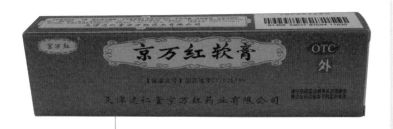

京萬紅軟膏（由紫草、地榆、當歸、白芷等中藥製成）

《本草綱目》記載了這樣一個方子，用紫草、陳皮和葱白煮水服用。臨床上可以用於血熱引起的青春痘和黯斑。一位臨床皮膚科醫生告訴我，他常用這個方法，一用一個準。

紫草同時是一味兒科藥，用於小孩疹痘、小兒白禿等證。小兒白禿就是小孩的頭皮上覆蓋着白色鱗屑斑片的症狀，與成人的頭皮屑不同，白禿的主要表現是頭髮易斷。《本草綱目》記載，用紫草煎汁，塗在白禿的地方，便可以起效。但是紫草藥性寒涼，而且有利大便的作用，所以脾氣虛的人內服時要謹慎考慮。

/ 硬軟紫草 /

《本草綱目》詳細記載了古代人工種植紫草的過程。種紫草要在 3 月前後逐壟下籽，9 月把地上的草割下來，第二年春分前後採收，這時根頭有白色茸毛，根的色澤鮮艷，如果開花後再採，根的顏色就比較暗淡了。藥店裏顏色不夠紫的紫草，可能就是採收時間偏晚了。

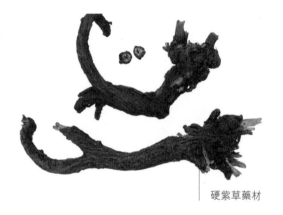

硬紫草藥材

紫草可分為硬紫草和軟紫草。通常所說的硬紫草是紫草科植物紫草 *Lithospermum erythrorhizon* Sieb. et Zucc. 的乾燥根；軟紫草是新疆紫草 *Arnebia euchroma* (Royle) Johnst. 或內蒙紫草 *Arnebia guttata* Bge. 的乾燥根。選擇紫草時應以紫色、條粗、皮厚為佳，而不是以木質部多為標準。

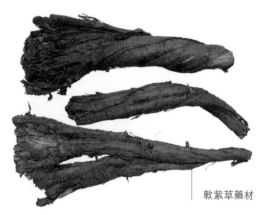

軟紫草藥材

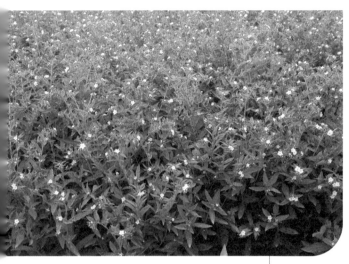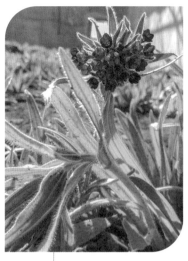

硬紫草原植物　　　　　軟紫草原植物（新疆紫草）

歷史記載的是硬紫草，現在《中國藥典》收載的是軟紫草。硬紫草在中國應用歷史悠久，曾為藥用紫草的主要來源，但由於其野生資源零星分散，產量不大，我國東北地區雖有人工栽培，但難以滿足日益增長的市場需求。為了保護硬紫草的資源，《中國藥典》暫時把它請了出去。

不過，日本的藥典《日本藥局方》一直規定的都是硬紫草。

我想將來隨着紫草的大量栽培，硬紫草有可能還會重新回到《中國藥典》當中。

| 紫草結緣 |

1982 年，當我在中醫研究院讀碩士研究生的時候，老師謝宗萬教授給了我 3 個題目做選擇：第一個是紫草，第二個是辛夷，第三個是葶藶子。

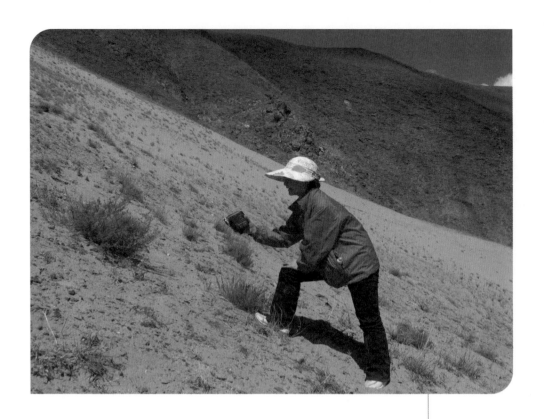

紫草的資源分佈主要在新疆，我考慮到當時交通不便，採藥一
次得花上兩三個月的時間，擔心課題完不成，最後選擇研究分
佈廣泛的木蘭科辛夷，與紫草擦肩而過。

自 20 世紀 70 年代開始，新疆紫草逐漸被開發利用，成為藥
用紫草的主流品種。

後來，我的博士生胡雅妮選擇課題的時候，我把自己錯過的題
目推薦給了她。她到了新疆、雲南、西藏等多個省和自治區，
做了許多實地考察。她工作能力強，而且對待研究課題認真細
心，在畢業時取得了優異的成績。

西藏紫草屬硬紫草一類，但是經過我們調查後發現，當地的植
物資源比較少，生態也比較脆弱，按其現狀評估不應繼續開
發，於是沒有推進西藏紫草的研究。

東西方藥物中都可見紫草。在歐洲，人們經常用紫草治療
胃潰瘍。紫草中所含的萘醌色素類成分，色澤鮮艷、着色
力強、耐熱、耐酸、耐光，可以抗菌、抗炎、促進血液循
環。紫草也被用於日用化工產品、食品、染料等方面，被
加入着色劑、殺菌劑、除臭劑中。本草飾紅妝是不錯的研
究題材，可以研究中藥的有效成分在化妝品方面的應用。

紫草

軟紫草

來源

紫草科植物新疆紫草 *Arnebia
euchroma* (Royle) Johnst. 或內蒙
紫草 *A. guttata* Bge. 的乾燥根

品質

以紫色、條粗、皮厚為佳

功效

清熱涼血，活血解毒，透疹消斑；
歐洲用來治胃潰瘍

**其他
用途**

着色劑，殺菌劑，除臭劑，化妝品等

硬紫草

來源

紫草科植物紫草 *Lithospermum
erythrorhizon* Sieb. et Zucc. 的乾燥根

功效

同軟紫草，但因資源匱乏，目前暫未收
錄於 2020 年版《中國藥典》

/ 良藥苦口 /

關於「苦」的諺語俗語有不少都帶着黃連。「啞巴吃黃連——有苦說不出。」、「苦不過黃連。」、「黃連苦膽味難分。」黃連與苦膽，我小時候都吃過。有一次，我患了百日咳，一種突發的急性呼吸道傳染性疾病，病程長，咳起來晝夜不安。有個民間驗方是吃雞的苦膽。但 20 世紀 60 年代，人們的生活都很困難，雞很難找，我父親想辦法，不知從哪裏找來了幾個豬的苦膽。雞苦膽是否核大小，可以一口吞

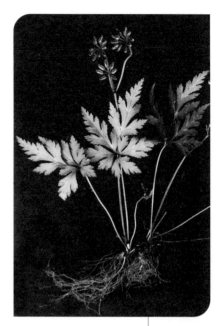

黃連原植物

下去。但豬苦膽可就大多了，一個膽的膽汁足足有 150 毫升，倒出來有大半碗，喝下肚裏又腥又苦。別說，還真管用，不到一周就見效了。有了這段經歷後，我再也沒有甚麼苦咽不下去了。

中醫理論認為黃連味苦性寒，具有清熱燥濕，瀉火解毒等功效。黃連藥用之名始載於《神農本草經》，被列為上品。

李時珍《本草綱目》的論述特點是「博而不繁，詳而有要」，其中黃連的記載有這樣一句：「治目及痢為要藥。」「目」指眼睛，「痢」是痢疾。黃連治療眼病和痢疾立竿見影。

/ 臨床應用 /

關於黃連的臨床應用，《本草綱目》裏記載了幾個方子，有香連丸、薑連散、變通丸等。

35

黃連

且品山中一味連

香連丸用黃連、木香，治療痢疾腹瀉。薑連散用乾薑、黃連，治療脾虛腹瀉。變通丸用黃連、吳茱萸，清瀉肝火，降逆止嘔，這個方和《丹溪心法》中的左金丸類似。

這幾個方子的組成都是一寒一熱。李時珍認為用藥皆是一冷一熱，一陰一陽，寒因熱用，熱因寒用，君臣相佐，陰陽相濟，最得制方之妙，所以有成功而無偏勝之害也。這就是告訴用藥之人黃連是大苦大寒之藥，配伍溫熱性藥以制其偏性。

寒藥有時也可疊加使用。黃連解毒湯就是一組寒性藥，黃芩、黃連、黃柏除上中下三焦熱，再加上瀉火利水的梔子，是瀉火解毒的代表方。但用此方要注意，中病即止，不可久服，否則苦寒容易傷脾胃。

1986 年筆者與鄔家林（中）、曹暉（左）在峨眉山中藥學校（現成都中醫藥大學峨眉學院）

/ 峨眉採黃連 /

我還在讀大學本科的時候，到野外採藥第一個認識的就是黃連。現在，我給學生上課時讓大家品嘗的第一味藥也是黃連。因為品嘗黃連會給同學們留下「苦」的印象，當然小嘗一點乾淨的黃連也很安全。

去過峨眉山的人估計都對那裏的猴子印象很深，我對峨眉山印象最深的是黃連。峨眉山位於四川的西南部，海拔 3,137 米，處於中亞熱帶，氣候溫暖潮濕，雨量充沛，氣候垂直差異比較大。

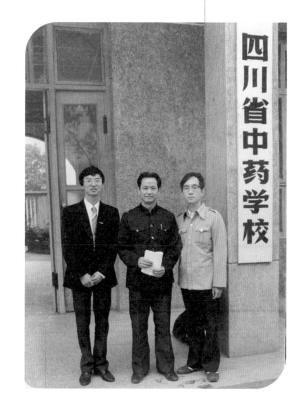

1986 年筆者與鄔家林（中）、曹暉（左）在峨眉山中藥學校（現成都中醫藥大學峨眉學院）

海拔每上升 1,000 米，溫度大約下降 6℃。峨眉山有 3,000 米的落差，山上山下溫度能差 20℃。所以說是：「一山有四季，十里不同天。」峨眉山藥用植物種類極為豐富，有 1,600 多種，黃連就是代表性的植物種類之一。

我的大師兄鄔家林教授曾在四川省峨眉山中藥學校（現成都中醫藥大學峨眉學院）當校長。1983 年，我上峨眉山採藥，他問我要不要陪同，我說自己鍛煉一下，就一個人上去了。可是上山容易下山難，回到半山腰時，趕上連續降雨，道路泥濘，下不來了。那時沒有移動通信，在山上一困就是 3 天。因緣際會，我恰巧住在了海拔 900 米處的中峰寺，那裏有個峨眉中藥學校的中藥栽培基地，地裏種植了黃連、黃柏等藥材。被困山上的幾天裏，我以黃連為伴，仔仔細細地把原植物的形態觀察了個遍。黃連是毛茛科多年生的草本植物，植株並不高，20 多厘米，葉子深裂，像鳥的羽毛一樣，開着黃綠色的小花，一般生長到 5 年後才能採收。記得我當時在四川吃辣導致腸胃有些不舒服，鬧了肚子，我就地挖了幾棵黃連，煎服後腹瀉立刻止住了，渡過了一次難關。

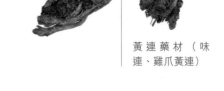

黃連藥材（味連、雞爪(黃連)）

從那之後，我外出考察必帶黃連素片。我曾經外出採藥不小心受傷了，便將黃連素片碾成粉末撒在傷口上，傷口就沒有感染。

黃連藥材（雅連）

峨眉山有一種峨眉野連，又被稱作鳳尾黃連。葉是三全裂，中央裂片較長，狀如鳳尾，這是個瀕危品種，現在已經禁止採集了。黃連藥材的來源還有三角葉黃連 *Coptis deltoidea* C. Y. Cheng et Hsiao，稱為雅連，以及雲南的雲連 *Coptis teeta* Wall.。

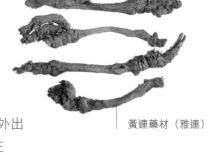

黃連藥材（雲連）

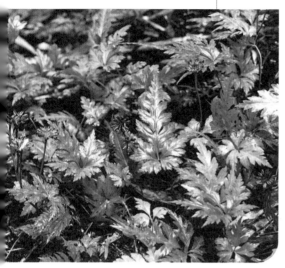
雲連原植物

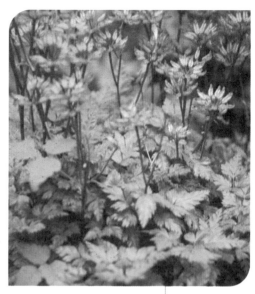
日本黃連原植物

除了上述兩種來源外，現在人工栽培的黃連主流品種為黃連
Coptis chinensis Franch.，商品名為味連。李時珍形容這種
黃連狀似鷹爪，商品上也稱為雞爪黃連，形似雞爪煮熟後攢拳
的樣子。黃連根的斷面非常黃，類似熒光黃的顏色，重慶的石
柱土家族自治縣是主產區之一。

雞爪黃連是商品中最好的，在海內外都很有影響。一家位於荷
蘭阿姆斯特丹的荷蘭東印度公司的博物館，藏有一棵大黃連，
狀如鷹爪，足足有7～8厘米長。台北故宮博物院藏有從北京
故宮博物院帶過去的清皇室收藏的雞爪黃連，其外形十分粗
大，這樣的黃連現在很難見到了。

日本也有黃連，和中國的黃連是同屬不同種的植物，但功效相
同。市場上還有一種外來的藥材胡黃連。雖名稱相似，卻是不
同的中藥。黃連是毛茛科的植物，而胡黃連是來自玄參科的植
物。玄有黑色的意思，玄參科的玄參、地黃乾了之後都是黑色
的，同科的胡黃連也偏黑色。胡黃連與黃連雖然都是苦寒、清
熱燥濕之品，治瀉痢的良藥，但胡黃連擅長退虛熱，黃連擅長
清心火、瀉胃火。

/ 黃 連 炮 製 /

黃連大苦、大寒，除了配伍溫熱性的藥以制其偏性，還有一個方法可改變其藥性，那就是炮製。

黃連歷史悠久，臨床上十分常用，炮製方法和炮製品種也特別多。宋代已有酒炒、薑炒、蜜製、米泔水製、麩炒、炒焦等炮製的黃連。元代增加了土炒、酒蒸等製法。明、清時期又增加了醋製、鹽製、乳汁製、膽汁製、製炭、酒萸製等製法。歷史上黃連的炮製品種曾有 27 種之多，炮製工藝十分精細講究。

從古到今，黃連的炮製經歷了從簡到繁，又從繁到簡的發展過程。現在《中國藥典》收載了黃連的 3 種炮製品，包括酒黃連、薑黃連、萸黃連。酒製引藥上行，酒黃連善於清上焦之火，常用於目赤、口瘡。薑黃連用生薑汁炮製，善於清胃，和胃止嘔。藥性辛熱的吳茱萸可抑制黃連的苦寒之性，萸黃連善治肝胃不和，嘔吐吞酸。

/ 黃 連 與 黃 連 素 /

由於黃連藥效廣泛，現今在全世界許多地方均作藥用。有一種從黃連中提取的有效成分，生物鹼類成分 —— 小檗鹼，更通俗的名稱是黃連素。瀉肚的時候，吃點黃連素片，一般就可以緩解。因為黃連生長緩慢，價格比較高，現我國主要用另一種植物「三顆針」作為提取小檗鹼的原料。

黃連除根莖外，其鬚根、葉均含生物鹼，可用於製取小檗鹼、黃連鹼等生物鹼；從黃連中還可分離出具有廣譜抗菌作用的天然色素。

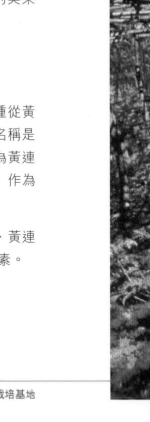

黃連栽培基地

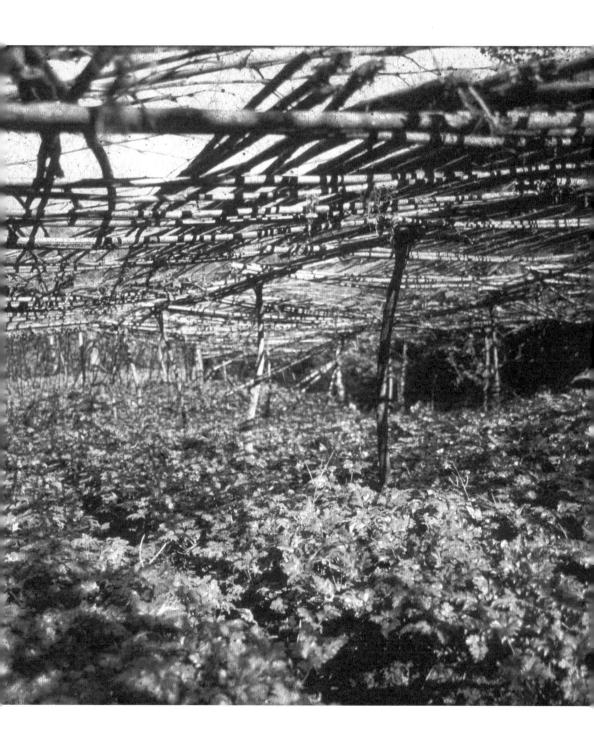

黃連素與黃連有關，但不等同於黃連。
有人服用黃連素的次數多了，或導致藥
效不明顯。但中華民族用了上千年的中
藥材黃連，到現在仍然在用，證明其確
實安全有效。

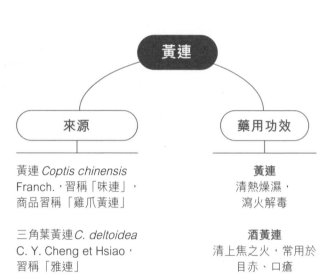

黃連

來源

黃連 *Coptis chinensis*
Franch.，習稱「味連」，
商品習稱「雞爪黃連」

三角葉黃連*C. deltoidea*
C. Y. Cheng et Hsiao，
習稱「雅連」

雲連 *C. teeta* Wall.，習
稱「雲連」

毛茛科

藥用功效

黃連
清熱燥濕，
瀉火解毒

酒黃連
清上焦之火，常用於
目赤、口瘡

薑黃連
善於清胃，
和胃止嘔

萸黃連
善治肝胃不和，
嘔吐吞酸

胡黃連

胡黃連 *Picrorhiza
scrophulariiflora*
Pennell

玄參科

李時珍與黃芩

李時珍走上行醫之路有一段坎坷的經歷。

李時珍的爺爺是走街串巷的鈴醫。李時珍的父親李言聞是一位坐堂醫生。那個時代醫生的社會地位並不高，他們望子成龍，希望李時珍能考取功名，光宗耀祖。李時珍小時候很喜歡讀書，也曾一心科舉，14歲便考中了秀才，原以為前途一片光明。但接下來的路並不順利，他在科舉的征途上一連9年3次鄉試不中，之後他便放棄了科考之路。十年寒窗，四時苦讀，雖未能取得功名，但為他日後編著《本草綱目》打下了堅實的功底。

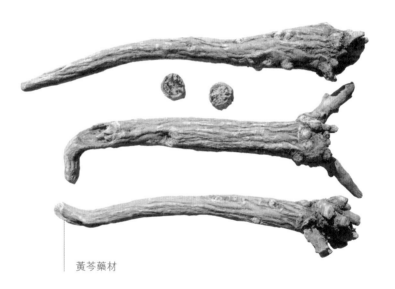

黃芩藥材

李時珍自小體弱多病，中途還曾患了一場幾乎要了命的大病，一味中藥把李時珍從死亡線上挽救了回來，也進一步激發了李時珍學醫的熱情。這味藥就是黃芩。這段經歷被李時珍原原本本地記錄在《本草綱目》當中。

在李時珍20歲那年，因患感冒咳嗽不止，他給自己開了不少藥方，終究是「醫者不自醫」，一個多月過去了，病情不見好轉，反而更加嚴重。在他身上出現了骨蒸潮熱、肌膚

火燒火燎的症狀。他每天吐痰差不多有一碗，又逢暑天，更是心煩口渴，幾乎日不能食、夜不能寐。家人都以為李時珍怕要熬不過來了。

這時，李時珍的父親李言聞從外地出診回來，想起金元四大家之一的李東垣在《東垣十書》中記載的治療肺熱如火燎的方法，可以用黃芩湯瀉肺經氣分之熱。於是李父就用一兩黃芩煎水，再濃縮，讓李時珍喝了下去。服後第二天李時珍身熱盡退，接着痰也祛了，咳嗽也好了。

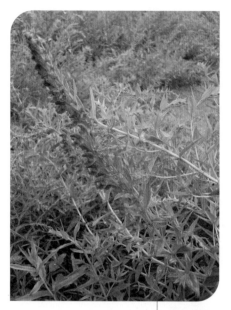

黃芩原植物

李時珍在《本草綱目》裏寫下了 16 字感歎：「藥中肯綮，如鼓應桴。醫中之妙，有如此哉！」用藥如果切中要害、恰到好處的話，就像用鼓槌擊鼓一樣，擲地有聲、立竿見影。這一遭切身經歷堅定了李時珍學醫的信念。

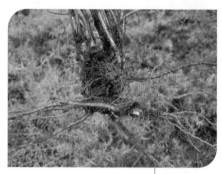

黃芩根

/ 百花山採黃芩 /

黃芩的芩字，最早在《詩經》裏便有記載。《小雅·鹿鳴》云：「呦呦鹿鳴，食野之芩⋯⋯呦呦鹿鳴，食野之蒿。」諾貝爾生理學或醫學獎的獲得者屠呦呦教授的名字就與這首詩有關，她發現了抗瘧的青蒿素，人們也將呦呦與青蒿聯繫了起來。《小雅·鹿鳴》詩中還藏着另一味中藥 —— 黃芩。

記得 1980 年 7 月放暑假期間，我第一次在北京郊外的百花山採黃芩。我們 7 個同學邀請了中藥鑑定研究室的張鎬京老師一同前往百花山，並且在山上住了一個星期。

北京周圍三面環山，是一個簸箕的形狀，出了北京向南就是

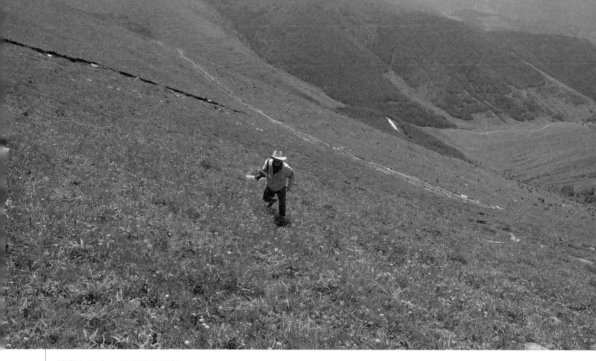

筆者在五台山尋找野生黃芩

開闊的華北大平原。京西百花山海拔 1,840 米，快趕上海拔 1,864 米的黃山蓮花峰了。百花山的山頂有一片廣闊的高山草甸，野花盛

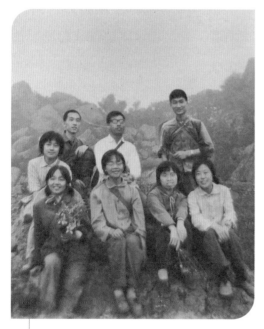

1980 年上大學時去百花山採黃芩（前排左起：齊平、馮學鋒、魯靜、裴妙榮；後排左起：潘雪、筆者、趙凱存、張鎬京）

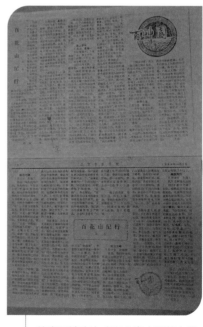

筆者以遠志之名在北京中醫藥大學校報上發表的《百花山行記》

開，春天裏是一幅綺麗壯觀的畫卷。

在花叢中很容易就能找到黃芩，黃芩的花是藍紫色的，在眾野花中很是明顯。黃芩 *Scutellaria baicalensis* Georgi 是唇形科的植物，花冠是唇形的，就好似人的上下嘴唇一樣。

黃芩還有個生在南方的漂亮姊妹 —— 半枝蓮 *Scutellaria barbata* D. Don，別名叫牙刷草，它的外觀與黃芩十分相似，「牙刷草」對外觀傳達得十分形象，它的花都開在一側。

黃芩是多年生的草本，根為圓錐形，很粗壯，斷面鮮黃色。黃芩的葉子還能代茶飲，能清熱敗火。我採下一片黃芩葉子放進嘴裏一嚼，真苦！

那次百花山採藥是一次難忘的經歷，回來以後我寫了一篇《百花山行記》，用遠志的筆名分兩期發表在當年的北京中醫藥大學的校報上。

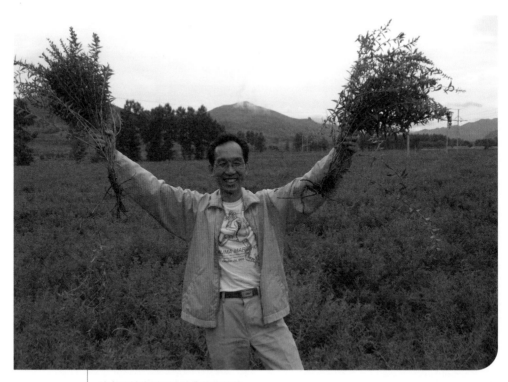

筆者終於找到了連根帶葉的黃芩

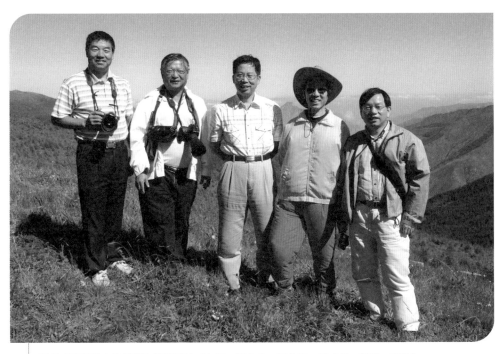

野外考察團隊在承德野生黃芩基地（左起：王文全、張永勳、陳虎彪、筆者、彭勇）

我在大學四年級做畢業專題時，首先學會的就是查閱《美國化學文摘》（*Chemical Abstracts*）。當時我的分工是負責黃芩條目。那時候北京中醫學院還沒有這部期刊，需要去隔壁的化工學院一本一本地翻，一張一張地做卡片。黃芩苷（貝加靈 Baicalin）這個關鍵詞也深深地印刻在我的腦海裏了。採黃芩、查閱黃芩文獻，引發了我對藥用植物學的興趣，也注定了我接下來幾十年和中藥打交道的緣分，這輩子就不幹別的了。

目前市場上的黃芩有野生的，也有人工栽培的，主產於河北、山東、山西、陝西、甘肅和內蒙古。百花山雖有黃芩，但不是主產地，黃芩最出名的產地在熱河，現在的河北省承德一帶，那裏曾是清代皇帝避暑、圍獵的地方，冬暖夏涼，以前屬熱河省，出產的熱河黃芩遠近聞名。1955 年省級行政區劃改革時，熱河省被取消了。

我與陳虎彪教授、王文全教授一起搭檔進行了 10 年的野外考察，也曾到承德考察過黃芩。

黃芩一般長到 3 年時，主要有效成分黃芩苷的含量已經比較高了，這時採收的通常稱為子芩。黃芩栽培到第四年，部分主根開始枯心，5 年以上枯心就更為普遍，商品中稱枯心的為枯芩或朽芩。

黃芩在採收與晾曬的過程中，一定要注意不能被雨水淋濕。雨淋會造成黃芩內的有效成分發生水解，根內部顏色變綠，品質自然也就降低了。

黃芩藥材在切製飲片前，需放在沸水中煮 10 分鐘，通過這種方法迅速殺酶，避免了變質的同時可使藥物軟化便於切片，保證了藥材飲片的外在色澤與內在質量。

/「黃氏三兄弟」/

中藥裏有出名的「黃氏三兄弟」，黃芩、黃連、黃柏。它們都能清熱燥濕，瀉火解毒。黃芩和黃連形影不離，一起運用在葛根芩連湯、半夏瀉心湯等經方之中。

黃芩單獨使用擅長治療肝膽經相關的疾病。黃芩和柴胡相配能和解少陽，常用的處方有小柴胡湯、大柴胡湯。黃芩和龍膽、青蒿相配能瀉肝膽實火，常用的處方有龍膽瀉肝湯、蒿芩清膽湯等。

在沒有抗生素的年代，黃芩、黃連、黃柏在治療感染性疾病的時候往往衝鋒在第一線，而且屢建奇功。

現今的生活條件、醫療條件和古代相比都發生了巨大的變化，家裏都有了保溫、保冷的條件，但過食生冷食物導致脾胃虛寒的人越來越多了。

抗生素濫用會導致很多的不良反應。其實中藥也是一樣不能濫用的，中藥使用不當、不對證，也會出現很多不良反應，不可動輒吃三黃片之類的藥清火。

/ 現代研究 /

這幾年有一個代號為 PHY906 的植物藥製劑聲名鵲起。目前已進入美國的三期臨床試驗。能進入美國三期臨床實驗的中藥還不太多，儘管它們還不是最終的上市新藥。PHY906 的研究者是美國耶魯大學醫學院的鄭永齊教授。鄭永齊教授是世界著名的藥理學家，我認識他還是在 20 年前。

2003 年的時候，鄭永齊教授來到中國香港，找到我們幾位中醫藥學者一起去拜訪了當時的香港特首董建華先生。拜訪是禮節性的，也帶着實質性的目的。大家分析了香港中醫藥發展的優勢與不足，緊接着就在香港發起成立了一個「中藥全球化聯盟」，鄭永齊教授擔任聯盟主席。

這些年來，中藥全球化聯盟學術活動非常活躍，先後在世界各地組織了近 20 次大型學術活動。我曾應邀到鄭永齊教授所在耶魯大學的實驗室進行訪問。鄭教授告訴我說，他自己能夠取得今天的成就是受到了中醫藥的啟發，得益於黃芩湯的研究。複方 PHY906 的處方就

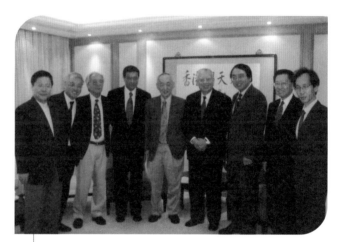

筆者（右一）與鄭永齊（左五）拜訪當時的香港特首董建華（右四）

是源自漢代張仲景《傷寒論》所載的黃芩湯。這個方由黃芩、芍藥、炙甘草、大棗四味藥組成。中醫認為黃芩湯具有和裏清邪的功能，可用於因邪熱入裏導致的下痢腹痛，身熱口苦等病症。

2010 年，鄭教授在美國《科學轉化醫學》（*Science Translational Medicine*）期刊上發表了文章，介紹中藥複方製劑（PHY906）能夠降低由於化療藥物造成的胃腸道毒性。

黃芩出自《神農本草經》，不但拯救了李時珍的性命，也使他堅定了學醫之路，更成就了後來的《本草綱目》。如今黃芩已經走出國門，正在為世界做貢獻。

青蒿、黃芩等中藥不僅是中醫藥王國中的瑰寶，也是世界人民的財富。相信在不久的將來，在全世界中醫藥研究者的共同努力之下，還會有更多的中藥被挖掘、研究、利用。

黃芩

來源、產地、產地加工

來源

唇形科植物黃芩 *Scutellaria baicalensis* Georgi 的乾燥根

產地

河北、山東、山西、陝西、甘肅和內蒙古

產地加工

放在沸水中煮 10 分鐘，以迅速殺酶

藥用功效

傳統中醫

清熱燥濕，瀉火解毒

現代研究

黃芩複方製劑（PHY906）——降低化療藥物造成的胃腸道毒性

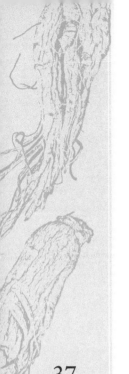

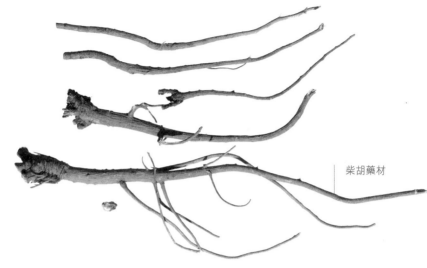

柴胡藥材

37 柴胡

營衛表裏任縱橫

/ 南北柴胡 /

柴胡收錄在《本草綱目》草部第 13 卷山草類。但《本草綱目》等多部古籍記載柴胡的名字為「茈胡」，這是柴胡的一個古名。「茈」字可以讀作「柴」，也可讀作「zǐ」或「cí」。

時珍曰：「茈胡生山中，嫩則可茹，老則採而為柴，故苗有……茹草之名，而根名柴胡也。」這種植物地上的嫩苗可以吃，老了可以當柴用。不過還有一種說法是地上部分為柴，地下部分為胡，因此名柴胡。

《中國藥典》記載柴胡為傘形科植物柴胡 *Bupleurum chinense* DC. 或狹葉柴胡 *Bupleurum scorzonerifolium* Willd. 的乾燥根，分別習稱為「北柴胡」和「南柴胡」。

鄰國日本的《日本藥局方》收載的柴胡來源是同屬的三島柴胡，它屬南柴胡的近緣品種。

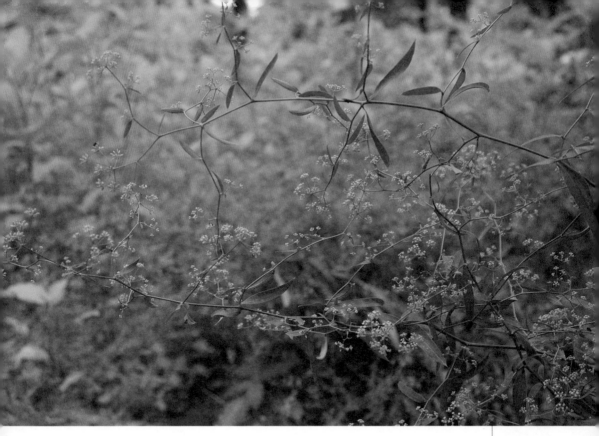

柴胡屬植物品種繁多,有 120 多
種,總的概括起來可分為有毒與
無毒兩大組。

在 20 世紀 70 年代,東北一些醫
療單位和中藥廠曾用大葉柴胡代
替柴胡來配製中成藥,患者服後
發生嚴重中毒反應。

大葉柴胡廣泛分佈在東北地區,
現在《中國藥典》在柴胡項下特
別標註:「大葉柴胡的乾燥根莖,
表面密生環節,有毒,不可當柴
胡用。」這是用生命換來的警示。

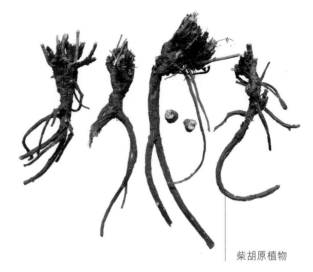

柴胡原植物

/ 小柴胡湯 /

柴胡作為常用中藥，臨床使用很廣泛。《傷寒論》中有 7 首經方都用到了柴胡：小柴胡湯、大柴胡湯、柴胡加龍骨牡蠣湯、柴胡桂枝湯、柴胡桂枝乾薑湯、四逆散、柴胡加芒硝湯。

其中小柴胡湯解表退熱，和解少陽，被譽為千古名方。治療少陽病有大、小柴胡湯，處方組成有所不同，並非因大、小柴胡的不同品種。

一個含柴胡的名方逍遙散，用柴胡疏肝理氣，暢通一身之氣，不僅是婦科名方，也是現代治療抑鬱症的常用方。

李時珍在《本草綱目》裏總結了柴胡的使用規律，柴胡是手足厥陰、少陽必用之藥。柴胡又是升舉清氣、退熱必用之藥。

要讓柴胡功效發揮得好，跟臨床劑量還有密切的關係。一般來説，如果柴胡用以解表退熱時，劑量偏大；疏肝解鬱時，用中等劑量；升陽舉陷時，劑量偏小。有句行話：醫家不傳之秘在於量。中醫的傳承強調跟老師學習積累經驗，有些細節問題需要師父來點撥。

中醫藥很早就傳到了日本，在日本被稱作漢方藥。日本人很看重中國的古方，特別是《傷寒論》與《太平惠民和劑局方》中記載的方子，現在日本的藥典借用了「局方」的名號是為《日本藥局方》，可見其對中醫藥的認同。

小柴胡湯
（摘自《百方圖解》）

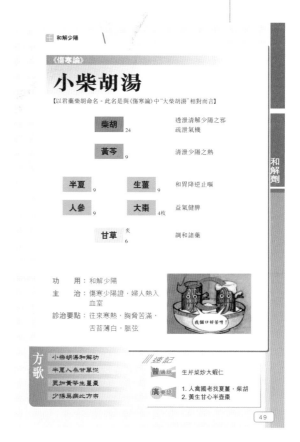

和解少陽

《傷寒論》

小柴胡湯
【以君藥柴胡命名。此名是與《傷寒論》中"大柴胡湯"相對而言】

柴胡 24		透泄清解少陽之邪 疏泄氣機
黃芩 9		清泄少陽之熱
半夏 9	生薑 9	和胃降逆止嘔
人參	大棗 4枚	益氣健脾
甘草 炙 6		調和諸藥

功　用：和解少陽
主　治：傷寒少陽證，婦人熱入血室
診治要點：往來寒熱，胸脅苦滿，舌苔薄白、脈弦

方歌　小柴胡湯和解功
半夏人參甘草從
更加黃芩生薑棗
少陽為病此方宗

速記
普通話　生斥柴炒大蝦仁
廣東話　1. 人窮國老找夏薑，柴胡
　　　　2. 黃芩甘心半壺棗

和解劑

第 3 章 ● 各部專論：草部

49

273

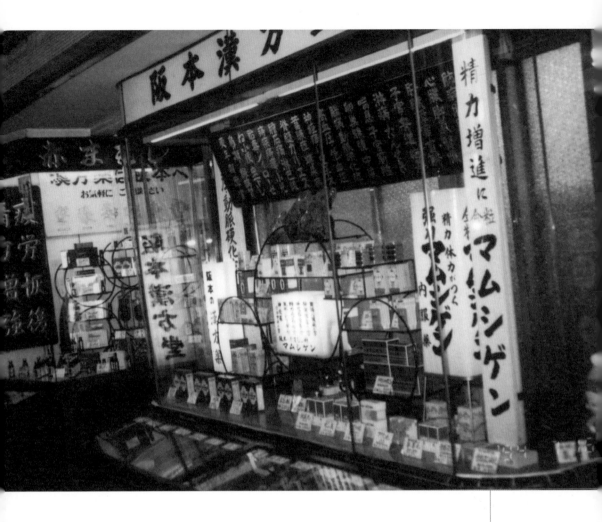

日本最常見的成方製劑有 10 個，即所謂：七湯二散一丸。小柴胡湯、柴朴湯、小青龍湯、六君子湯、麥門冬湯、補中益氣湯、柴胡桂枝乾薑湯、當歸芍藥散、加味逍遙散和八味地黃丸。小柴胡湯名列榜首。

小柴胡湯為甚麼好用，因為它是治療少陽病的。假如患感冒時出現了寒熱往來，一會兒發冷，一會兒發熱，怕冷和發熱交替出現的情況，説明邪在半表半裏，服用小柴胡湯就非常有效。從臟腑的角度來看，少陽和肝膽相關，在治療某些肝膽疾病的時候，小柴胡湯也適用。

/ 小 柴 胡 湯 事 件 /

1990 年，日本厚生省宣佈對小柴胡湯進行現代醫、藥學的再
評價，以確認其安全性和有效性。經過大量的研究，1994 年
厚生省對小柴胡湯改善肝功能的功效予以認可，於是這個方子
被正式收入了《日本藥局方》。

隨之而來的是日本出現了百萬肝病患者同服小柴胡湯的情況。
1995 年，小柴胡湯製劑的年銷售額在日本醫療保險範圍內的
147 種漢方製劑中穩居第一位，佔了總銷售額的 27%。

而中醫強調辨證論治，用方要因人而異。試想一下，日本全國
四分之一的肝病患者都在服用同一種藥，使用同一個劑型，
不出事才怪呢！不講辨證論治、濫用中成藥最終帶來了嚴重的
後果。不久之後，日本便出現了小柴胡湯顆粒劑不良反應的報
道，發生了 188 例間質性肺炎，其中 22 人死亡。

筆者與戴昭
宇聯合主編
《日本傳統醫
藥學現狀與
趨勢》（簡體
版和繁體版）

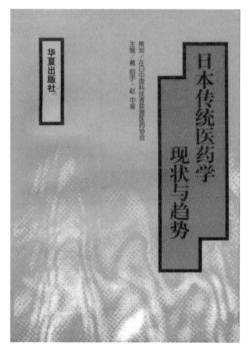

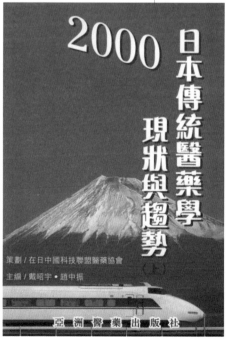

小柴胡湯本身沒有問題，關鍵是施藥者、患者、用法是否得宜。

日本小柴胡湯事件之後，人們在反思。中藥及中成藥一定要在中醫藥理論指導下才能合理使用。那次事件發生後，也引發了日本社會對學習和普及中醫知識的關注。中醫藥在日本的發展也從盲目地使用，開始向着更為客觀、理性、平穩的趨勢發展。

儘管日本在學習使用中藥方面出現過失誤，但同時也做出了很多有益的貢獻。顆粒劑就是其中之一。經常有人問我，顆粒劑和湯劑誰更勝一籌。我的回答是：不能簡單下定論。不同的劑型有不同的適應症狀、有不同的消費群體。如橘子、橘子汁、橘子糖，因食用者不同而出現適用性的區別。

在《傷寒論》的時代，中藥的劑型不過十來種。現在中藥的劑型是西藥有多少種，中藥就有多少種。對於患者和醫生來說，多一種劑型供選擇總是好的。

顆粒劑有一點像速溶咖啡，從小喝速溶咖啡長大的人，一定容易接受這種劑型，顆粒劑在海外市場中最為流行。顆粒劑其實有兩類，一是單味顆粒劑，又叫配方顆粒；二是複方顆粒。中國內地兩類都有，日本漢方則幾乎都是複方顆粒。

舉個方便麵的例子。方便麵是日本人發明的，出現在 1958 年，對傳統麵食工業而言是重大突破。方便麵的技術説來也就是加熱、乾燥、保鮮、調料濃縮、密封包裝工序的疊加，都是成熟的技術，並不新鮮。發明人的高明之處在於把這些技術綜合到一起，將這些技術綜合起來就是一種創新。

日本過去的飲食中麵食很少，那裏不產小麥，但是他們讓麵食以嶄新的面目出現在了市場上。據國際里斯諮詢報告披露，2018 年，全球方便麵銷量為 1,036 億份，相當於地球上每個人一年平均吃了 10 幾包。

古人云：「皮之不存毛將焉附。」方便麵也好、顆粒劑也罷，它們使其本質的東西方便攜帶和使用，創造了新的應用方法。

中醫藥走向國際市場，不可簡單地照搬，要因地制宜，下大功夫研究。世界各地隨處可見中餐館做的麻婆豆腐，幾乎沒有哪兩家是味道相同的。

柴胡是好藥，小柴胡湯是良方，千百年來在治病救人方面做出了傑出的貢獻。這些年中藥走出國門，在中醫藥國際化的進程當中，有成功的經驗，也有失敗的教訓。

廢醫存藥、脫離中醫理論盲目使用中藥，必然會導致不良反應的出現。中藥新劑型顆粒的探索，對於中醫藥行業的發展，有着劃時代的意義。

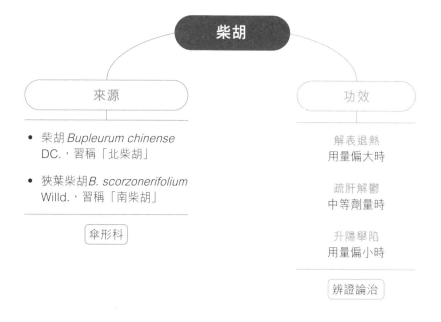

柴胡

來源

- 柴胡 *Bupleurum chinense* DC.，習稱「北柴胡」
- 狹葉柴胡 *B. scorzonerifolium* Willd.，習稱「南柴胡」

傘形科

功效

解表退熱
用量偏大時

疏肝解鬱
中等劑量時

升陽舉陷
用量偏小時

辨證論治

中藥方裏常見一個藥叫「二活」。其實這不是一味藥，而是一個藥對的縮寫。藥對好似一起上戰場的親兄弟，並肩作戰，很多中醫大夫喜歡用藥對縮寫，慢慢地就有人以為它們是一個藥了，這對藥就是羌活與獨活。

比如，澤蘭、佩蘭，簡稱為澤佩；乳香、沒藥，簡稱為乳沒；天冬、麥冬，簡稱為二冬；蒼朮、白朮，簡稱為二朮；前胡、柴胡，簡稱為二胡。

/ 抗疫功臣 /

在抗擊新冠肺炎疫情的「戰役」中，中醫藥的重要作用是有目共睹的。在抗疫總結表彰大會上，評選了很多英雄模範。

如果再補充一點的話，我覺得也可評選一批功勞藥物。沒有中藥，中醫也就成了巧婦難為無米之炊。我覺得羌活和獨活這對兄弟應當在功臣中藥榜上。因為在治療新型冠狀病毒肺炎的處方當中，有一個方劑頻頻出現，它就是敗毒散。方中用到的君藥就是羌活和獨活。

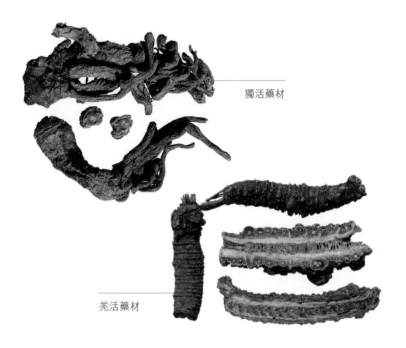

獨活藥材

羌活藥材

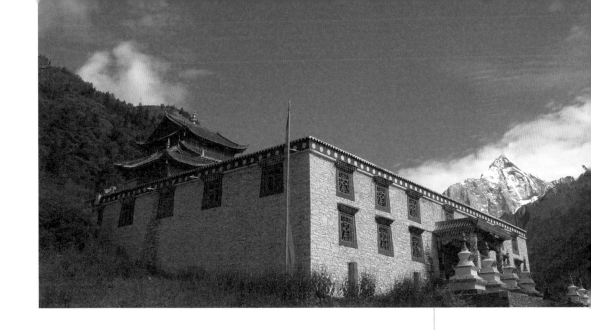

四川阿壩藏族羌族自治州四姑娘山守護神寺——斯古拉寺

敗毒散出自宋代的《太平惠民和劑局方》，原文中就說明，這首方可治療「時行感冒」。古人觀察到有些「時行」疾病是具有傳染性的，便用「毒」來命名。從許多中醫方名中也可以看出，如普濟消毒飲、甘露消毒丹，都是治療傳染性疾病的有力武器。

獨活和羌活曾經被認為是一個藥，它們有不尋常的身世。早在《神農本草經》中就已經出現了它們的名字，名為獨活。

獨活的名字特殊，可以說是自帶「廣告語」的一味中藥。有個猜中藥的謎語：「九死一生。」謎底就是獨活。

古人對獨活還有一種解釋：「得風不搖，無風自動。」不過，陶弘景在他的《名醫別錄》中記載：此乃古人附會生義之說，不足以為據。我在野外採藥時見過獨活的原植物，它的莖細長，可隨風搖動。

在《神農本草經》獨活的條目下描述獨活：一名羌活，一名護羌使者，生川谷。《本草綱目》解釋：「獨活以羌中來者為良，故有羌活、胡王使者諸名。」古代醫家認為這味藥來自羌地羌族。

第 3 章 · 各部專論：草部

《涼州詞》:「羌笛何須怨楊柳,春風不度玉門關。」羌地的自然環境比中原地區要惡劣許多。

羌族是我國西部一個非常古老的民族,以遊牧為主。東漢許慎的《說文解字》中解釋:「羌,西戎牧羊人也。」古代羌地就是現在的甘肅、青海、四川西北部一帶,羌族人就是生活在這些地區的少數民族。羌族人的用藥也是就地取材,就用這種多年生植物的根莖來治療病痛。

/ 得見真容 /

曾有記者問我:「趙博士你在野外跑了不少地方,哪次最艱苦,印象最深的是哪一次?」

我在國內採藥的經歷中,記憶最為深刻的一次是在川西羌族人生活的地方,四川省阿壩藏族羌族自治州。

那裏有一座名山 —— 被稱為「東方的阿爾卑斯山」的四姑娘山。四姑娘山有 4 座主峰,長年被冰雪覆蓋,雲霧繚繞,峰巒若隱若現,就像 4 位披着白紗的少女,風景如畫,縹緲如同仙境。

筆者從甘孜藏族自治州海螺溝冰川出發

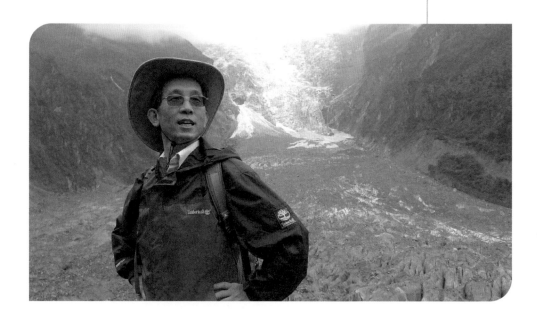

人人都知道蜀道難，古人入川不易，進入藏區更是難上加難了，都是高寒、高海拔的地區。現在去川藏地區也需要做足充分的準備。

要想到仙境看常人見不到的風景，一見羌活的真容，就要先受點常人受不了的坎坷。

我曾到達的地方屬於青藏高原的邛崍山脈，海拔大約 4,500 米，採藥考察過程中，我遇到了羌族的兄弟，也找到了野生的羌活。但那一路比我去西藏的路程還要辛苦。

天寒地凍加上高原反應強烈，我的頭疼痛難忍，如同上了緊箍咒一樣。當地人給了我一杯他們治療感冒的草藥茶，喝下之後頭痛果真慢慢開始緩解，原來那草藥茶裏就有羌活。在羌活的產地，我切實體會到了「護羌使者」的威力。

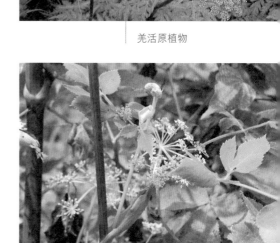

羌活原植物

獨活原植物
重齒毛當歸

/ 二活之鑑別 /

羌活

從四川採藥回來後，我開始參加《香港中藥材標準》研究，具體項目中包括了羌活的鑑定工作。

傘形科羌活屬是我國特有的一屬，一般分佈於海拔 2,400～4,200 米的地區，有時也可延伸到海拔 5,000 米的高寒地區。野外的羌活生長十分緩慢，資源有限，已經被列為國家二級保護植物。藥用的羌活來源是栽培的，基原是傘形科植物羌活 *Notopterygium incisum* Ting ex H. T. Chang 或寬葉羌活 *N. franchetii* H. de Boiss. 的乾燥根莖和根。

獨活

羌活和獨活在歷史上就經常被混在一起，即使到《本草綱目》的時代，李時珍還是把它們合併為一條。因為從植物形態來看，它們都是傘形科植物，委實相似，只有入藥的根部形態才較易區分。又過了幾十年，李中立編著了《本草原始》一書，明晰地分開了羌活與獨活，並清楚地體現在藥材的附圖中。

《中國藥典》分別收載了羌活與獨活兩個條目。現在《中國藥典》中的獨活是在低海拔地區生長的一種當歸屬植物，重齒毛當歸 *Angelica pubescens* Maxim. f. *biserrata* Shan et Yuan，又叫土當歸。這也是李時珍在《本草綱目》中首次收載的土當歸。

經幡——藏區的一道風景

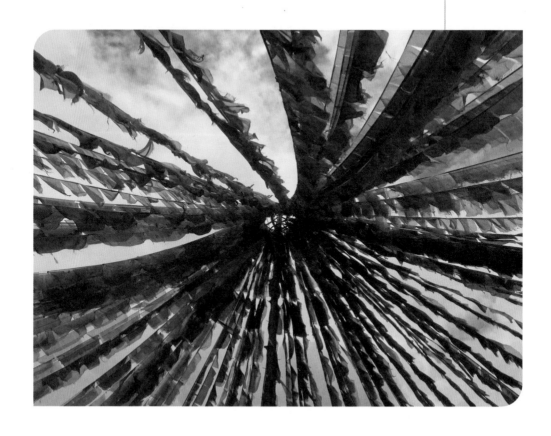

歷史上的陰差陽錯，張冠李戴，使獨活的名字被用在了土當歸身上。土當歸長得的確有些像當歸，但它的支根很多，味道有些苦和辛辣，微微有麻舌感。

傘形科是一個大科，有 2,500 多種植物，我國約有 500 種。在傘形科裏，還有一些植物的俗名也叫獨活。陳虎彪教授和我共同主編的《中藥原植物鑑定圖典》，其中收錄了獨活、羌活等常用中藥原植物的圖像，看到原植物圖就一目了然了。

| 二 活 之 應 用 |

從《本草綱目》開始，李時珍已注意到羌活與獨活的區別，現在它們也是不同的品種，它們的功效各有特點。簡單地說，獨活和羌活功效的相似之處是可以作用於風寒濕症，但側重點有所不同。

羌活治上為主，獨活治下為主。羌活擅長祛除人體上部的風寒濕，獨活擅長祛除人體下部的風寒濕。二者合用屬強強聯合，一上一下，祛風、解表、除濕之力如虎添翼，對各種風痹、濕痹、周身痛、項背疼痛療效顯著。

羌活還有一首名方，金元時期名醫張元素的九味羌活湯。九味羌活湯是治療風寒濕感冒時常用的經典方。對於感冒時除了流鼻涕、打噴嚏，還夾有濕證，出現周身酸痛等症狀，用這首方十分有效。這首方特別適用於長期在潮濕寒冷山區居住，容易患有腰背疼痛的人。獨活也有一首名方，獨活寄生湯，出自唐代孫思邈的《備急千金要方》，常用於治療風寒濕導致的風濕性關節炎和老年退行性膝關節炎，十分行之有效。初學中藥時，或許會覺得單味藥的功效不好理解、記憶。在將每味藥與其代表方結合起來後，不但有助於理解，也能更快記住它們的功能。

獨活和羌活原是一個中藥的正名與別名。《神農本草經》裏最早記載
獨活是產於羌地的道地藥材。羌活是主將，能征慣戰，在低海拔地區
又收編的一員偏將獨活。羌活、獨活，主將、偏將配合作戰，二者形
影不離。

我記得《長江之歌》的開頭有這樣兩句歌詞：「你從雪山走來，春潮
是你的風采。你向東海奔去，驚濤是你的氣概。」羌活，正是這樣一
味從雪山走來的好藥。大愛無疆，羌活不僅護佑了羌民族，更護佑了
整個中華民族。如今羌活已走下高原，正闊步走向世界。

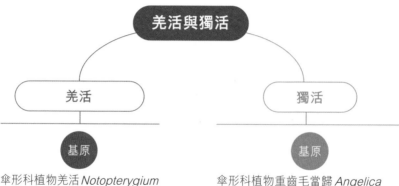

羌活與獨活

羌活

獨活

基原

傘形科植物羌活 *Notopterygium
incisum* Ting ex H. T. Chang
或寬葉羌活 *N. franchetii* H.de
Boiss. 的乾燥根莖和根

功效

- 羌活治上為主，擅長於祛除
  人體上部的風寒濕

- 九味羌活湯，治療風寒濕
  感冒

基原

傘形科植物重齒毛當歸 *Angelica
pubescens* Maxim f. *biserrata* Shan
et Yuan 的乾燥根，又叫土當歸

功效

- 獨活治下為主，擅長除去人體下
  部的風寒濕

- 獨活寄生湯，治療風寒濕導致的風
  濕性關節炎和老年退行性膝關節炎

兩個藥合用屬於強強
聯合，一上一下

/ 川貝枇杷膏 /

貝母始載於《神農本草經》，列其為中品。貝母是治療咳嗽非常好的中藥，被收錄在《本草綱目》草部第 13 卷山草類。《本草綱目》中有一個治療小兒百日咳、咳嗽痰壅的複方，用貝母五錢、半生半炙的甘草二錢，製成丸劑，用於止咳化痰。

有一次，我感冒後咳嗽延綿不斷，拖了幾個月，最後還是吃了川貝，情況大為改善，把咳嗽止住了，痰也消了。川貝枇杷膏、蛇膽川貝枇杷膏等治療咳嗽的中成藥裏面都含有川貝母。

然而貝母的藥用品種，自古以來都非常複雜。《中國藥典》收載的以貝母為名的中藥有川貝母、平貝母、伊貝母、湖北貝母與浙貝母 5 種，有時中醫乾脆把「母」字省略，簡稱為川貝、平貝、伊貝與浙貝等，它們都是來源於百合科貝母屬植物的乾燥鱗莖。其中最常用的是川貝母和浙貝母。

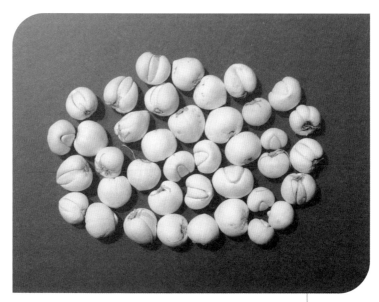

川貝母藥材

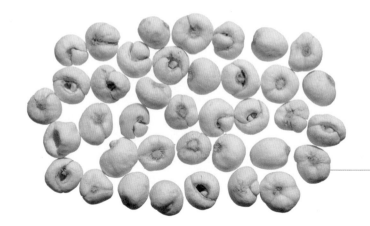

平貝母藥材

川貝母、浙貝母均具有清熱化痰，潤肺止咳的功效，川貝母的潤肺化痰功效更顯著，尤其針對久咳不止、痰黃黏稠之證。

浙貝母化痰止咳力量稍弱一些，但擅長於散結，更適用於痰核瘰癧，類似現代的甲狀腺結節、脂肪瘤等。

對於感冒以後延綿不斷的咳嗽，不妨直接將幾粒川貝嚼碎吞服，方法簡單，起效快，用藥量也少。

按藥材性狀的不同，又可分別把川貝稱為松貝、青貝、爐貝和栽培品貝母。

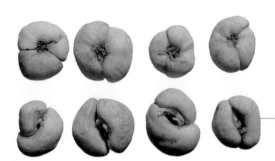

浙貝母藥材

/ 伊犁採藥 /

一藥多名可能使得這味藥複雜了起來，況且貝母的基原的確複雜。

1985 年，我正在進行世界衛生組織的一個項目，編輯《中國藥用植物（*Medicinal Plants in China*）》。這是第一部介紹中國藥用植物的英文書籍，收載了 150 種常用中藥。那兩年，我和助手唐曉軍、攝影師崔海明一起到祖國各地跑野外、拍片子、做記錄，對於全國中藥資源的分佈，有了大致的了解。

我在四川北部山區採過一次川貝，採收過程並不容易。川貝的藥用部位是長在地下的鱗莖，地上植株十分纖細，很容易斷，好不容易採到一株，要想壓製成標本就更難了。離開了四川，我們接著去了新疆，去看一看伊犁貝母的分佈情況。

20 世紀 70 年代有一首歌曲很流行，歌中唱道：伊犁河水奔騰，烏孫山峰高聳，勤勞的錫伯人民，為甚麼這樣歡暢，因為牛羊滿山，稻穀千里飄香。

1986 年筆者在新疆伊犁考察貝母

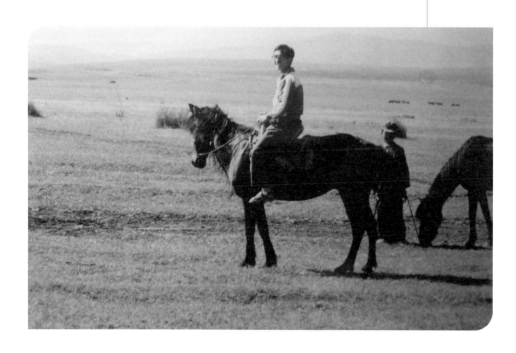

遙遠的伊犁，勤勞的錫伯族人一直令人神往。不到新疆，不知中國之大。記得我們到達烏魯木齊已是晚上 10 點，天還是亮的，第二天早上天不亮又出發。那時陸路交通還很不便利，坐了整整兩天汽車才到伊犁。不過到了伊犁之後見到的景觀，讓我們感受到了祖國河山之壯美，高呼不負此行！

在新疆我感受到了少數民族朋友的盛情。西瓜、哈密瓜香甜可口。羊肉串、烤全羊一道道美食應接不暇。新疆的資源與華北華中地區相比，特點是品種少、數量多。馬鹿的鹿角，多得能堆滿一個籃球場，像一座小山。在那裏的民族藥市上，我們見到了伊犁貝母，還有甘草、紅花、肉蓯蓉、雪蓮等當地特色的民族藥。

我們到新疆察布查爾錫伯自治縣，繼續考察之行。在中國 56 個民族裏，錫伯族不算是人們最熟悉的。錫伯族原居東北地區，清乾隆年間被徵調，部分錫伯族西遷至新疆。錫伯族至今保留着本民族的語言和文字。他們是能說、能寫滿文的民族，錫伯文是 1947 年在滿文基礎上稍加改變而成的。

/ 植物分類引路人 /

誠靜容教授是我進入藥用植物王國的引路人。而我將植物分類學看作打開《本草綱目》大門的金鑰匙。誠先生是我國藥用植物學的奠基人之一。大概很少有人知道，誠先生是錫伯族人。誠先生早年在美國哈佛大學學習，讀書期間曾獲得「金鑰匙獎」。20 世紀 50 年代初，誠先生回國參加新中國建設，後來一直在北京大學任教。2012 年 11 月 11 日，百歲高齡的誠靜容教授功德圓滿，走完了一生，中國植物學界的一顆巨星隕落了。誠先生生前默默無聞地辛勤耕耘，身後還將自己的器官捐獻出來，畢其一生毫無保留地貢獻給了祖國的科學事業。

2009 年春節期間筆者在北京給誠靜容老師拜年

20 世紀 80 年代，我研究生期間的植物分類學指導老師就是誠靜容教授。當時，大學裏學生對老師的稱呼都是「某老師」，被稱為「先生」的並不多。特別是對女老師，稱為「先生」的少之又少。但人們都稱誠靜容教授為誠先生，如此稱呼她是師生們對她的人品與學識的敬仰。

1999 年，我來香港工作。誠先生親筆寫信給我鼓勵，還將自己收藏多年的中草藥手冊寄給我，並謙遜地說，這些書留在她那裏已經用處不多了，希望對我的工作有所幫助。

誠先生告訴我，現在搞分類的人比較喜歡定新種，所謂的「小種派」。但搞藥材的人，一般從應用的角度考慮，是「大種派」。掌握了這個大原則，再回過頭來看貝母的分類就比較簡單了。

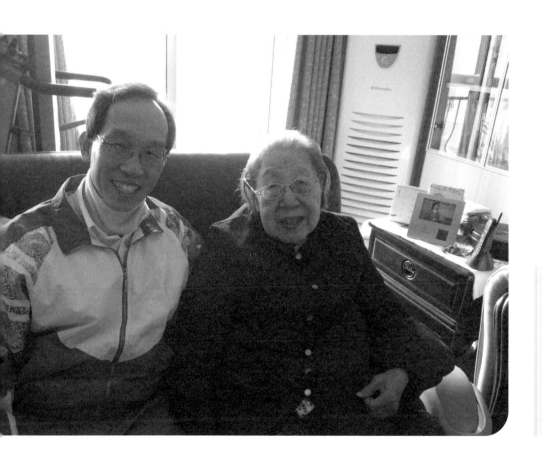

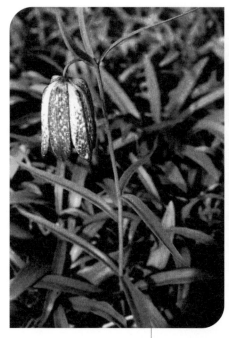
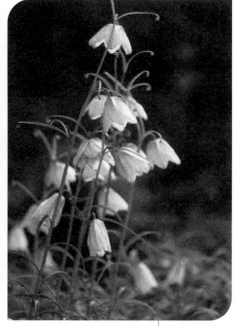

川貝母原植物　　　　　　　　　　　　浙貝母原植物

∕ 川 貝 浙 貝 ∕

貝母家族很龐大，兄弟姐妹有幾十個種。從臨床應用看，貝母可分為兩大組，一組是川貝組，另一組是浙貝組。顧名思義，兄弟兩個一個主要產在四川，一個主要產在浙江。

川貝組如珍珠大小，主要是野生的，人工栽培還不足以形成規模，所以很珍貴，長期處於供不應求的狀況。浙貝組，鱗葉形狀像元寶一樣，又叫元寶貝，偏小的不去芯芽，又叫珠貝。

在市場中，如名字裏沒明確提到川貝、浙貝的話，一般大的是浙貝母，小的是川貝母或平貝母。

有兩個傳統經驗術語描述川貝典型的特徵，一個叫「懷中抱月」，另一個叫「觀音坐蓮」。「懷中抱月」指松貝也就是川貝的外層有 2 瓣鱗葉，大小懸殊，大瓣緊抱小瓣，被抱的部分呈新月形。「觀音坐蓮」是指松貝底部平，頭部尖，放在平台上，能夠端正穩坐。

近些年，人們陸續開發了一些川貝的代用品，比如，東北的平貝母和新疆的伊貝母。川貝母價格相對比較貴，時有不法商人用差不多大小的平貝母冒充川貝母。正品川貝，口嘗可感到味道微微發苦而有回甘。反之，味苦難散、難以下嚥的，十之八九就是平貝母冒充的。

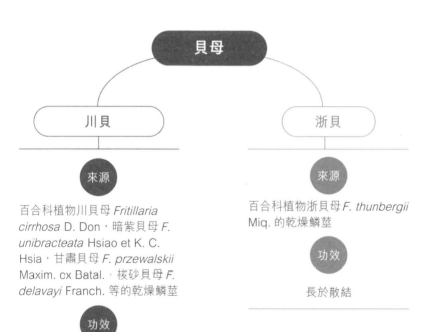

貝母

川貝

來源

百合科植物川貝母 *Fritillaria cirrhosa* D. Don，暗紫貝母 *F. unibracteata* Hsiao et K. C. Hsia，甘肅貝母 *F. przewalskii* Maxim. cx Batal.，梭砂貝母 *F. delavayi* Franch. 等的乾燥鱗莖

功效

長於潤肺化痰

鑑別點

松貝：「懷中抱月」「觀音坐蓮」

浙貝

來源

百合科植物浙貝母 *F. thunbergii* Miq. 的乾燥鱗莖

功效

長於散結

| 辛不過錢 |

細辛始載於《神農本草經》，已有兩千多年的藥用歷史。張仲景《傷寒論》中的麻黃附子細辛湯、小青龍湯都用到了細辛。細辛主要用於風寒表證，能解表散寒。

細辛被收錄在《本草綱目》草部第 13 卷，以根部入藥。《本草綱目》中描述：「根細而味極辛，故名之曰細辛。」細辛藥材的根長得細，口嘗味道有辛辣味，所以得名細辛。

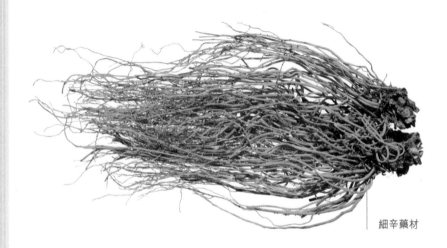

細辛藥材

每次給學生們上中藥學課講到細辛時，我都會讓學生一起嘗一丁點兒再吐掉，記住這種辛而沖的感覺，只要嘗一次，他們閉着眼睛都能夠分辨出細辛了。

中醫藥業內有句俗話：「細辛不過錢」，用這個藥的時候，切記不可過量。《本草綱目》記載：「細辛⋯⋯陽中之陽也。」辛溫能散，假如受了風寒，或頭痛都可以用細辛。細辛入藥只能用地下部分。《雷公炮炙論》中明確指出：細辛入藥，必須除去地上的葉，用葉會害人。原來古人早有忠告。

40

細辛

細辛用時當細心

雖然如此，但由於細辛一度資源不足，需求量又大，從 20 世紀五六十年代起，人們便將地上部分也拿來藥用了，盲目擴大了藥用部位。1963 年版《中國藥典》規定細辛的藥用部位為「帶根全草」，此後眾多中藥的專稱、教科書也沿用這種說法。不聽古人言，結果真的出事了！

/ 細辛事件原委 /

過去這些年，國際上出現了一個怪詞：中草藥腎病（Chinese herb nephropathy），是因服用部分含有馬兜鈴酸的中藥導致的不良反應。雖然這種以偏概全的說法給中草藥抹了黑，但接二連三發生的事件，也讓行業內人士談「馬」色變，很多來自馬兜鈴科植物的中藥都被禁用了。

細辛這味藥也來源於馬兜鈴科。

2003 年 4 月，香港就發生了一宗細辛中毒事件。

有一位患者服用含有細辛的方劑後，出現了腎功能衰竭的症狀。這件事引起了大眾的關注。經過調查發現，原來是藥房把細辛的藥用部位搞錯了。本該只用根及根莖，卻用成了全草，從而導致了馬兜鈴酸中毒，引起患者腎功能衰竭。

香港衛生署對這次中毒事件非常重視，果斷採取行動，準備取締細辛，並邀請我作為顧問一起去參加新聞發佈會。

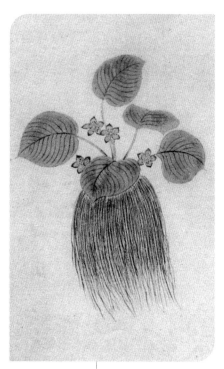

《本草品彙精要》細辛圖

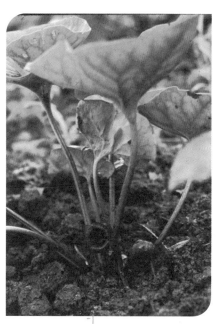

細辛原植物北細辛

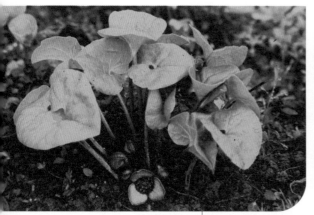
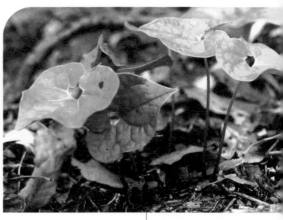

細辛原植物漢城細辛　　細辛原植物華細辛

我想這事非同小可。如停用細辛不僅關係到中藥的聲譽，更重要的是會影響到中醫的臨床用藥，事關重大。

實際上，全世界馬兜鈴科植物有 600 多種，中國有 86 種，並不是該科所有的植物都含有馬兜鈴酸，含量都那麼高。同一種馬兜鈴科植物，也並非所有的部位都含有馬兜鈴酸。不能將所有姓「馬」的都列入黑名單，也不能讓所有同名異物的中藥受到牽連，應該按不同情況分類處理。

於是我向衛生署提出了一個請求，可否給個緩衝期，待我們進行專題研究後再做定論。

衛生署負責人十分認真謹慎，採納了我的建議，先將細辛的「取締令」改成了「暫時停用令」。衛生署給了我和我的研究組 3 個月時間，要求在 2003 年 6 月 30 日之前，必須對市民有個交代。我和當時的助手梁之桃博士，立即放下了手邊其他研究工作，全力應對此事。

那段時間，我們的實驗室堆滿了來自各地的細辛和馬兜鈴科其他藥材的樣品，實驗儀器也在日夜不停地運轉。

研究實驗完成後，我們得出了以下 3 點主要結論：

第一，馬兜鈴科植物的藥材樣品中，馬兜鈴酸的含量以關木通最高，青木香、馬兜鈴、尋骨風、廣防己次之，而細辛的馬兜鈴酸含量是最低的，也就是説，藥材品種是關鍵。

第二，細辛的不同部位中，馬兜鈴酸的含量以地上部分的葉子為最高。所以藥用部位的準確性很重要，細辛的地上部分尤其葉是不能用的。這也驗證了古人的説法，細辛應當只用地下部分。

第三，用水煎煮細辛的提取物中，馬兜鈴酸的含量比有機溶劑乙醇提取的要低得多。因為馬兜鈴酸溶於乙醇，卻幾乎不溶於水。也就是説，細辛只能用水煎服，不能用酒泡，也不應磨粉內服。

我們的實驗報告有理有據，香港衞生署經過周密的評估，於 2004 年 6 月公佈了馬兜鈴科中藥材管理的新辦法。規定細辛臨床仍舊可以用，但不能用地上的葉，只能用地下的根及根莖，而且只能用水煎服。

筆者及研究團隊在 *Phytomedicine* 上發表的細辛安全性文章

Phytomedicine
Volume 15, Issue 9, 3 September 2008, Pages 741-748

Comparative study on the aristolochic acid I content of Herba Asari for safe use

Zhong-Zhen Zhao [a] ㅅ ✉, Zhi-Tao Liang [a], Zhi-Hong Jiang [a], Kelvin Sze-Yin Leung [b], Chi-Leung Chan [a], Hon-Yee Chan [c], Jaime Sin [c], Tim-On Man [c], Kwok-Wai Law [c]

Show more ∨

+ Add to Mendeley   ⌥ Share   ⌥⌥ Cite

第 3 章 ● 各部專論：草部

295

上述措施保障了細辛的用藥安全，也讓細辛在香港有了臨床應用的合法地位。

我把我們的實驗資料和結果向國家食品藥品監督管理部門呈報，並同時供給《中國藥典》作為參考。我們的建議得到了採納，2005年版《中國藥典》便將細辛的藥用部位由「全草」改回「根和根莖」，從而結束了半個世紀以來細辛全草入藥及混用的歷史。

/ 啟蒙恩師 /

我對細辛的認識，要追溯到尚在北京中醫藥大學讀書的時候。教授藥用植物學的楊春澍老師是享譽海內外研究細辛的專家，他發表過以他命名的新種。楊老師工作異常勤奮，治學十分嚴謹。我記得楊老師當年教過，細辛的花形似煙袋的形狀，所以細辛還有個別名，就叫「煙袋鍋花」。分辨幾種細辛最直接的方法就是看花的特徵。

1984年筆者碩士論文答辯與答辯會上的各位老師，前排左起為楊春澍、王孝濤、誠靜容、樓之岑，後排左起為陳玫、姜廷良、沈節、謝宗萬、曾美怡、筆者

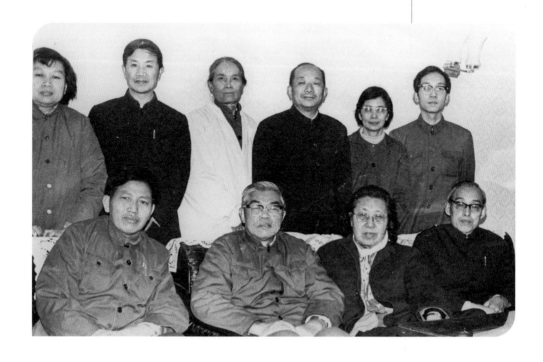

細辛品種多，從本草著作的記載來看，古代細辛主要品種是華細辛 *Asarum sieboldii* Miq.，分佈於陝西秦嶺一帶。隨着生態環境的破壞和過度採挖，華細辛不夠用，於是分佈於東北長白山地區的北細辛 *A. heterotropoides* Fr. Schmidt var. *mandshuricum* (Maxim.) Kitag. 就出現在藥材市場上，填補需求。我曾到長白山的細辛產地進行實地考察。現在細辛的人工栽培不但取得了成功，而且建立起了很多栽培基地，北細辛也成了市場的主流商品。

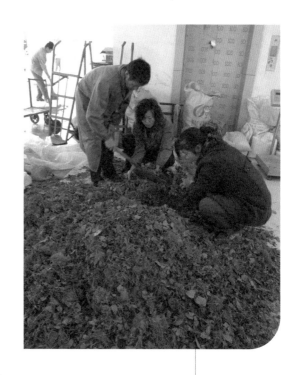

藥材經銷商處員工切製細辛全草

細辛還有一個藥用品種是漢城細辛 *A. sieboldii* Miq. var. *seoulense* Nakai，與北細辛一起被習稱為「遼細辛」。華細辛、北細辛和漢城細辛是同屬植物，也都是《中國藥典》規定的中藥細辛法定植物來源。不過僅從外形上很難區分這 3 種細辛。

澄清中藥市場品種混亂，提高藥材的質量，要從源頭抓起，從產地抓起，從加工抓起。等到藥材流入市場以後再去約束，為時已晚。好的藥材是種出來的、生產出來的，而不是檢驗出來的。

/ 警鐘長鳴 /

雖然細辛的中毒事件暫告平息，但它一直留在我的腦子裏。我們不能好了傷疤忘了疼。前不久，我到內地藥材市場考察時，又見到有人將細辛地上部分與地下的根一同切段加工入藥的情況，實是觸目驚心。

亡羊補牢，猶未為晚。本草古籍中點點滴滴的記錄，是千百年來我們的祖先用時間、用生命換來的寶貴經驗，我們一定要牢記在心。特別是細辛這類非藥用部位含有害物質的中藥，要特別留意。細辛用時當細心！

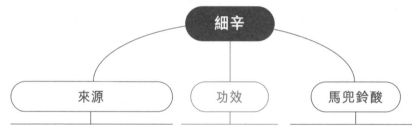

細辛

來源

馬兜鈴科

- 北細辛 *Asarum heterotropoides* Fr. Schmidt var. *mandshuricum* (Maxim.) Kitag.

- 漢城細辛 *A. sieboldii* Miq. var. *seoulense* Nakai

- 華細辛 *A. sieboldii* Miq.

入藥只能用地下部分

功效

用於風寒表證，能解表散寒

馬兜鈴酸

馬兜鈴科植物中
馬兜鈴酸的含量以關木通最高，青木香、馬兜鈴、尋骨風、廣防己次之，細辛含馬兜鈴酸最低

細辛的不同部位中
葉子中馬兜鈴酸的含量最高——細辛的地上部分，尤其葉子不能用，只能用地下部分

馬兜鈴酸幾乎不溶於水
——細辛只能用水煎服，不能用酒泡服，也不能磨粉內服

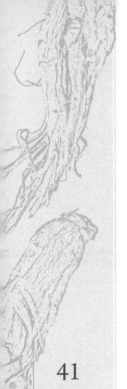

41 當歸

補血良藥問當歸

/ 婦科要藥 /

中藥店、中醫醫院、中藥材市場，乃至中醫藥學府裏，往往都飄散着屬中藥的味道，令所有人聞之難忘。那個濃郁味道裏有當歸的貢獻。我是北京中醫藥大學畢業的，在母校的和平里老校園裏有塊巨石，上面刻着四個大字「熟地當歸」。這是畢業生送給母校的，意味深長。誰言寸草心，報得三春暉。畢業生不會、也不能忘記母校的培育之恩，身為北中醫人，當歸巨石提示校友，時刻聽從母校的召喚。

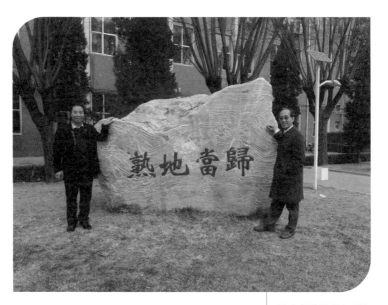

筆者與魏勝利在母校

李時珍在《本草綱目》中寫道：「當歸調血，為女人要藥，有思夫之意，故有當歸之名。」關於當歸的故事和傳說有很多。在坊間中藥名的謎語也不少，説來趣味盎然。比如，

牧童，謎底是：牽牛子。

千年裘，謎底是：陳皮。

偷樑換柱，謎底是：木賊。

丈夫進京整三年，謎底是：當歸。

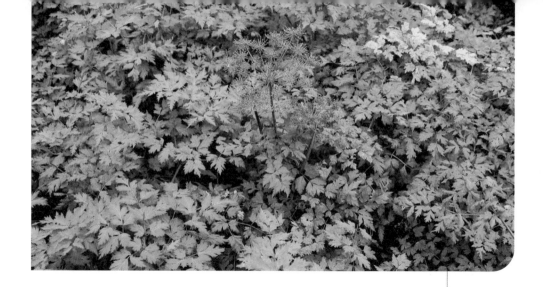

| 當歸之鄉 |

當歸之藥用始載於《神農本草經》，被列為中品。李時珍在《本草綱目》當歸集解項下記載：「以秦歸頭圓尾多色紫氣香肥潤者，名馬尾歸，最勝他處。」秦歸指的是甘肅產的當歸。

當歸主產區在今天甘肅南部和四川北部的交界地帶，大概是甘肅岷縣一帶。與岷縣相鄰的就是宏昌縣。早在一千多年前，岷縣曾把當歸作為貢品獻給梁武帝。從那時起，岷縣當歸開始以貢品的身份被人們所了解，有了「中華當歸甲天下，岷縣當歸甲中華」的美譽。岷縣是當歸的道地產區，種植當歸的歷史上千年，現在也被命名為中國當歸之鄉。

我指導的一位博士後呂光華，為了研究當歸，連續往來岷縣 3 年，實地考察當歸的播種、移栽和收穫。他越幹越起勁，讀博期間幹了 3 年，博士後又 2 年，研究的課題都是當歸。經過系統地研究和比較後發現，岷縣出產的當歸療效的確明顯優於其他產地的當歸。

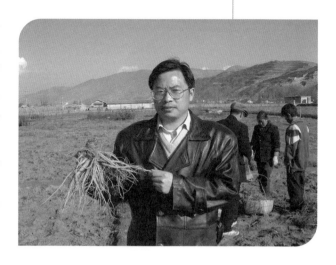

/ 當歸炮製 /

中藥炮製是中醫用藥有別於西方草藥、有別於其他民間草藥的一大特色。炮製與安全性和有效性密切相關。《中國藥典》規定，藥材需要炮製成飲片後才能入藥。我曾在《世界傳統藥物學雜誌》（*Journal of Ethnopharmacology*）上發表過一篇文章，介紹中藥炮製的特色與理論依據，其中舉了一個例子，就是當歸。千百年來，隨着中醫藥的不斷發展，中藥炮製也經過了由簡至繁，又由繁至簡的變遷。至今可查的當歸炮製方法有 21 種。現代的當歸炮製方法刪繁就簡，《中國藥典》主要保留了酒製、炒製和製炭 3 種方法。

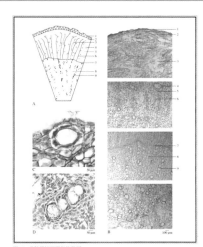

圖 14　當歸橫切面顯微特徵圖
A. 腹圖　B. 橫切面圖　C. 單個油室　D. 一組油室
1. 木栓層　2. 皮層　3. 裂隙　4. 油室　5. 韌皮部　6. 韌皮射線　7. 形成層
8. 木質部射線　9. 木質部

筆者課題組完成的當歸顯微鑑別標準

不同的炮製方法目的不同。一般認為，生當歸取其潤性，補血又潤腸。酒當歸取酒的辛散之性，可增強當歸活血散瘀的功效。土炒當歸，用灶心土炒製，取其收澀之性，補血而不滑腸，還有健脾的功效。當歸炭，將當歸炒成炭，則緩其辛烈之性而專於止血。

中藥的炮製引起了世界衛生組織的關注。我參加世界衛生組織西太區中藥標準的協調會時，曾擔任中藥炮製組的組長。中藥炮製是中國的傳統特色，在國際會議上更有討論交流的意義。以當歸為例，酒製當歸用的是中國十幾度的黃酒。越南傳統炮製當歸也有自己的規定。翻開《越南藥典》，其中明文規定，所用酒的酒精含量需在 40% 以上，每 100 千克的當歸片要用 10 千克酒精含量 40% 以上的白酒來進行炮製。不同地區的炮製方法仍需要對比研究討論。

| 藥食當歸 |

當歸味甘、辛，性溫，具有補血活血，調經止痛，潤腸通便的功效。在課堂上，每當我講到阿膠和當歸時都有學生會問哪個藥力更強。

其實這兩個藥各有特點。阿膠是血肉有情之品，養血力量比起草根樹皮要強。但當歸既能補血，還能活血。血虛之證因血行動力不足，往往容易產生瘀血。臨床用藥時常需要一邊通，一邊補。通補兼備就是當歸的特色。

中醫認為，氣為血之帥，血為氣之母。臨床使用當歸時常會與補氣藥配合使用。代表方當歸補血湯，用的就是黃芪和當歸。補氣的黃芪在這個方子裏用量是當歸的 5 倍。

當歸功效與香氣兼具，也是滋補藥膳最常用的食材之一。當歸香氣濃郁，在藥膳裏面單用味道不那麼好吃，這時如果加上黨參、黃芪、山藥等配合使用，效果會更好，味道也有層次多了。東漢張仲景的當歸生薑羊肉湯，就是補血驅寒的知名藥膳。有些氣血兩虛的人可以用當歸補血湯來燉雞、燉排骨，既可享用美食，又有補益、美容的效果。

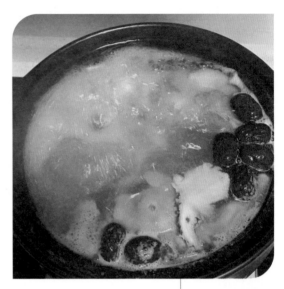

當歸黃芪紅棗雞湯

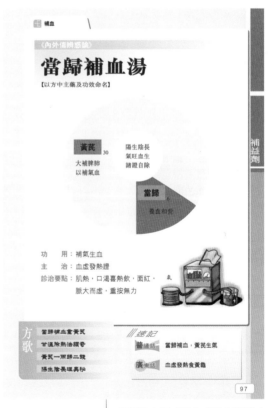

當歸補血湯（摘自《百方圖解》）

當歸在秋末採挖，挖出來後捆成小把，上棚架用煙火慢慢熏乾。所以市場中見到的當歸，表面上有些煙熏的痕跡，這是加工過程中留下的。當歸藥材略呈圓柱形，表面具縱皺紋，好的當歸主根又粗又長，外皮為黃棕色，肉質飽滿，質地比較油潤，即使不折斷味道也很香。

中藥材不同部位，藥效有所不同。用當歸全根的又叫全當歸，包括頭、身、尾 3 個部分。當歸頭為根的頭部，偏於補血。當歸尾為當歸的支根，偏於活血。當歸身為當歸根的主體，補血、活血並重。

我的課題組在為《香港中藥材標準》的制定做研究時，曾經進行過系統的當歸比較研究，得到的研究數據證明了當歸頭、當歸身、當歸尾是有區別的，說明古人將它們分開來用是有道理的。

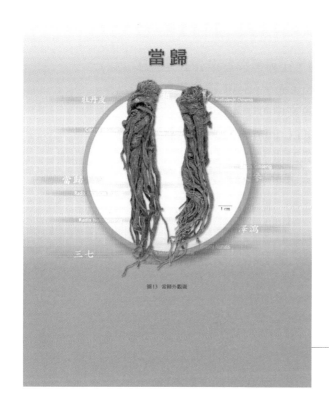

圖13 當歸外觀圖

當歸《香港中藥材標準》第一冊

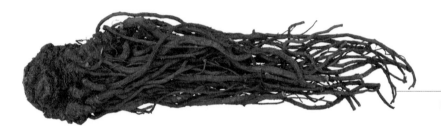

日本當歸藥材

| 海外當歸 |

相對而言，外國也產當歸，只不過與中國產的當歸 *Angelica sinensis* (Oliv.) Diels 不是一種。日本所用的日本當歸是同科同屬的東當歸，也叫大和當歸 *A. acutiloba* Kit.，主產於奈良縣和富山縣。另一個日本的當歸是主產於北海道的東當歸變種 *A. acutiloba* Kit. var. *sugiyamae* Hikino。

名方四物湯不僅在中國常用，在日本也非常流行。四物湯的組方是熟地、白芍、當歸、川芎四味藥。日本使用的四物湯方中

日本當歸原植物

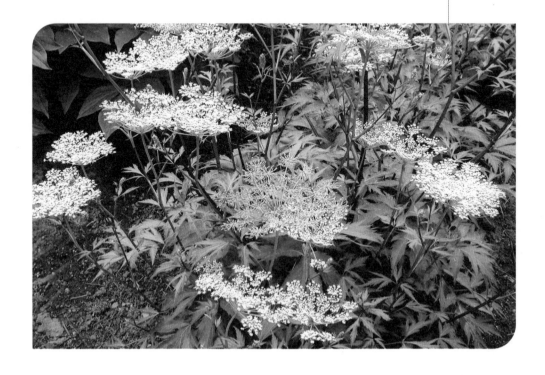

有一半的藥和中國的不一樣。歷史上中醫的古籍傳到了日本，但藥材並沒有都傳過去，日本人只能就地取材。在沒有中國當歸的情況下就選擇了東當歸。沒有川芎就選擇了傘形科蛇床屬的另外一種植物日本川芎。日本臨床上便一直這樣用下來。另外日本川芎的發音非常好記，和英語的「Thank You」發音一樣。

韓國用的當歸有兩種，一個是東當歸的變種 *A. acutiloba* Kit. var. *sugiyamae* Hikino，另外一個是當地產的朝鮮當歸 *A. gigas* Nakai。去過韓國的人可能都見過「身土不二」四個漢字，大概意思是一方水土養一方人，提倡人們用國貨。

歐洲有歐當歸 *Levisticum officinale* Koch，原產亞洲西部，歐洲及北美各國多有栽培，歐盟藥典收載了這一種。

不同的地區、不同的國家，由於資源不同、人的體質不同、生活習慣不同、飲食習慣不同，所用的藥物不可能千篇一律，不能一概而論。

十八般兵器，各有所長。用藥如用兵，對於醫生來說，只有對藥物的性能瞭如指掌，在臨床上才能做到運用自如。歐當歸和東當歸都不是《中國藥典》（2020 年版）的法定藥物來源種，所以從法律上來講，這些品種在中國是不能作為當歸入藥的。

當歸是一種常用中藥，當歸植物拉丁學名 *Angelica sinensis*，直接字面翻譯過來是「中國的天使」。這位天使能給人們帶來吉祥、歡快與安康。從藥材的品種、藥材的產地、藥用部位到中藥的炮製和藥食兩用的特質，當歸身上集中了中藥的很多特點。當歸是一味非常典型的中藥，要是能把一味當歸琢磨透了，中藥學也就可以入門了。

當歸

來源與產地

中國當歸

來源

傘形科植物當歸 *Angelica sinensis* (Oliv.) Diels 中國藥典品種產地

產地

甘肅岷縣

日本當歸

大和當歸（東當歸）

傘形科植物大和當歸

A. acutiloba Kit.

奈良縣和富山縣

東當歸變種

東當歸變種 *A. acutiloba* Kit. var. *sugiyamae* Hikino

北海道

藥食當歸

藥用功效

- 當歸頭——偏於補血
- 當歸尾——偏於活血
- 當歸身——補血、活血並重

滋補藥膳

當歸羊肉湯，當歸補血湯燉雞、燉排骨

當歸炮製

酒當歸

取酒的辛散之性，可增強當歸活血散瘀的功效

土炒當歸

用灶心土炒製，取其收澀之性，補血而不滑腸，還有健脾的功效

當歸炭

將當歸炒成炭，則緩其辛烈之性而專於止血

/ 無川不成方 /

川芎的名字昭示着它來自四川。李白的《蜀道難》極其恣意地表現出了四川的壯麗:「蜀道之難,難於上青天。蠶叢及魚鳧,開國何茫然。爾來四萬八千歲,不與秦塞通人煙。」

四川山川壯美,道路崎嶇,獨特的地理條件成就了天然的中藥王國。四川的中藥資源無論是種類還是產量都在全國名列前茅。中醫行業有「無川不成方」的說法,也就是說,如果沒有來自四川的藥材,連一個處方都抓不齊。

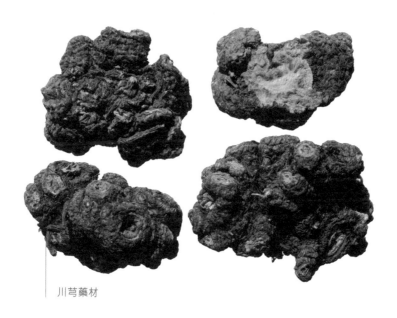

川芎藥材

「川」和「蜀」都是指今四川省,但蜀的歷史更久。商周時期,今川東地區建立了古巴國,川西地區建有古蜀國,後來有了「巴蜀」之稱。直到元代在四川建立了行省,從此以後巴蜀地區才稱「川」。

古今有名的四川產道地藥材,除了川芎外,還有川貝、川楝子、川烏、川牛膝、蜀椒(花椒)、巴豆等。從藥名上就能感受到濃濃的地域色彩。川芎的知名度很高,產量大,算是川字輩的大哥。

42

川芎

川藥翩翩天府中

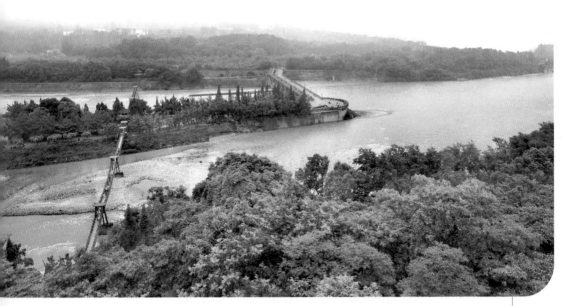

/ 都江堰與川芎 /

説到天府之國的形成就不得不提成就它的都江堰。都江堰按現在行政區劃是都江堰市，以前叫灌縣，總與水有關。都江堰曾有天府之國第一縣之説，它是成都平原繁榮昌盛的源泉所在。都江堰是舉世聞名的水利工程，是全世界年代最久遠的、以無壩引水為特點的水利工程。

2,000多年前，在都江堰建成以前，春夏之交岷江江水奔騰而下，常常帶來一次又一次的洪災，等洪水一退又會留下千里亂石灘。

中國歷史上治水的功臣之中有兩對父子最出名，一對是大禹和他的父親鯀，另一對就是李冰父子。李冰父子因勢利導，在都江堰人工開鑿咽喉水道「寶瓶口」，通過自動分流、自動排沙來控制水量，舉世無雙的都江堰就此誕生。當地的老百姓懷念李冰父子。在都江堰修建了二王廟，至今香火不絕。凡是有朋友問到我，到四川應該走訪哪些地方。我第一個推薦的就是都江堰。沒有都江堰，就沒有天府之國，也不會有今天人工栽培的川芎。

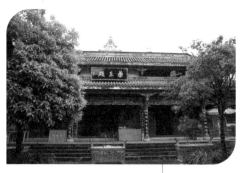

都江堰藥王殿

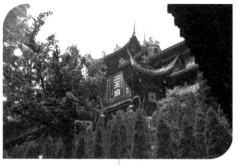

紀念李冰父子的二王廟

四川的藥材有野生的，也有栽培的，川芎是一種常見的栽培藥材。栽培中藥要有適合的氣候、水土，才能做到旱澇保收。川芎喜氣候溫和、雨量充沛的環境。都江堰的川芎栽培基地有上千年的栽培歷史，也是中國國家地理標誌產品。

隨着需求的增大，川芎的產地現已從都江堰擴大到其周邊地區的郫縣、彭州、新都等地。雖然不同季節我都去過川芎的產地，但一次都沒有見到過川芎開花。因為川芎一般不開花，主要靠營養器官繁殖。

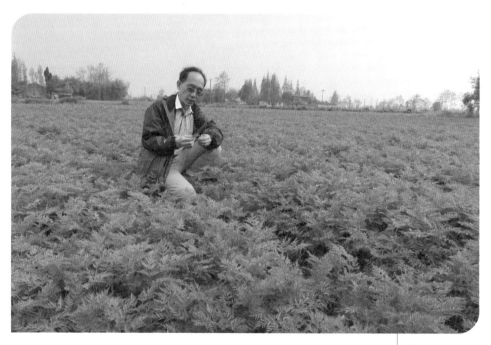

筆者在川芎基地

第3章 ● 各部專論：草部

見不到川芎的花並不代表這種植物不開花，人工大田栽培的川芎很少見到開花，我曾經在中藥所植物園見過一棵人工定向培養的開花的川芎。

李時珍在《本草綱目》的川芎條目下記載：「蜀地少寒，人多栽蒔。深秋莖葉亦不萎也。清明以後，宿根生苗，分其枝，橫埋之，則節節生根。」古人在明代已經了解可利用川芎的塊根繁殖，不用種子繁殖，不但縮短了成熟期，而且產量高，質量也非常穩定。

川芎一般是在夏秋季採挖，藥材外表皮為棕褐色，呈不規則的結節狀拳形團塊。如果切成薄片，外輪廓就像蝴蝶一樣的形狀，也稱「蝴蝶片」。若將薄薄的一片川芎貼到窗戶上，就好似一個蝴蝶樣的窗花。

一般川芎藥材以個頭兒大、質地堅實、油性大、香氣濃、斷面黃白色者為佳。川芎味道苦中帶辛，稍有麻舌感，微微回甘。正是由於川芎這股特殊的氣味和藥用價值，很多藥膳、火鍋中都會用到川芎。

物競天擇，道地藥材的產區也是逐漸形成的。川芎有過很多產地，李時珍在《本草綱目》中提到江西撫州出的撫芎，因地而名。但各地產出以蜀川者為勝。

江西撫州的撫芎個大肉肥，但其中含有的主要成分揮發油和阿魏酸的含量卻低於川芎，實際應用時也不如川芎名氣大。但江西撫芎的莖葉作為食材食用也是不錯的選擇。

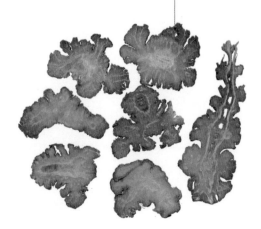

川芎飲片
「蝴蝶片」

/ 藥 王 傳 説 /

到了都江堰，我還建議大家遊覽一下青城山。峨眉天下秀，青城天下幽，青城山是道教的四大名山之一。在青城山腳下的太平廣場，佇立着一尊藥王孫思邈的塑像。孫思邈是唐代的醫藥學家，有藥王之稱，還是一位學貫儒、釋、道的大學者，又被稱為孫真人。

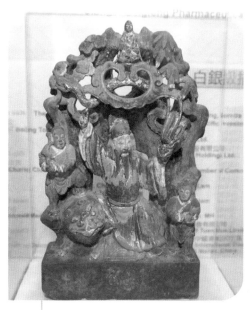

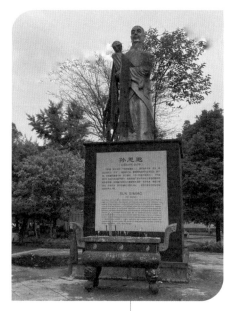

明代鎏金五彩孫思邈坐虎針龍雕像（現藏
香港浸會大學 龍的文化慈善基金會捐贈）

太平廣場孫思邈像

現代所有學西醫藥的學生，往往入學的第一課就要學到《希波克拉底誓言》。
學中醫藥的人往往都會先讀孫思邈氣勢磅礡的《大醫精誠》：「凡大醫治病，
必當安神定志，無欲無求，先發大慈惻隱之心，誓願普救含靈之苦……」

孫思邈的才氣、醫術、醫德和高壽，助他成為中醫史上的傳奇。有記載說孫
「老神仙」活了 101 歲。孫思邈的故鄉在陝西耀縣。成都中醫藥大學的葉俏波
教授告訴了我當地一個美麗的傳說。

話說孫思邈雲遊來到青城山，有一天他看到了一隻仙鶴，站在那裏顫顫發
抖，並不斷發出哀鳴。孫思邈想這隻仙鶴一定是生了甚麼急病（那日藥王沒
有騎他的坐騎 —— 他親自醫好的一頭老虎），便悄悄尾隨仙鶴進到了山中，
希望能救這隻仙鶴。這時天空又飛來了幾隻仙鶴，一個個嘴裏都銜着一種藥
草，那隻生病的仙鶴就把這些草藥吞了下去。沒過多一會兒，那隻仙鶴竟然
神奇地康復了，隨着夥伴們騰空而去。孫思邈走上前去，看到了仙鶴剩下的
藥草，原來就是中藥川芎。孫思邈在實際臨床中驗證川芎具有活血通經、袪
風止痛的作用，並記錄在案。

孫思邈留下的《千金要方》中載方約 5,300 首，《千金翼方》載方約 2,900 首。其中含有川芎的方子，多達幾百首，就連補虛的藥膳羊肉湯、鹿肉湯裏也都用到了川芎。看來孫思邈是真正的川芎應用高人，難怪四川人會選孫思邈來做川芎的「形象大使」。

/ 川芎妙用 /

在中醫藥最早的古籍裏，往往找不到川芎的名字。其實最初川芎的名字是「芎藭」二字，最早出現在先秦著作《山海經》中。《本草綱目》解釋，人的頭部被比喻為蒼穹，芎藭的藥力能上行到頭部，因此而得名。

另外，川芎形狀有點像麻雀的腦袋，李時珍在《本草綱目》中也提到過：「後世因其狀如雀腦，謂之雀腦芎。」雀腦、麻雀腦還真的有入藥的例子。古人以為麻雀在天上飛，不論怎麼轉都不會頭暈，還可以找到回家的路，覺得非常神奇，於是把麻雀腦拿來入藥了。這是一種樸素的以腦補腦、以形補形的思維和解釋。不僅漢族的中醫藥，維吾爾族的傳統藥物裏也用到了麻雀腦。取類比象曾經是古人的一種思維方式，但並非放之四海而皆準的真理，中醫藥的理論也絕不是這麼膚淺。

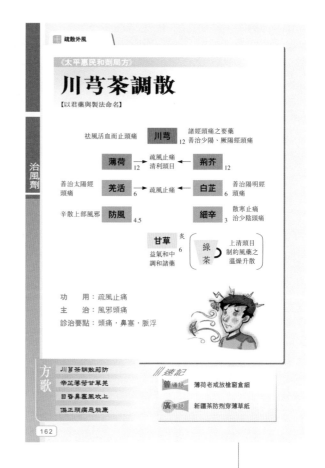

川芎茶調散
（摘自《百方圖解》）

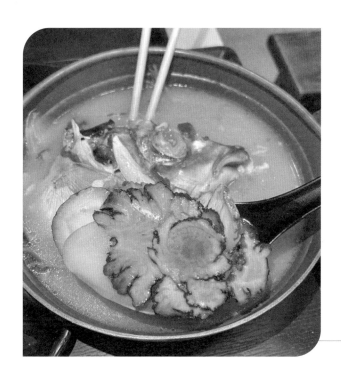

川芎白芷魚頭湯

川芎藥性辛溫，為活血祛瘀止痛必不可少之藥。李時珍認為川芎是血中之氣藥也。「故血虛者宜之，故氣鬱者宜之。」在現代臨床中多用於治療心腦血管病和婦科病，如治療血瘀氣滯型的冠心病；另外，在治療心絞痛的速效救心丸中，川芎是主要組成之一。川芎的這些功效已經被現代的化學、藥理研究和臨床實踐所證明。

除了藥用，食用也是川芎的一大應用。北方人春天都吃香椿芽，到了都江堰，當地人喜歡吃嫩的川芎葉。把川芎幼苗切細，焯水後涼拌，既爽口又開胃，這是當地一種特色的長壽菜。

另外，在燉肉時加一點川芎，煲出來的湯香氣撲鼻，風味獨特，這是到了都江堰才能享用到的一種美食。

我的好朋友戴昭宇博士是釣魚高手，喜歡自己動手製作魚餌。我向他討教方法，他便向我透露了一個小秘方，就是在魚餌裏面加些香味濃烈的中藥，川芎就是其中一種，特別是釣鯽魚、鯉魚的時候，上鉤率很高。

中國疆域如此之大，全國通行的藥必須要使用國家的標準。地方用藥也是必然存在的，這和混淆品、偽品是兩個完全不同的概念。就像特色小吃一樣，應適當保留。

川芎

來源、產地與採收

來源

傘形科植物川芎 *Ligusticum chuanxiong* Hort. 的乾燥根莖

產地

川芎的產地從都江堰擴大到其周邊的郫縣、彭州、新都等地

採收

- 夏秋季採挖
- 藥材外表皮為棕褐色、呈不規則的結節狀拳形團塊
- 切成薄片，外輪廓就形似蝴蝶
- 個頭兒大、質地堅實、油性大、香氣濃、斷面黃白色為佳

藥食川芎

藥用

- 川芎藥性辛溫，為活血祛瘀止痛必不可少之藥
- 李時珍認為川芎是血中之氣藥也，「故血虛者宜之，故氣鬱者宜之。」
- 現代臨床中，川芎多用於治療心腦血管病和婦科病

食用

- 川芎幼苗涼拌
- 藥材可燉肉；亦可用於製作魚餌

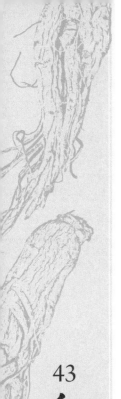

岸芷汀蘭

白芷是最常用的有美容功效的中藥之一。白芷植株通常有一人多高。很多女孩子起名字都喜歡用「芷」字。這是一個形聲字,草字頭代表植物。它的本意指有香氣的草,人們走到這種植物旁都會止步不前,不忍離去。

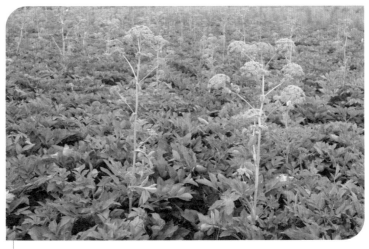

祁白芷栽培基地

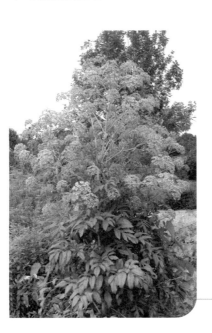

杭白芷原植物

北宋范仲淹《岳陽樓記》裡有一句:「岸芷汀蘭,鬱鬱青青。」描繪了岸邊的芳草和小洲上的蘭花葱鬱茂盛的景色。後人用「岸芷汀蘭」來形容品德如芳草蘭花一般的謙謙君子。除了氣味芳香,白芷的形態也有一種清新淡雅的美。

43

白芷

內外兼修氣自華

在自然界中，自帶芳香的中藥不少，薑科植物、唇形科植物中都有許多芳香中藥。白芷來自傘形科，這一科中也包含許多氣味芬芳的藥用植物。小茴香、當歸、川芎都是傘形科植物。傘形科植物的特點是複傘形花序，一朵朵白色的小花組成一把把「小傘」，再疊在一起組成一把「大傘」。

/ 白 芷 藥 用 /

白芷入藥的部位是乾燥的根。根的氣味更加芳香，能通九竅，在臨床上被廣泛應用於風寒感冒、頭痛、鼻淵等疾病及日常保健。

白芷是治療陽明頭痛必不可少的一味中藥，特別擅長治療前額及眉棱骨位的疼痛。白芷能開毛竅，使氣血上達頭面，氣血通了，也就有了滋潤皮膚的作用。

《本草綱目》裡記載了一個方劑都梁丸，由一味白芷製成，是治療頭痛的大蜜丸。宋代《是齋百一選方》裡記載了都梁丸名字的由來。一位南宋畫家王定國，受了冷風導致頭痛，他趕到都梁（今江蘇盱眙縣一帶）求訪名醫楊介，大夫給了他 3 粒丸藥，服藥後立即病癒。他懇求大夫藥方後得知，此丸藥只有白芷一味藥，每嚼一丸，以清茶或荊芥湯化下。當時這個丸藥還沒有正式的名字，既然它出自都梁名醫之手，於是取名「都梁丸」。

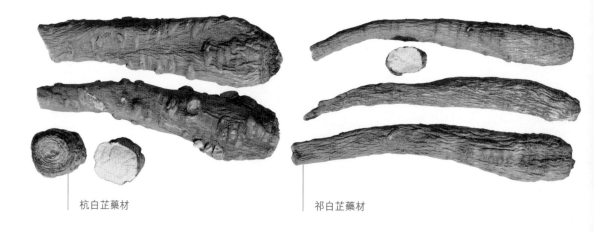

杭白芷藥材

祁白芷藥材

/ 白芷美容 /

白芷美容的用法可以追溯到《神農本草經》,《本草綱目》引用其中記載:「長肌膚,潤澤顏色,可作面脂。」在後來的歷代本草書中也都記載白芷有「潤顏色」的功效。

唐代孫思邈的《備急千金要方》裡有一個耐老方,清朝慈禧太后用過一個美容秘方 —— 玉容散,清代名醫葉天士有艷容膏,這幾首方都用到了白芷。艷容膏的用法和今天的睡眠面膜差不多,晚上睡覺前抹在臉上,早上再把臉洗乾淨,以此來防皺祛斑。白芷美容有一個特色,那就是它既可內服,也可外用。其用法也說明了一個道理,調理肌膚要注意內外結合。

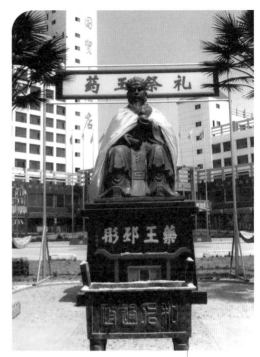

河北安國藥市藥王像

/ 祁州藥誌 /

現在市場上有禹白芷、祁白芷、川白芷、亳白芷四大主流商品,在白芷名字之前,加上的地名表明了白芷主要的四大道地產區。禹白芷產自河南的禹州;亳白芷產自安徽的亳州,也是華佗的故鄉;川白芷產自四川的遂寧;白芷產自河北的安國。

我實地考察過不少藥材市場,其中去過次數最多的地方就是安國。河北省安國市古名祁州,是中國重要的中藥材集散地之一,與江西省樟樹市並稱南北兩大藥都。

我國生藥學泰斗趙燏黃先生,在 20 世紀 30 年代編寫過一部《祁州藥誌》,開創了我國現代本草學研究的先河,其中就記載了祁白芷。

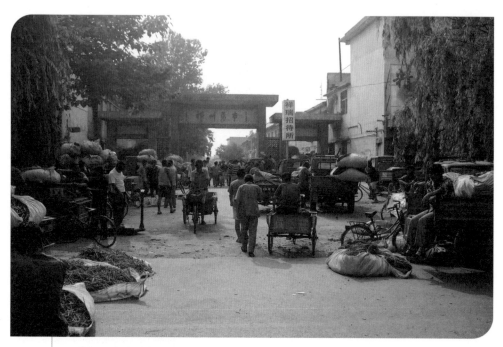

20 世紀 80 年代的安國藥材市場

我第一次到「藥都」安國還是在 1985 年，跟隨趙燏黃先生的大弟子謝海州教授以及我的導師謝宗萬教授等一起去考察。在那裡我深深感受了藥都文化，後來我自己又去過十幾次。

安國不僅以藥材集散地聞名全國，當地的藥材種植業也很興旺，因為那裡的土壤和氣候很適合北方藥材的生長。安國的藥材種植業始自明代，所種植的藥材品種不下 150 種。其中以祁花粉、祁菊花、祁紫菀、祁荊芥穗、祁薏米、祁沙參、祁山藥、祁白芷為代表，合稱「八大祁藥」。

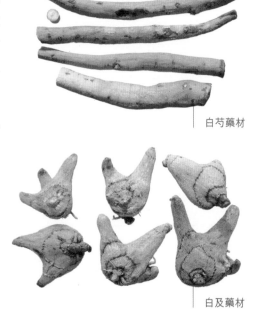

白芍藥材

白及藥材

/ 取類比象 /

有美容功效的中藥還有很多，不僅有植物藥，還有礦物藥和動物類藥。當然以白字開頭的藥居多，這容易讓人聯想到美白的功效。有「白」字的藥不一而足，白芍、白朮、白及、白蘞、白茯苓、白扁豆、白僵蠶、白牽牛、白丁香、白附子、白頭翁、白花蛇舌草……是不是每一種白字開頭的中藥都能美白？答案是：未必。有些能，有些不能。

古人推測藥物功效時有一種思維方法 —— 法象藥理，又稱取類比象或取象比類。取類比象法在中醫藥認識的過程中是一種古代樸素的思維模式。將自然界、人身、藥物的「法象」結合在一起，用於推導藥物的功能主治，對一部分藥材功效推演的過程中能對應上，但是在有些藥材上又行不通。這種方法絕非放之四海而皆準的真理。

我覺得此法可作為趣味學習、記憶參考的輔助，但是必須以實際的臨床效果為準。如果簡單地認為紅色的都能補血，黑色的都能補腎，白色的或者名字中有白字的都能美白，那就會出問題了。

在植物中除了帶有白字的中藥，其實人參、當歸、杏仁、桃仁、菊花、百合、丹參、川芎、薏苡仁、枸杞子等都是常用的有美白作用的中藥。可以看出，這些中藥多具有補益氣血，活血化瘀的功效，可以使人體氣血充盈，血行通暢。

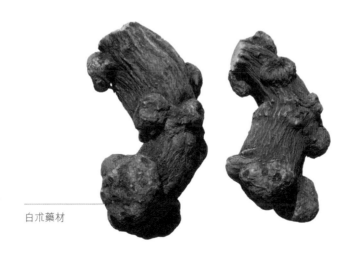

白朮藥材

/ 洗盡鉛華 /

洗盡鉛華這個成語與礦物質有關係。礦物藥鉛華也叫鉛粉、鉛白，俗稱胡粉，有消積，殺蟲，解毒，生肌的功效，在古代也作為化妝品和顏料的原料。古代將鉛粉化成糊狀製成化妝品，所謂面如敷粉，多數時候敷的就是鉛粉。

鉛華的主要成分是一種鹼式碳酸鉛。10 幾年前還有不法商人將鉛粉加入美白化妝品中，以起到廉價美白的效果。鉛對人體毒害比較大，現在有關部門已經明令禁止過量使用含鉛成分，嚴格限制鉛的用量。

李時珍已注意到鉛粉的危險，《本草綱目》中記載製造鉛粉時，鉛蒸氣的毒性可使人致病，甚至死亡。

用珍珠的蚌殼加工而成的蚌粉、用滑石研磨成的石粉等也是古人的化妝用粉。滑石粉比較細滑，化妝品級的滑石粉現在仍然是粉餅、粉底等化妝品的主要基質。

李時珍記載了以珍珠粉塗面，令人潤澤，好顏色。現代研究表明，珍珠粉含有多種氨基酸，生肌作用比較好。

《本草綱目》裡也記載了很多動物藥的美容功效。動物的脂肪油和多種脂類物質，包括豬胰子、雞蛋清都有滋潤肌膚、軟化皮膚角質的作用，也經常用在美容方劑中。

愛美之心，人皆有之，古今中外，無一例外。現代醫學在日化用品方面的研發可說是日新月異；中醫藥在美容等日化用品方面的研發內容也非常豐富，不落人後，護膚、美髮等都包含在內。

關於美容，有的人可能會覺得美容就是美白。事實是美容不等於美白，白也不一定都是美，蒼白、慘白與「美」相去甚遠。

有諸內必形於外，治外本於內。中藥美白不僅要做表面功夫，更主要的是要修內功，從調理身體的內部做起。

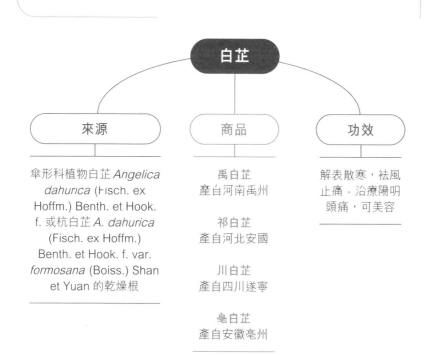

白芷

來源

傘形科植物白芷 *Angelica dahurica* (Fisch. ex Hoffm.) Benth. et Hook. f. 或杭白芷 *A. dahurica* (Fisch. ex Hoffm.) Benth. et Hook. f. var. *formosana* (Boiss.) Shan et Yuan 的乾燥根

商品

禹白芷
產自河南禹州

祁白芷
產自河北安國

川白芷
產自四川遂寧

亳白芷
產自安徽亳州

功效

解表散寒，祛風止痛，治療陽明頭痛，可美容

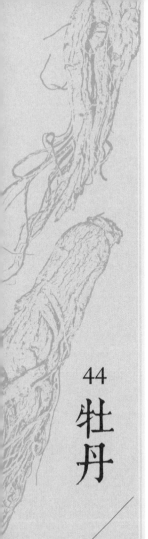

44
牡丹

春來花開真國色

/ 牡丹花之王 /

我國的國花目前還沒有確定。不過,牡丹、芍藥、梅花等名花都是熱門備選。

李時珍在《本草綱目》裏曾寫道:「群花之中,以牡丹為第一,芍藥為第二,故世謂牡丹為花王,芍藥為花相。」

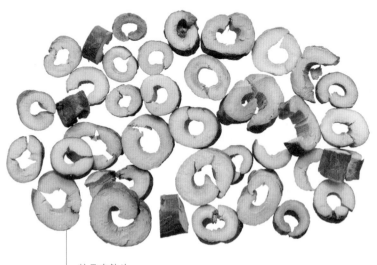

牡丹皮飲片

牡字本身有雄性的意思。動物有雄性、雌性之分,其實植物也有。大多數植物是雌雄同株,但也有的植物是雌雄異株的,如銀杏、杜仲,它們的雄花和雌花分別着生在不同的植株上。

關於名中有「牡」的牡蠣,李時珍認為牡蠣只有雄性,沒有雌性的,所以才給了它這個名字。但事實上大部分種類的牡蠣有雌也有雄,也有少數雌雄同體。雌雄異體的牡蠣有時還會在雌雄之間發生性別的轉換,所以古人才誤認為牡蠣只有雄性。

牡丹雌雄同花,它的一朵花裏既有雄蕊也有雌蕊。「牡」最初為形容層疊的結構,引申為雄性之意。牡丹花是層疊的紅艷花卉,姿態雍容華貴。牡字可能還有另外一層意思,指牡丹可以進行無性繁殖。無性繁殖指的是不通過種子進行繁殖。

李時珍在《本草綱目》中特別解釋過牡丹雖結籽而根上生苗，故謂之牡，其花紅色，故謂之丹。也就是說牡丹雖然也結種子，但是它的根上就可生苗，可通過營養器官來繁殖，直接長出新的植株。

/ 洛陽牡丹 /

最出名的牡丹在洛陽，「洛陽牡丹甲天下」。

相傳武則天喜歡牡丹，當政以後，把牡丹移栽到了洛陽。這可真是女皇好牡丹，都城鬧翻天。上行下效，上至皇宮，下至民間，一股「牡丹熱」就出現了，一直熱到了今天。

唐代文學家劉禹錫，曾有讚頌牡丹的詩句：「唯有牡丹真國色，花開時節動京城。」根據這首詩，清代畫家馬逸畫了一幅國色天香圖，堪稱「中國牡丹第一圖」，也被譽為中國古代繪畫中以牡丹為題的代表畫作。到了宋代，歐陽修著有《洛陽牡丹記》，洛陽被稱為牡丹之城，這是我國歷史上第一部關於牡丹的專著。明代偉大的劇作家湯顯祖的《牡丹亭》流傳得更廣。

從 1983 年起，每年 4 月洛陽都會舉辦牡丹節，國內外慕名而來的賞花遊客絡繹不絕。現在的洛陽牡丹節，已經升格為中國洛陽牡丹文化節。我也去洛陽看過牡丹花，聲勢浩大，鋪天

洛陽牡丹節

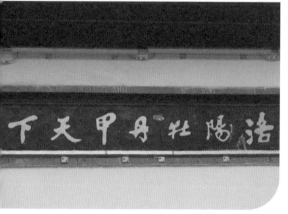

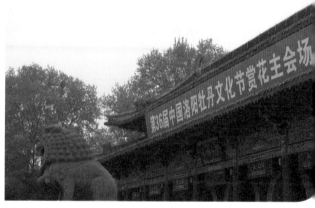

蓋地。那裏的牡丹花色繁多、千姿百態,有單瓣的,也有重瓣的。品種有狀元紅、粉二喬、藍田玉、黑光司、白鶴臥雪、貴妃醉酒⋯⋯根據《中國植物志》對牡丹的記載,栽培類型的牡丹花可分成上百個品種。

/ 藥用牡丹居何處 /

牡丹以根皮入藥,藥名為牡丹皮。

洛陽城牡丹雖多,但洛陽不出產牡丹皮。樹怕傷皮,更怕傷根。在繁花似錦的洛陽,誰捨得傷害牡丹的根呢?我到了洛陽實地考察之後,才知道其實是另有原因。

我國牡丹皮的主產地在安徽、四川、河南和山東。它的道地藥材產地在安徽。

我專門請教了安徽中醫藥大學的王德群教授,他告訴我,藥用的牡丹是另外一種鳳丹 *Paeonia ostii* T. Hong et J. X. Zhang。

觀賞牡丹

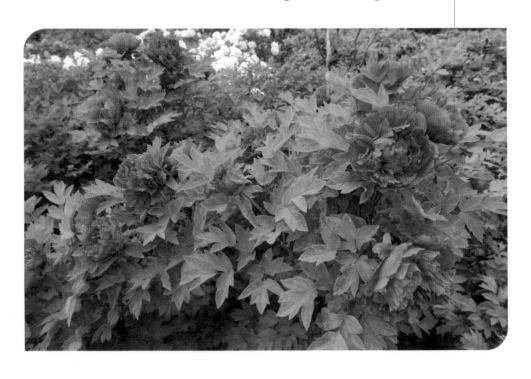

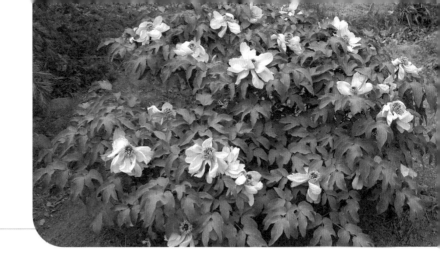

藥用牡丹原植物

牡丹可簡單分為兩大類型，一種是觀賞牡丹，追求的是花大、花瓣多、色彩鮮艷。另外一種是藥用牡丹，追求的是它的藥用部位、藥用價值，人們在它的根上下足了功夫，讓它的根條粗、肉厚、粉性足。

因此，也就出現了以洛陽為代表的觀賞牡丹，以及以銅陵等地為代表的藥用牡丹。

藥用牡丹的生長年限一般是 3～5 年，秋季或春季採挖，去掉鬚根以後剝取根皮，曬乾即可，習慣稱其為連丹皮。優質的牡丹皮一般不刮除外面的木栓皮。凡是刮皮的，大多是因為根皮表面有疤痕，刮皮是為了美觀。

刮丹皮的工具以前用銅刀，現在多用碎瓷片，但不用鐵製品。一般的加工方法是趁新鮮刮去外皮後，把牡丹的根縱向剖開，除去裏面的木心，這樣得到的藥材就叫作刮丹皮或粉丹皮。在市場上見到的牡丹皮藥材都是圓筒狀或半圓筒狀的，斷面顏色偏粉紅色，質地又硬又脆。

記得有一次，我一個朋友的夫人生病去看中醫。我這個朋友幫夫人把藥抓回來，煎藥前，他對着藥方，一味一味地檢查藥材。沒想到，他突然看到裏面有一種藥材好像發了霉。於是他拍下照片並打來電話問我：「趙博士，您幫我看看，這個藥發了霉還能用嗎？」我看着手機上傳來的照片，馬上告訴他：「放心煎藥吧！這是正宗牡丹皮，表面好像發了霉似的，那層白霜沒問題，説明這牡丹皮品質特別好。」牡丹皮表面的白霜是其體內因含量高而慢慢析出來的有效成分丹皮酚。

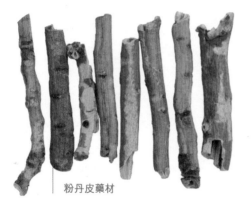

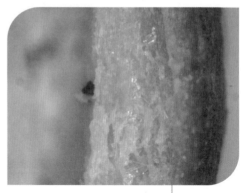

粉丹皮藥材

中藥裏不只是牡丹皮有這種情況，蒼朮、厚朴等幾種藥材也常出現白色的小結晶體，看上去好似一層白霜並不是發霉。茅蒼朮斷面的白霜是茅朮醇和 β-桉葉醇；厚朴內表面的白霜是厚朴酚。

牡丹皮局部放大，可見丹皮酚結晶

/ 臨床功效 /

牡丹入藥的歷史比觀賞的歷史要早得多。人類先要解決溫飽、疾病，然後才有閒情逸致賞花，如果餓着肚子、生着病，兩眼冒金星，縱然花再好看，也欣賞不到美。

牡丹皮早在《神農本草經》裏就有記載，被列為中品，具有清熱涼血，活血散瘀的功效。牡丹皮在現在的處方裏，常會被中醫簡寫為丹皮。

1969 年和 1972 年，從甘肅武威的漢墓裏，先後出土了一批又一批的珍貴文物。其中最著名的大概是那件青銅器「馬踏飛燕」，也就是現藏於甘肅省博物館的東漢銅奔馬。其實同時出土的還有一批醫藥木簡，上面記載了一個藥方寫有「牡丹二分」。

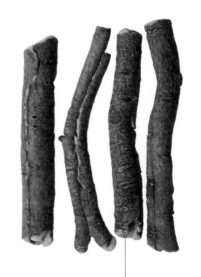

原丹皮藥材

張仲景的經方大黃牡丹湯，可治療腸癰，其中用到了牡丹皮。在後世常用藥方丹梔逍遙散、六味地黃丸等名方中，牡丹皮發揮了其清熱涼血、活血散瘀的作用。

千百年來，中國人在不斷地篩選，並定
向培養不同品種的牡丹。觀賞的牡丹品
種越來越多彩。藥用的牡丹品種則默默
地積累，精華都集中到了根部，從而發
揮觀賞牡丹不具備的作用。

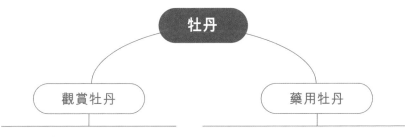

牡丹

觀賞牡丹

花大、瓣兒多、色彩鮮艷，出洛陽

藥用牡丹

來源與產地
毛茛科植物牡丹 *Paeonia suffruticosa* Andr.
的乾燥根皮，稱為牡丹皮，出銅陵

採收加工
栽培 3-5 年，秋季或春季採挖，去掉鬚根以
後剝取根皮，曬乾即可，習慣稱其為連丹皮

功效
- 清熱涼血，活血散瘀
- 大黃牡丹湯、丹梔逍遙散、六味地黃丸等

鑑別
表面的白霜是析出的有效成分丹皮酚

/ 芍藥花中相 /

芍藥和牡丹相比，無論是觀賞還是藥用都毫不遜色。

牡丹花雍容華貴，芍藥花綽約艷麗。芍藥花和牡丹花放在一起比較的話，花形和花色都很相似，好似一對孿生姐妹，僅從花朵判斷很難分清誰是誰。

有個特別簡單的方法，一看即明。芍藥的英文是「Peony」，牡丹的英文是「Tree Peony」，意思就是「木芍藥」。牡丹是多年生的木本植物，亞灌木，下部木質，上部草質。而芍藥則是一種多年生的草本植物，地上部分有草質莖，冬天地上部分枯萎。牡丹和芍藥，一個木本一個草本，這一點即可區分二者。

芍藥與牡丹以前一直被歸在毛茛科內，但現代植物學家按照新的分類系統，把它們列入芍藥科芍藥屬。從植物專業上再細分下來，芍藥及其近親構成了草本花盤不發達的芍藥組；牡丹與其近親則構成了木本花盤發達的牡丹組。

其實在先秦時代，人們最初也不分牡丹芍藥，將它們統稱為芍藥。到了秦漢時期，才開始把牡丹喚作「木芍藥」。

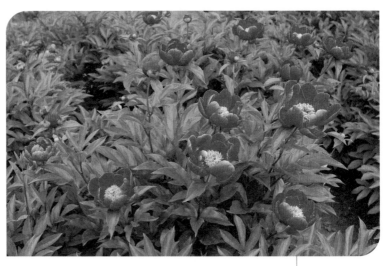

藥用芍藥原植物

45
芍藥

方中好藥花中相

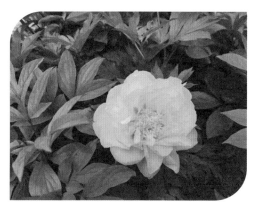 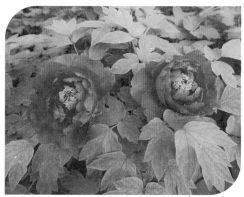

觀賞芍藥

牡丹和芍藥的花期也有差別。有句話叫:「牡丹花謝,芍藥花開。」春夏交替之時牡丹先開,然後芍藥才登場。這有點類似荔枝先開花、龍眼後登場,因此龍眼也有一個別名叫荔枝奴。

/ 揚州芍藥 /

芍藥與牡丹並稱花中二絕。芍藥位於一花之下,萬花之上。歷史上留下有關芍藥的詩詞眾多。唐宋八大家之一的韓愈是這樣稱讚芍藥的:

> 浩態狂香昔未逢,紅燈爍爍綠盤籠。
> 覺來獨對情驚恐,身在仙宮第幾重。

韓愈的傳神之筆勾勒出芍藥迷人之態,猶如夢遊仙境令人回味。

古人在分別之時,有贈芍藥以表情思的習俗。於是,芍藥便有了「將離」這個別名。李時珍在《本草綱目》裏說芍藥得名於「綽約」二字,「此草花容綽約,故以為名。」

李時珍在芍藥項下還寫道:「昔人言洛陽牡丹、揚州芍藥甲天下。今藥中所用,亦多取揚州者。」提到揚州,人們都知道那是一座歷史名城,有詩云:「煙花三月下揚州。」

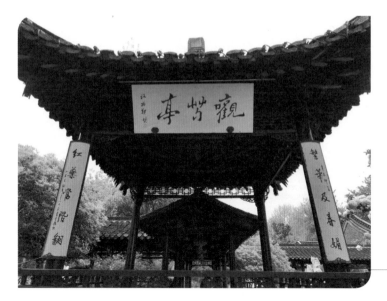

觀芍亭

揚州出過不少歷史名人，鑑真大和尚當年就是從此地東渡日本，我的老師謝宗萬教授曾就讀於揚州一中。芍藥現在也成為揚州的市花，瘦西湖與芍藥相得益彰。現在揚州市的儀征區栽培有 3,000 多畝的芍藥，主要用於觀賞。

和洛陽牡丹一樣，芍藥也被培育出了很多的花色品種，大富貴、黃金輪、萬花粉、胭脂美玉、楊妃出浴⋯⋯聽到這些花名，人也會醉了。我想，《紅樓夢》中《憨湘雲醉眠芍藥裀》一章裏，湘雲可能也是三分醉酒、七分醉花吧。

本草書中形容花朵經常用到「千葉」這個詞，是為花瓣多重的意思，形容芍藥盛放的姿態，好似李白的「飛流直下三千尺」的「三千尺」一樣。

/ 赤芍白芍 /

藥用方面，「芍藥」之名始載於《神農本草經》，被列為中品。及至《本草經集注》，開始將芍藥分為白赤兩種。明確入藥的有白、赤之分，也就是白芍和赤芍兩種藥材。

在明代官修本草《本草品彙精要》中，白芍畫的是白花白根，赤芍畫的是紅花赤根，這可能會給人一種錯覺，好像根的顏色與花色相關，也說明了當時的宮廷畫師不太了解白芍和赤芍，畫畫時是憑想像畫的，屬主觀臆斷。

實際上直接把沒有經過加工的芍藥乾燥根入藥，表面呈棕褐色的就是赤芍。將芍藥根在開水裏面煮過，除去木栓外皮，或者去皮再煮，再曬乾的，顏色偏白的就是白芍。

栽培方面，芍藥有野生的，也有人工種植的。

野生赤芍主要產自內蒙古和四川。我曾到過內蒙古赤峰的赤芍基地，那裏就出產上好的芍藥藥材。

我的一位好朋友康廷國教授，當年就是在赤芍的產地裏摸爬滾打長大的。他告訴我，當地的赤芍分佈在山坡、草地及林子下邊，那裏出產的芍藥都是赤芍，不會用來加工成白芍。

藥材赤芍的另外一個來源是川赤芍 *Paeonia veitchii* Lynch，主要分佈在四川西部高原地區。川赤芍也是以野生資源為主，也被《中國藥典》定為赤芍藥材的正品。川赤芍的小葉呈現羽狀分裂，這點與芍藥不同。

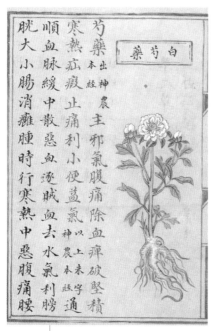

白芍藥（摘自《本草品彙精要》）

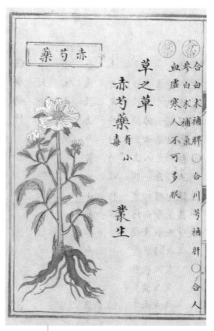

赤芍藥（摘自《本草品彙精要》）

白芍有著名的杭白芍，為浙江道地藥材，安徽亳州也是著名的芍藥產區，那裏是華佗的故鄉。安徽亳州產的芍藥主要為家種，大多加工做了白芍。因為煮過，所以白芍含的澱粉大部分糊化了，市場上見到的商品白芍都是乾燥過的，質地堅實，斷面平坦，敲在桌子上當當作響。雖說赤芍和白芍原來同出自一個種，但經過加工後，內在成分發生了變化，自然也導致了功能主治的變化，這種變化有其內在的物質基礎。

現代研究表明，赤芍和白芍的化學成分幾乎相同，但含量有所變化。特別是不同成分之間的含量比例差異就更為明顯。白芍內的芍藥苷經過加工後，含量會降到 1% 以下，比原來的 3%～5% 低了很多。

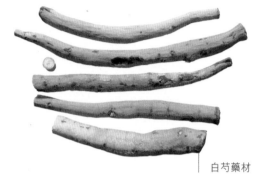

白芍藥材

現在白芍和赤芍的生產已經有了明顯的區別。除了主產地生長環境和生長年限有所不同以外，它們的栽培技術與加工方法也已經逐漸實現規範化，而且與臨床用藥是緊密掛鈎的。

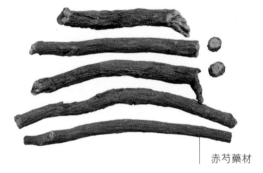

赤芍藥材

/ 臨床應用 /

在《傷寒論》成書的漢代，白芍和赤芍是沒有被區分開來的。後世在使用經方的過程中不斷地探索，根據中醫臨床的需要來選用白芍或赤芍。

以緩急或養血為主要作用的時候，一般選用白芍，如桂枝湯、小建中湯、芍藥甘草湯等。中醫認為，白芍具有養血柔肝，緩急止痛，斂陰收汗的功效。

以活血為主要作用的時候，一般選用赤芍，如桂枝茯苓丸，其功效是活血利濕。中醫認為，赤芍側重於清熱涼血，散瘀止痛。

人們人為地授予牡丹和芍藥花王和花相的稱號，實際生活中牡丹與芍藥形影相隨，臨床上也是相互配合的。比如，牡丹皮與芍藥配伍是活血化瘀、清熱涼血的一個藥對。經典名方桂枝茯苓丸和犀角地黃湯當中都是牡丹皮和芍藥一起出現、相互配合使用的。它們都能觀賞並藥用，為世人所喜愛，也造福於人類。

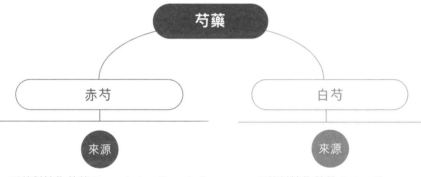

芍藥

赤芍

來源

- 毛茛科植物芍藥 *Paeonia lactiflora* Pall. 或川赤芍 *P. veitchii* Lynch 的乾燥根
- 沒有經過加工的芍藥乾燥根入藥，表面呈棕褐色

產地

內蒙古和四川

功效

- 清熱涼血，散瘀止痛
- 桂枝茯苓丸

活血

白芍

來源

- 毛茛科植物芍藥 *P. lactiflora* Pall. 的乾燥根
- 將芍藥根在開水裏面煮過，除去木栓外皮，或者去皮再煮，再曬乾的，顏色偏白

產地

浙江和安徽

功效

- 養血柔肝，緩急止痛，斂陰收汗
- 桂枝湯、小建中湯、芍藥甘草湯

養血

46

豆蔻

南國四月花爭艷

/ 豆蔻年華 /

世界上一共有 700 多種薑科植物，我國有 100 多種，主要分佈在熱帶和亞熱帶地區。薑就是它們的「科長」。

入藥的薑科植物主要可分為兩組，一組以地上的花和果實入藥，另一組以潛伏在地下的根和根莖入藥。

一味代表 —— 豆蔻，薑科植物白豆蔻 *Amomum kravanh* Pierre ex Gagnep. 或爪哇白豆蔻 *Amomum compactum* Soland ex Maton 的乾燥成熟果實。「豆蔻年華」這個成語出自唐代大詩人杜牧的詩《贈別》：「娉娉嫋嫋十三餘，豆蔻梢頭二月初。」形容的是少女朝氣蓬勃、姿態輕盈、舉止優雅的樣子，好像含苞待放的豆蔻花一樣。後來，豆蔻年華常用來形容女孩子的青春年華。

薑科植物的花不僅美，還很香。南方春天天氣好的時候，公園裏艷山薑的花正開，名副其實，非常艷麗。薑花不僅好看，還可淨化空氣，從薑花中提取的精油多用於芳香療法。

但薑科的果實可不艷麗，果實表面凹凸不平、皺皺巴巴。但外觀並不影響它們良好的功效，如豆蔻、砂仁。

除了豆蔻，草豆蔻、紅豆蔻都是薑科大家族的成員。薑科植物的果實，共性是能芳香醒脾，對腸胃有益處，和日常生活更是密切相關。只有肉豆蔻例外，雖名中有「豆蔻」，但是個外來戶，不是薑科的植物，也不是中國產的植物。

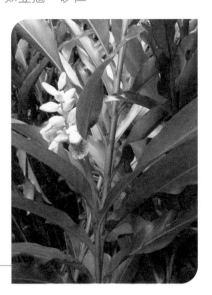

艷山薑原植物

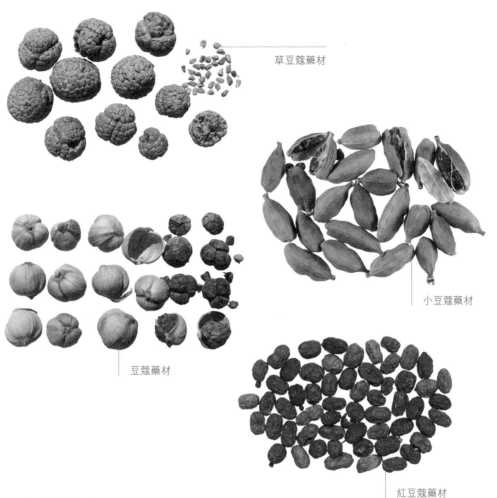

草豆蔻藥材

小豆蔻藥材

豆蔻藥材

紅豆蔻藥材

| 火鍋博士 |

中醫有言：「腎為先天之本，脾為後天之本。」人在出生後就已經屬後天了，要填補先天實在是不可能了，但扶持後天，猶未為晚。中醫大有可為。從中醫角度來看，薑科的這些果實對於調理脾胃行之有效，作為香料每個人都離不開。《本草綱目》裏李時珍曾表示豆蔻是恒用之物。以調理脾胃為目的，豆蔻可以經常吃。

中國人即使走到天涯海角，也是「變不了的中國心，改不了的中國胃」。現在中餐已經走遍天下了。海外中餐裏最紅火的非火鍋莫屬。一說起火鍋，就想到四川火鍋、重慶火鍋。

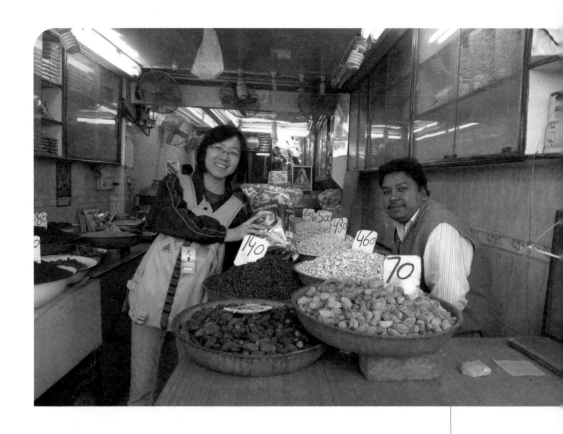

其實除了四川和重慶風味的火鍋，從北方興起的傳統涮肉也獨
霸一方。據説傳統涮肉鍋起源於蒙古族，蒙古人以遊牧為生，
性情豪放，他們把自己的帽子翻過來，架在火堆上當火鍋直接
在裏面涮肉。現在傳統銅鍋的形狀就是模擬蒙古族的帽子，而
且上下通氣，火上來得快，肉在鍋裏涮兩涮就熟了。火鍋味美
與所用的大量香料有直接關係。這些香料本身又都是中藥。所
以火鍋可算是中藥應用的一大特色，是藥食同源的典型代表。

我指導過的一個博士生吳孟華，她研究的課題是火鍋中使用
的香料。對此她做了 3 年的研究，還在國際頂級的雜誌上發
表了論文，在這個領域中很有建樹，我們都喜歡叫她火鍋博
士。經過她調查發現，來自天南海北的各式火鍋用到了 67 種
香料。其中，薑科來源的最多，超過 15 種。火鍋裏的這些香
料，不僅中國人在用，外國人也在用。

我曾和小吳博士專門去了一趟印度做香料考察。因為印度氣候炎熱，盛產多種香料，從古至今無論是香料的消費量，還是出產量，印度都穩居世界第一。

| 香料之后 |

如果去印度旅行，最擔心的恐怕是水土不服，怕鬧肚子。在印度考察時，我們遇到一位老教授，也是我的老朋友。他說其實不用擔心腸胃的問題。他不緊不慢地從兜裏掏出來一個小布包，原來是兩味外來的中藥，一個是薑科的小豆蔻，另一個是丁香。小豆蔻有「香料之后」的別號。

筆者與印度草藥醫生交流探討

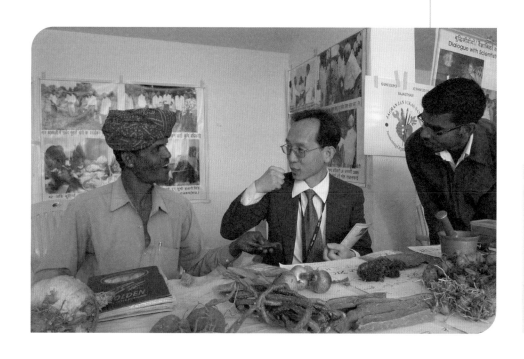

我跟老教授接着聊起香料。老教授說：「中國有火鍋，現在風靡全世界。印度有一個能與火鍋匹敵的飲食大發明，現在也屬全人類了。這就是印度的咖喱。」咖喱英文是 Curry，由很多種香料組成，其中主要組成也多來源於薑科植物。

豆蔻、砂仁這類來自薑科植物的中藥，還有安胎的功效。對於妊娠嘔吐，砂仁是尤其值得推薦的代表。

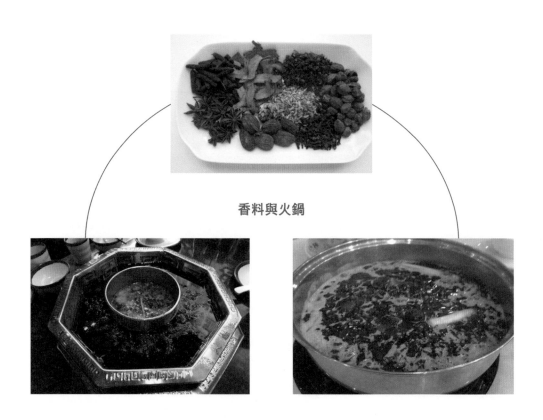

香料與火鍋

火鍋和咖喱的盛行，除了產地香料豐富的因素外，人體的客觀需求形成的飲食習慣也是一個重要決定性成因。李時珍在《本草綱目》記載：「南地卑下，山嵐煙瘴，飲啖酸鹹，脾胃常多寒濕鬱滯之病。故食料必用，與之相宜。」薑科的果實，盛產於熱帶及亞熱帶地區，大部分是辛溫香燥的化濕藥，能夠運脾化濕。藥食兩用，安全可靠，這也正是人類飲食智慧的具體體現。

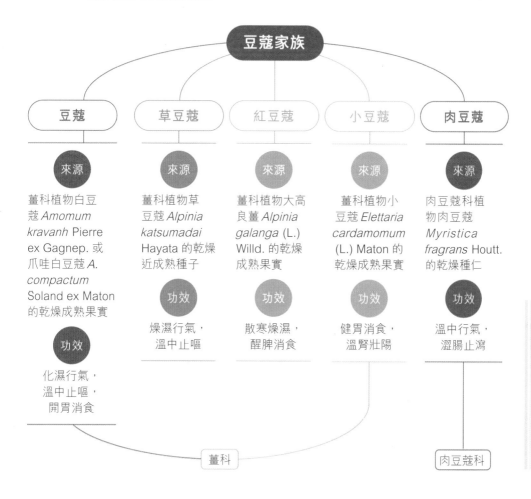

豆蔻家族

| 豆蔻 | 草豆蔻 | 紅豆蔻 | 小豆蔻 | 肉豆蔻 |

來源

薑科植物白豆蔻 *Amomum kravanh* Pierre ex Gagnep. 或爪哇白豆蔻 *A. compactum* Soland ex Maton 的乾燥成熟果實

來源

薑科植物草豆蔻 *Alpinia katsumadai* Hayata 的乾燥近成熟種子

來源

薑科植物大高良薑 *Alpinia galanga* (L.) Willd. 的乾燥成熟果實

來源

薑科植物小豆蔻 *Elettaria cardamomum* (L.) Maton 的乾燥成熟果實

來源

肉豆蔻科植物肉豆蔻 *Myristica fragrans* Houtt. 的乾燥種仁

功效

化濕行氣，溫中止嘔，開胃消食

功效

燥濕行氣，溫中止嘔

功效

散寒燥濕，醒脾消食

功效

健胃消食，溫腎壯陽

功效

溫中行氣，澀腸止瀉

薑科

肉豆蔻科

薑科一些植物地下部分的根與根莖都可入藥，薑是其中的代表。

薑是我最喜歡的驅寒藥物。記得我小時候淋了雨水，回家第一件事就是喝薑糖水。直到現在，如果出差，特別是去冷的地方，我包裹總是帶點薑母茶。

/ 嘔家聖藥 /

在中藥大家族中很多中藥都是有別號的，比如，辛夷為「鼻家聖藥」，防風為「風家聖藥」，薑被尊稱為「嘔家聖藥」，這個稱號還是藥王孫思邈親自取的。

許多人第一次出海乘船時，恐怕都會暈船。我去南極考察時，穿過「魔鬼」德雷克海峽的兩天兩夜，48 小時裏經歷了驚濤駭浪，幸虧我帶了薑片，嘴裏含片薑，翻腸倒肚的感覺緩解了很多。

到了南極以後，我們乘坐快艇與探險隊的成員們一起去尋找海豹、觀察企鵝。那快艇在南極海上乘風破浪時，刮來的刺骨寒風令人感覺添多少件衣服都無濟於事。但回到郵輪上喝一杯熱氣騰騰的薑茶，一會兒就能從裏到外暖和起來。外國人見我們中國人喝完薑茶舒服的樣子，也跟着喝上了。

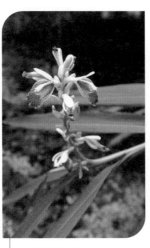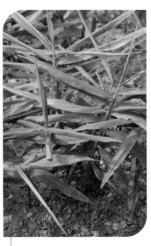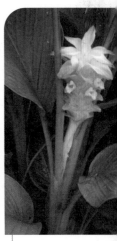

高良薑原植物　　　　　薑原植物　　　　　薑黃原植物

47

薑黃

薑科藥食長相伴

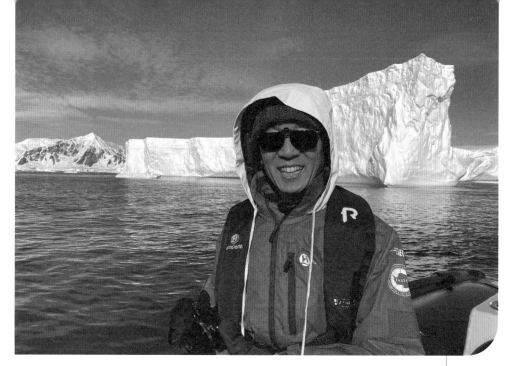

南極考察

孔子不撤薑食

日常下廚房的佐料離不開蔥、薑、蒜。炒菜時加點生薑，蒸魚時撒一些薑絲，燉湯時拍一塊生薑下鍋。

中國人用生薑的歷史非常悠久。兩千多年前，孔子就喜歡薑。《論語》記載：「不撤薑食，不多食。」孔子每頓飯都要吃薑，但並个多吃，點到為止。

古書上記載：「神農居姜水，以為姓。」三皇之一的神農氏應該姓姜。周朝大名鼎鼎的開國功臣姜太公姜子牙，姓姜，名尚，字子牙。姜作為姓氏時只寫作姜。指吃的用的薑時，繁體字寫作「薑」，簡體字寫作「姜」。

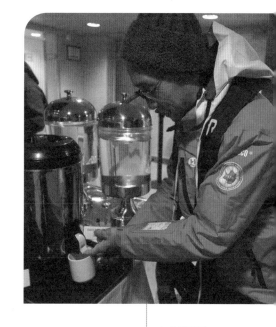

在南極郵輪
上喝薑茶

341

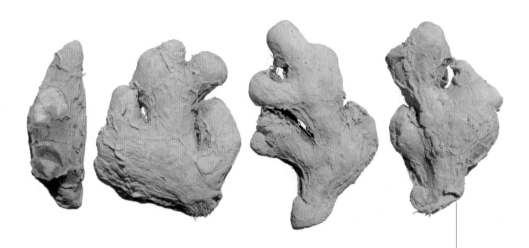

乾薑藥材

李時珍引用了東漢許慎《說文解字》對薑的解釋，云禦濕之菜也。王安石《字說》記載薑能強禦百邪，故謂之薑。薑本為強壯、防禦之意。

民間流傳「冬吃蘿蔔夏吃薑，不勞醫生開藥方」。與北方不同，薑在嶺南人的手中是可甜可鹹的。紅糖薑茶、薑撞奶、薑汁豆腐花，每一種都是甜甜的經典小吃。

李時珍認為生薑可蔬可和，可果可藥。生薑可作蔬菜、調料、果脯、藥物。幼嫩的生薑——仔薑，非常鮮嫩，並沒有甚麼辛辣味。川菜有道仔薑肉絲，和新鮮的竹鞭有一拼，是我的最愛。日本也有用仔薑做的壽司薑，通常是染成紅色的。

晚上睡覺不小心頸部局部受了寒、落枕了的話，可以把生薑切成薄片，敷在疼痛處，蓋上乾毛巾，用吹風機的熱風吹兩分鐘，症狀就能大為緩解。

乾薑的味道更濃烈，主要作用是溫中散寒，經方理中丸的君藥就是乾薑，是治療中焦虛寒引起的腹痛、腹瀉和嘔吐的首選。其炮製後的薑炭可用於止血。

薑科兄弟

薑科植物根莖做中藥和香料的，還有一種叫作山奈。

山奈原產自拂菻國，也就是古代的東羅馬帝國，傳到中國廣東後被發揚光大了。《本草綱目》第一次將山奈收入其中。植物分類方面，山奈也是薑科植物。但山奈一開始出現在人們面前時，就是栽培品。按李時珍的記載，廣東家家戶戶都種山奈。

客家名菜鹽焗雞裏用的主要香料，就是廣東人口中的沙薑 —— 山奈。廣東菜裏的沙薑雞、沙薑豬手、沙薑豬肚等都用了沙薑。除廣東人外，四川人也喜歡用山奈。川菜特點是麻辣，實際上四川的家常菜還有紅燒菜和鹵菜，如紅燒雞、排骨、豬蹄等，必會用到八角茴香和山奈。甚至四川人把這兩種佐料合在一起稱「八角山奈」。這有點像中醫開方用的藥對。

薑通天下

中國人喜歡吃薑，外國人對薑也愛得很。外國人一說到天然的草藥，很快就會想到洋地黃、大蒜與生薑。西洋人喜歡香料、茶，但歐洲又不出產這些。香料對歐洲人來說是奢侈品。古時候，他們好不容易有一點兒薑，平時捨不得用，要留到聖誕節製成薑餅人來吃。薑餅人逐漸成為聖誕節的傳統美食之一。

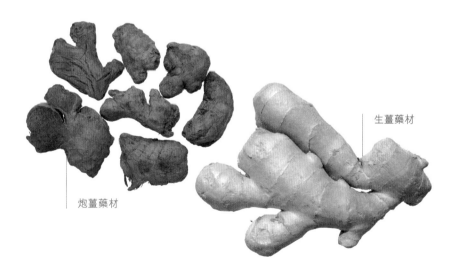

炮薑藥材

生薑藥材

歐洲的香料一直依靠進口。中世紀時,地中海東部地區是東方香料輸入西方的樞紐。莎士比亞的《威尼斯商人》中也提到了商人在香料貿易中如何層層加價的故事。

15世紀的時候,哥倫布由西班牙王室支持,踏上了去東方尋找香料的茫茫前路。當他登上新大陸時,還以為到達了香料王國印度,所以稱美洲原住民為印第安人,這種稱呼十分不客觀。

/ 咖喱解密 /

對於咖喱,薑科植物很重要。實際上咖喱並沒有固定的配方。咖喱是一種「混合香料」,不同地域、不同口味可有不同配方。但無論怎麼搭配,印度的咖喱裏一定會有薑黃。從顏色到味道,薑黃都是主角。世界上無論哪裏的咖喱都是呈現出明亮的黃色,味道也特別香,讓人食慾大增。

我去印度考察時,對那裏的香料市場印象極深,特別在新德里,香料市場之大猶如一座壯麗的宮殿。薑黃、丁香、肉豆蔻、肉桂等琳琅滿目,香味濃郁撲鼻,走進市場的我止不住地打噴嚏。從市場一頭到另一頭,那個味道用北京話說就是「竄」,不愧是香料王國產的香料,芳香,開竅,提神。

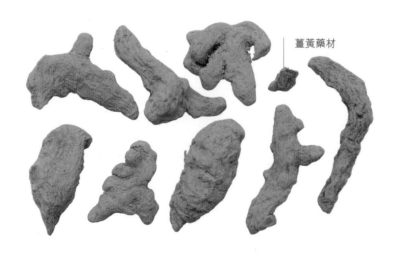

薑黃藥材

「香料之王」是胡椒，「香料之后」是小豆蔻。那麼薑黃算是香料裏當之無愧的「國際巨星」。

近幾年許多科學家都着眼於薑黃有效成分薑黃素的研究。研究發現，薑黃素對於很多疾病都有明確的藥理作用。許多熱點疾病的治療，如惡性腫瘤、抑鬱症、糖尿病、阿爾茨海默病、腸易激綜合症，都在薑黃素上看到了希望。

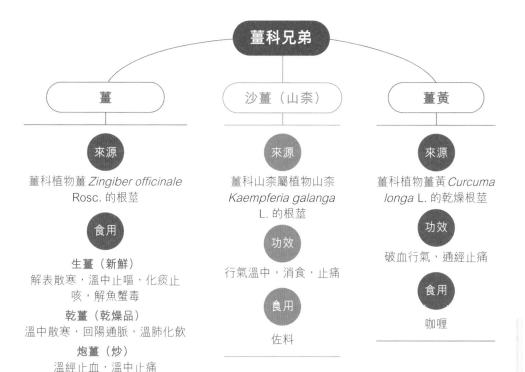

薑科兄弟

薑

來源
薑科植物薑 *Zingiber officinale* Rosc. 的根莖

食用

生薑（新鮮）
解表散寒，溫中止嘔，化痰止咳，解魚蟹毒
乾薑（乾燥品）
溫中散寒，回陽通脈，溫肺化飲
炮薑（炒）
溫經止血，溫中止痛
薑炭（炒炭）
止血

食用

薑茶、佐料

沙薑（山奈）

來源
薑科山奈屬植物山奈 *Kaempferia galanga* L. 的根莖

功效

行氣溫中，消食，止痛

食用

佐料

薑黃

來源
薑科植物薑黃 *Curcuma longa* L. 的乾燥根莖

功效

破血行氣，通經止痛

食用

咖喱

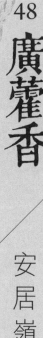

48

廣藿香

安居嶺南自風光

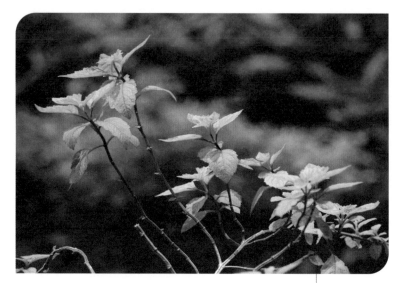

廣藿香原植物

/ 南嶺之南 /

香與香藥涉及了許多門類的內容，從來源上看有來自動物的、有來自植物的。來自動物的，如麝香、龍涎香。來自植物的，如木香、沉香、丁香、茴香、乳香，它們來自植物的不同部位，有根、有葉、有花、有果實，還有樹脂。

廣藿香的名字裏有個廣字，自然與廣東、廣西、嶺南等地區相關。秦嶺和南嶺兩座山脈橫臥在中華大地上。秦嶺是長江流域與黃河流域的分水嶺，也是我國南北方的地理分界線。南嶺是嶺南地區和中原內陸的分界線，好似一座天然屏障，位於廣東、廣西、湖南和江西 4 省的交界處，是長江流域和珠江流域的分水嶺。

歷史上嶺南地區交通不便，屬荒蠻之地，韓愈、蘇軾等文學家、政治家曾被流放到那裏。今非昔比，嶺南現在是經濟發達地區。從地理上看，北緯 23.5 度的北回歸線橫穿嶺南中部，嶺南位於南亞熱帶與熱帶，四季常青，百花爭艷，一年四季新鮮水果不斷，植物資源非常豐富。

李時珍雖沒到過嶺南，但《本草綱目》中收載了不少嶺南的藥。廣藿香就是一個代表。

/ 石牌藿香古今談 /

廣藿香來源於唇形科（Lamiaceae）植物廣藿香 *Pogostemon cablin* (Blanco) Benth. 的全草，主要入藥採用乾燥地上部分。

廣字代表了產地，藿字代表像豆葉一樣的植物，香字代表它散發出的獨特香氣。

我國古代最早應用的廣藿香是從東南亞國家傳入的。廣藿香最早的文獻出處可追溯到東漢楊孚的《異物誌》，一部專門記載我們的鄰國和周邊地區奇珍異物的書。

廣藿香起初只名藿香二字。書中說：「藿香交趾有之。」交趾是古代越南一帶的地名。根據宋代《本草圖經》和明代《本草綱目》裏的圖文描述，當時收載的廣藿香和現在《中國藥典》的法定原植物是一致的。

海南屯昌廣藿香基地

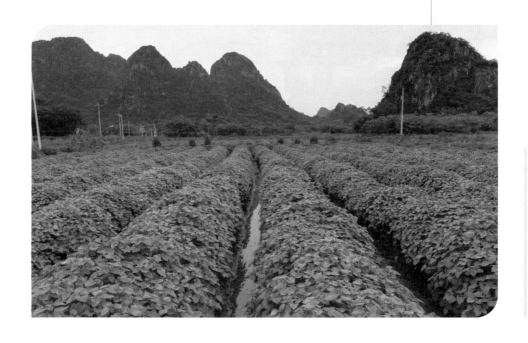

以往教科書上都記載來自廣州的廣藿香叫作牌香，出自廣州石牌。

我按圖索驥到了廣州，卻找不到廣藿香。過去幾十年，我國發生了翻天覆地的變化，有如滄海桑田。廣州市內，除了藥用植物園可以看到廣藿香，其他地方恐怕是難覓蹤影。

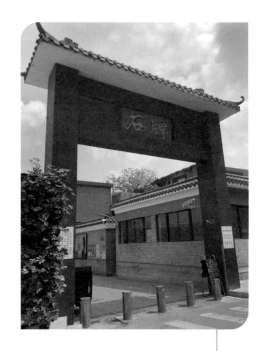

石牌

一個偶然的機會，我到百年僑校暨南大學進行學術交流，就在大學附近，終於見到了一個五六米高的刻有「石牌」二字的漂亮牌坊。牌坊的台柱上有一段文字說明。從這段說明可以知道，明代時，這一帶地勢比較高，可見到不少墓碑和石像生。石牌的名稱由此而來。後來周圍生活在低窪地帶的村民，為躲避潮水的危害向此聚集，形成了一個新的村落叫廟邊崗。

當年，運載廣藿香的商船在這裏停泊，廣藿香在這裏找到了新的適宜其生長的土壤，石牌是一塊風水寶地。

在暨南大學工作的吳孟華博士告訴我，那裏原本是牌香的生產地，但現在主產地已經轉移到廣東湛江、肇慶和海南了。這一段故事記錄的正是品種的延續、產地的變遷。

過去到野外採標本、做記錄時都會寫上標本採自哪個縣、哪個鄉，記錄一下周圍的環境，如山坡、地頭，有時還會註明顯著的標誌，哪裏有棵樹，哪裏有個小廟。後來採藥、資源普查時，則需要標註準確的全球衛星定位，因為曾經的山坡可能被夷為平地，小樹林也可能變成片片的樓房。

| 藿香正氣系列 |

廣藿香主要有兩大用途，藥用和製香。

家喻戶曉的中成藥藿香正氣水，這裏的藿香用的就是廣藿香。

「藿香正氣」系列產品的原型，出自宋代《太平惠民和劑局方》中的藿香正氣散，具有解表化濕，理氣和中的功效，常用於治療腹瀉、嘔吐、水土不服、胃腸型感冒等。

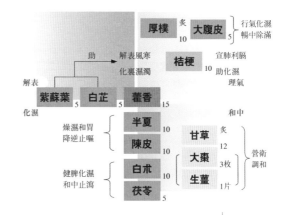

《太平惠民和劑局方》

藿香正氣散

【以君藥與功效命名】

藿香正氣散（摘自《百方圖解》）

藿香正氣散還適合很多現代都市病。現在一到夏天天熱的時候，人們主動或被迫地長時間待在空調冷氣的環境裏，喜歡從冰箱裏直接取冷飲喝，由此導致了很多「空調病」「冰箱病」。在這種情況下，藿香正氣散就非常適用。

1941 年 9 月第二次長沙保衛戰，長沙還是秋老虎當頭的暑熱天，當地居民用藿香正氣方藥來慰勞士兵，提高了戰鬥力，在抗日戰爭中留下了一段美談。

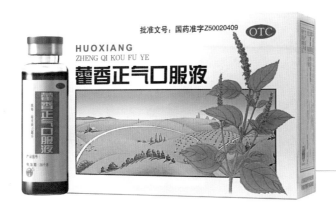

藿香正氣口服液

《中國藥典》中收載了藿香正氣系列的多個劑型，比如，藿香正氣水（含乙醇）、藿香正氣軟膠囊、藿香正氣滴丸，另外還有合劑、丸劑、片劑，等等，有 10 來種劑型。

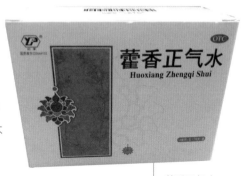

藿香正氣水是一個傳統的劑型，起效很快，但千萬不可忽略了其中所含的酒精。藿香正氣水以乙醇提取，裏面的酒精含量和中度白酒差不多，所以服藥之後，千萬不能開車。不過現在有多種不含酒精的藿香正氣系列劑型，既能緩解症狀，又不耽誤開車了。

藿香正氣水

/ 廣藿香與土藿香 /

有一次，我給學生上課講到廣藿香的藥用和定香劑用途。一位同學跟我説：「老師，我還知道廣藿香的第三個用途，食用，特別好吃。我們老家四川有道名菜，叫作藿香鯽魚。」廣藿香的葉子雖説也可以放在鯽魚湯中，但四川用來做藿香鯽魚的藿香和藿香正氣水裏的藿香，可不是一種植物。

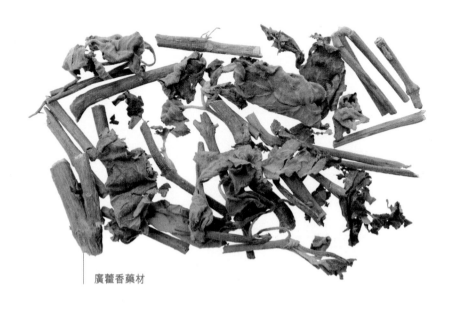

廣藿香藥材

藿香和廣藿香，一字之差，都是唇形科植物，屬一個大家族，但不是一個屬的。藿香又稱土藿香，來源於唇形科藿香屬植物藿香 *Agastache rugosa* (Fisch. et C. A. Mey.) Kuntze。而廣藿香是指唇形科刺蕊草屬植物廣藿香 *Pogostemon cablin* (Blanco) Benth.。

我國長江流域以北的大部分地區都可見土藿香。過去北方老藥鋪中常備的鮮藿香也是土藿香。很多中藥替代品前面都加上了一個土字，如，土沉香、土木香、土貝母、土大黃、土茵陳、土人參等。其中有的可以替代，有的絕對不能。簡單的一個土字，一定要注意甄別，不能等同對待。《中國藥典》只有 1977 年版中曾將廣藿香與土藿香一起收載，但那以後的各版藥典只記廣藿香，而沒有土藿香。

廣藿香除了藥用外，另一大用途是製香。廣藿香油可作為香料工業的定香劑。

不同的香水維持香氣的時間差別很大。有的香水噴完後，一陣風吹過去就沒有甚麼香氣了，有的哪怕只噴了一點，也可維持很久。維持香氣的長久靠的就是定香劑。定香劑能使香料成分揮發均勻、緩緩釋放。龍涎香做定香劑昂貴又稀有；而廣藿香油物美價廉，是目前最常用的天然定香劑之一。

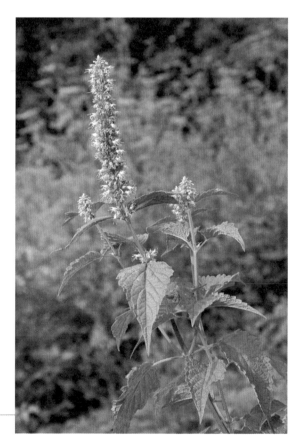

（土）藿香原植物

自古嶺南多芳草，嶺南地區是一個天然的大藥庫。嶺南也是千年來中外貿易最活躍的地區之一，產自海外的很多藥材都是通過嶺南地區進入內地的。廣義的「南藥」應包含嶺南地產藥和進口藥兩大類。

廣藿香原本是一種進口中藥材，後來才安家落戶在嶺南，它是「大南藥」中的一個代表。廣藿香的優勢在於它是草本植物，和沉香、肉桂相比生長週期短、容易獲得、價格便宜。廣藿香應用廣泛，可內服，可外用，能傳香，能定香，在眾多芳草中能獨樹一幟，深受大眾歡迎。

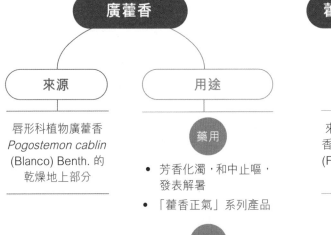

廣藿香

來源

唇形科植物廣藿香 *Pogostemon cablin* (Blanco) Benth. 的乾燥地上部分

用途

藥用

- 芳香化濁，和中止嘔，發表解暑
- 「藿香正氣」系列產品

製香

可作為香料工業的定香劑

藿香（土藿香）

來源：唇形科植物藿香 *Agastache rugosa* (Fisch. et C. A. Mey.) Kuntze

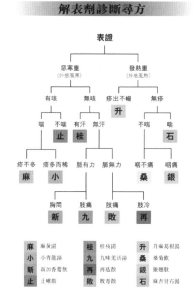

解表劑（摘自《百方圖解》）

/ 芳香解表 /

唇形科的植物很多，日常生活中很常見。如果看到花長得像人的上下嘴唇似的，這個花八成就是唇形科的了。唇形科植物除了花冠呈唇形外，還有幾個共同的特點：莖四棱，葉對生，多芳香。唇形科植物有很多大藥，在中醫臨床上獨當一面。薄荷和紫蘇應用很多，可以入藥，亦可做菜。

感冒應該是每個人都會得的病了。西醫對感冒的分類，一般分為病菌引起的和病毒引起的。中醫則主要把感冒分成風熱型感冒與風寒型感冒兩大類。先判別感冒症狀的寒與熱，才好對證下藥。

風熱型感冒可見舌苔偏黃，風寒型感冒舌苔則偏白。同時，小便偏黃的屬熱證，小便清長的屬寒證。一般感冒初起時，會伴隨鼻子不通、頭疼，有的還會周身酸痛。這個時候薄荷和紫蘇就可以派上用場了，但用藥一定要及時。

薄荷，辛涼解表，適用於風熱型感冒。紫蘇，辛溫解表，適用於風寒型感冒。

/ 薄荷與歐薄荷 /

早在五代十國時期的《食性本草》就有薄荷入藥的記載，最初記作「菝」。唐代孫思邈《千金方》作「蕃荷」，這就跟今天的讀音很像了。

薄荷味辛性涼，李時珍説薄荷辛能發散，涼能清利，專於消風散熱，還能清利頭目，有透疹的作用。所以，風熱感冒剛剛開始的時候，如果喝上一杯薄荷葉泡的水，立刻就會緩解很多。

薄荷在中國和西方都用，薄荷的英文名是 Mint。薄荷糖、薄荷牙膏、薄荷漱口水，各種日化產品都有薄荷可發揮的空間。

西方主要用的是歐薄荷，且有一段神話傳說。薄荷的拉丁屬名是 *Mentha*，原意是希臘神話中的人物曼茜。希臘神話中冥王哈迪斯（Hades）看上了曼茜，後來這件事被他的王后發現了，王后用法術把曼茜變成了小草，但它保持着獨特清香，這種小草就是歐薄荷。歐薄荷和中國用的薄荷是同屬不同種的植物，不過它們都是清涼的，功效也相似。

薄荷原植物

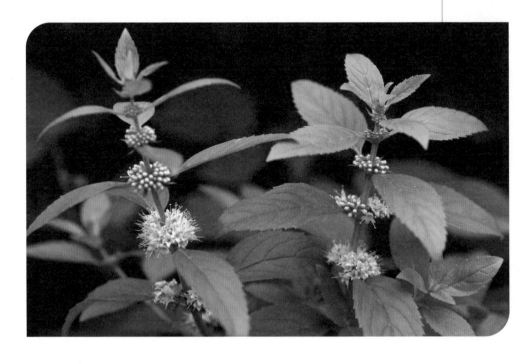

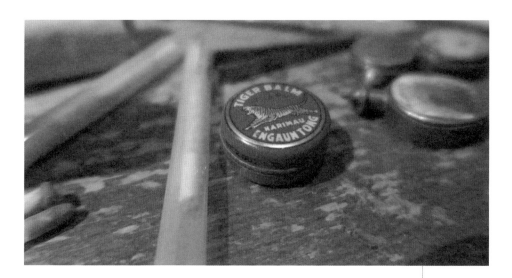

| 清涼油 |

夏天天氣很熱,如果有中暑胸悶,除了喝杯薄荷水外,還可以試試用兩片新鮮的薄荷葉貼在太陽穴上,或直接把薄荷葉放在鼻孔下面的人中穴上,立刻會覺得舒服很多,能迅速緩解中暑症狀。薄荷的新鮮莖葉,經水蒸氣蒸餾以後,提取到的揮發油也可以做藥用,稱為薄荷油。

清涼油,又叫萬金油,發明者是清末下南洋的福建商人胡文虎。他在緬甸創製的虎標萬金油,主要組成有樟腦、薄荷油、桉葉油等。把它塗在印堂穴、太陽穴和皮膚其他地方,能鎮痛止癢,有清涼的感覺,所以人們習慣稱為「清涼油」。清涼油是外用藥,不能內服。

清涼油在中國人人皆知,在海外也享有盛譽。我去埃及、巴基斯坦時,當地最受歡迎的來自中國的小禮物就是清涼油。「China,Qing Liang You」當地人都知道。小小一盒清涼油在當地可以代替小費用。

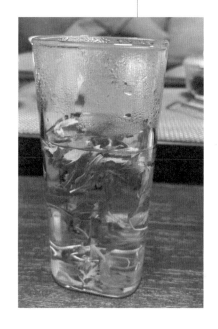

| 藥食紫蘇 |

紫蘇辛溫解表，在吃日餐生魚片的時候，有兩個東西一定要同時食用，一個是山葵，還有一個就是紫蘇。山葵，又稱山萮菜，它的英文是 Wasabi，拉丁文是 Wasabia，這個詞的日文讀音，跟它的英語讀音，乃至拉丁文讀音都幾乎一樣，詞源來自日語。

日本文化深受中國文化影響，中餐與日餐也有一些共同點，都講究色香味俱全。吃日餐生魚片時，必須要搭配着吃點紫蘇，並非僅為美觀。但現在有的店鋪賣生魚片的時候，以為紫蘇就是為了裝飾，直接在盤子上印上紫蘇葉的圖案或放一片塑料葉子。放紫蘇葉可不是單純為了裝飾，而是為了解魚蟹毒。生吃魚蟹最怕食物中毒，有紫蘇「保駕」吃起來就放心了。

這個做法也是從中國傳到日本的，李時珍在《本草綱目》中寫道：「紫蘇葉生食、作羹，殺一切魚肉毒。」

紫蘇葉配生魚片

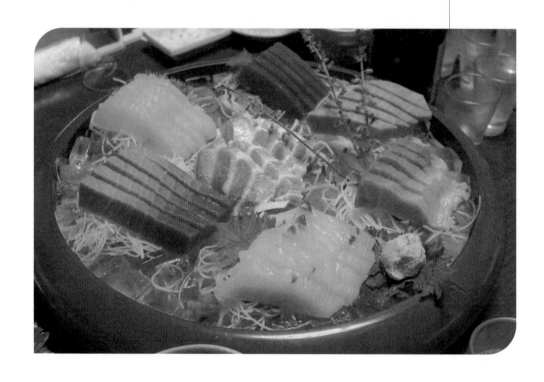

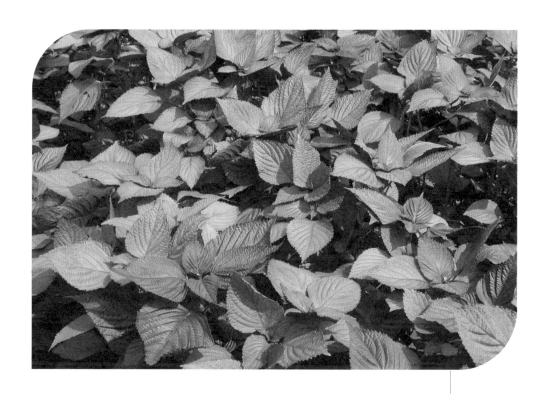

紫蘇原植物

《本草綱目》記載了明朝時人們十分喜歡採摘新鮮的紫蘇，並和其他蔬菜一起煮食或做湯，還有的做成鹹菜。紫蘇的「蘇」字是蘇醒的蘇、復蘇的蘇，道出了紫蘇的功效。李時珍説，紫蘇的氣味很香，能夠舒暢脾胃，行氣和血。

紫蘇的乾燥葉、莖和種子都可入藥，中藥名分別是紫蘇葉、紫蘇梗和紫蘇子。

到了冬天，如果受了風寒，病程初期有點怕冷，或者流清鼻涕。這時不妨試試紫蘇。熬上一鍋白粥，粥快熬好的時候放幾片紫蘇葉，燜上兩三分鐘，趁熱慢慢喝下去，再注意保暖，很快便可好轉。

紫蘇子具有降氣化痰，止咳平喘，潤腸通便的功效。名方蘇子降氣湯，以紫蘇子為君藥，主治咳喘痰多，常用來治療中老年人的慢性支氣管炎、支氣管哮喘等。

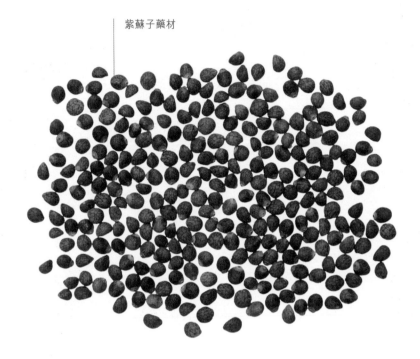

紫蘇子藥材

/ 紫蘇白蘇 /

紫蘇的葉子一般是一面紫色一面綠色，或兩面都是紫色。不過紫蘇還有一個品種叫白蘇，葉子兩面都是綠色的。紫蘇和白蘇在植物分類學上屬一個種 *Perilla frutescens* (L.) Britt.。有類似情況的植物不少，比如，白芝麻和黑芝麻，黃豆和黑豆，植物學上它們屬同一個種，但在實際使用的功效上卻有分別。

現在栽培出來作為藥用的多選紫蘇，而野生者白蘇比較多。白蘇的香味沒有紫蘇那麼強，更適合新鮮食用。

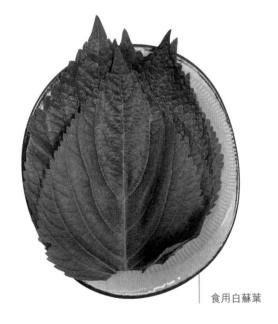

食用白蘇葉

地球上的資源是共享的。中藥有引進來的，也有走出去的。藥用植物既可用作中藥材，也可用作植物活性成分的提取原料。在中醫藥王國裏，很多植物既可做藥、做菜、做香料，還能美化環境。

20 世紀 40 年代時中國的薄荷被引種到巴西，現在巴西薄荷的產量已經躍居世界第一。儘管中藥薄荷以江蘇產的為道地藥材，但其他產地的薄荷用於提取薄荷油，也可以緩解中藥資源的不足。

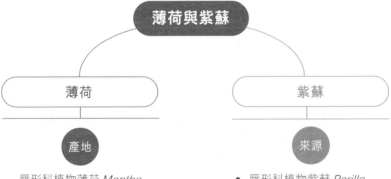

薄荷與紫蘇

薄荷

產地

唇形科植物薄荷 *Mentha haplocalyx* Briq. 乾燥地上部分

功效

消風散熱，清利頭目，透疹

辛涼解表

紫蘇

來源

• 唇形科植物紫蘇 *Perilla frutescens* (L.) Britt.

• 白蘇——紫蘇和白蘇在植物分類學上屬同一個種

功效

紫蘇葉
解表散寒，行氣和胃

辛溫解表

紫蘇梗
理氣寬中，止痛，安胎

紫蘇子
降氣消痰、止咳平喘、潤腸

薔薇、月季與玫瑰

賞心悅目調氣機

/ 孿生三姊妹 /

月季、玫瑰和薔薇都是薔薇科的成員，英文都是 Rose，親緣關係很近，外觀相似，乍一看別無二致。要把姊妹 3 個分清，有個簡單的辦法。

薔薇的薔，古代曾用牆壁的牆。李時珍在《本草綱目》中記載，此草靠牆才能生長。薔薇拉丁學名 *Rosa multiflora* Thunb.，種加詞 *multiflora* 是多花的意思。薔薇又稱多花薔薇，一般蔓生或攀緣，一開就是一大片，常作為庭院觀賞用花。

月季，顧名思義，以月為季，月月開花，月季莖稈低矮，可直立生長，花型比較大。月季拉丁學名 *Rosa chinensis* Jacq.，種加詞是 *chinensis*，是原產自中國的意思。

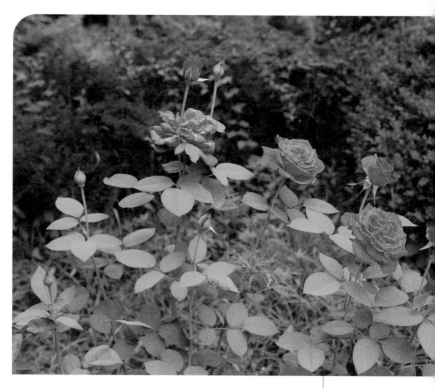

月季原植物

玫瑰象徵着美麗和愛情，是全世界通用的表達愛意的信物。玫瑰芳香和月季相似，莖一般直立生長，渾身都是刺，除了有和月季相同的大皮刺外，還有很多小細刺。評劇《花為媒》的唱詞中有：「玫瑰花開香又美，他又説，玫瑰有刺扎得慌。」刺是植物的一種自我保護功能。這些小的細刺，扎進皮膚裏，很難拔出來。玫瑰拉丁學名 *Rosa rugosa* Thunb.，種加詞 *rugosa* 是皺葉的意思。通常形容玫瑰的葉片摸上去像老人的皮膚，有些皺紋堆累。而月季的葉片，摸上去比較光滑，像小孩子的皮膚。

3 種花各有優缺點。薔薇花花朵較小，每年只在春季開花，花開時一簇一簇的，數量大，不適合送禮。而情人節收到的「玫瑰花」其實通常是月季花。但這並不是為了造假，而是另有原因。

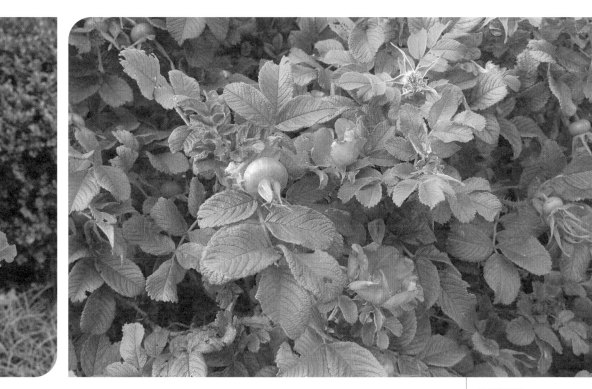

玫瑰原植物

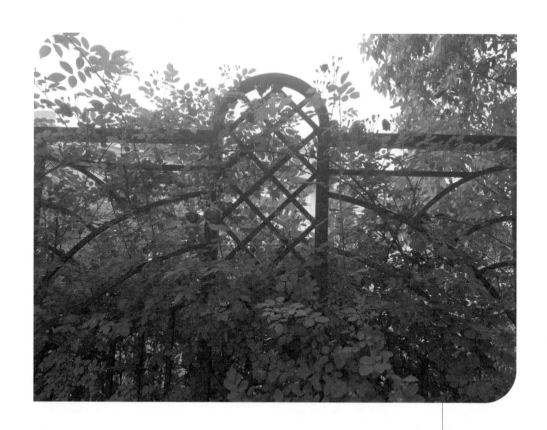

玫瑰花香味濃，劣勢是花期短，剪下的玫瑰花朵很快枯萎。要是想給心上人送一束真正的玫瑰，只怕沒等燭光晚餐吃完，花瓣可能就凋謝了。月季花品種多、花型大，花枝就算被剪下後保鮮期也較長，一般可以保存數天，甚至數週。而且園藝用的觀賞品種大多是改良過的雜交月季，愈加賞心悅目。

/ 花中皇后 /

月季原產於我國，已有兩千多年的栽培歷史了。現在世界上培育的月季園藝品種，已經超過了 10,000 種。

月季一年四季都開花，被譽為「花中皇后」，也是我國的十大名花之一。很多城市都用月季來裝點城市、美化環境。古詩中有最好的概括：「唯有此花開不厭，一年長佔四時春。」

月季還是和平的使者。在 18 世紀末 19 世紀初時，英法之間重新開戰，捲入了第二次百年戰爭。這時一個來自東方的和平使者月季登場了。這是雙方都期待的花，也是整個歐洲都期待的花。雙方經過談判達成暫時的停火協議，等英國派船護送來自中國的月季通過英吉利海峽後，再繼續開戰。

那批來自中國的月季，乘風破浪，最後傳入了法國。拿破崙的妻子約瑟芬皇后是一位月季迷。皇后將這些月季種植在了梅爾梅森城堡的花園中。那裏集中了世界上幾乎所有的月季花品種。中國月季到了那裏又和多種歐洲的園藝品種進行嫁接，培育出了現代版的月季，並且傳遍了歐洲。

我在世界上最大的植物園英國皇家植物園 —— 邱園裏，見到過很多月季的栽培種，幾乎都標示着原種來自中國，這也是中國對世界園藝學的貢獻。

英國皇家植物園溫室前栽種了許多月季

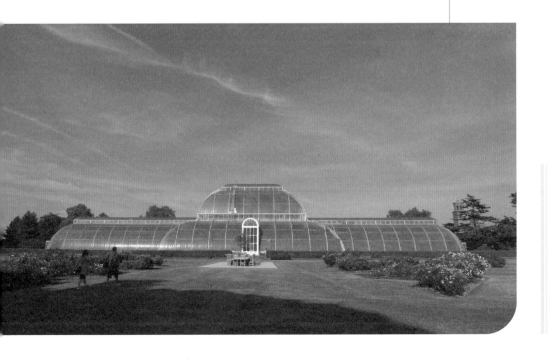

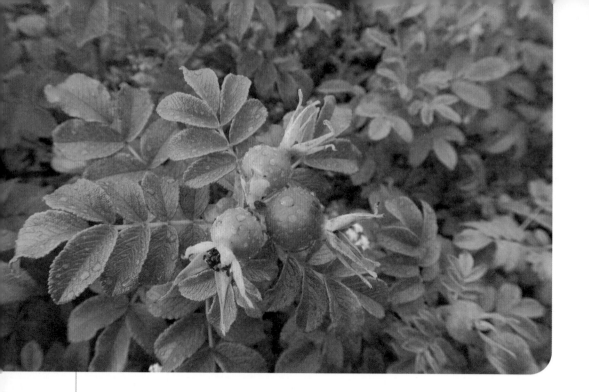

野生玫瑰
攝於丹麥

/ 尋 找 野 生 玫 瑰 /

我喜歡追根溯源，話到這裏使我想起一次在丹麥探尋野生玫瑰的經歷。

2016 年我去了丹麥，體驗了一次騎行遊丹麥的樂趣。丹麥是安徒生的故鄉，到處都似公園一般，至今仍舊可以感受到兩百年前安徒生童話世界中描述的街道與景色。那裏少見摩天大樓，偶爾可見幾座中世紀的古城堡。

丹麥的古堡中最出名的要數「哈姆雷特堡」了。這座城堡原名克隆堡宮（Kronborg Slot），因莎士比亞的名作《哈姆雷特》取材於此而聲名遠揚，後來被俗稱為「哈姆雷特堡」。別名有時候叫着更響亮。

當我出了古堡，一股清香隨着海風吹來，透着一絲甜意。隨着風尋去，眼前就出現一片野生的玫瑰。具體是哪一種，我當時不好下定論，不過我被玫瑰的壯觀規模所震撼，流連了許久。怪不得歐洲有很多地方用「玫瑰宮」來命名。

玫瑰一般作為經濟作物栽培，主要用來提取玫瑰精油。上好的玫瑰精油有「液體黃金」之稱，如保加利亞玫瑰油。

| 香 可 解 鬱 |

薔薇、月季和玫瑰，都可入藥，功效上大同小異。

薔薇花在《本草綱目》中被稱為刺花，能和胃，活血止血。現代認為薔薇花還能清暑解毒，用來治療暑熱胸悶，與綠豆清熱消暑的功效相似。

月季花首載於《本草綱目》，李時珍是把月季花收載入本草典籍的第一人。書中寫到月季可以活血消腫。月季主要用於活血調經，常用於月經失調。不過，月經失調需要綜合考慮各方面的因素，單用月季花也不一定能解決所有的問題。

在昆明鮮花
市場抱鮮花

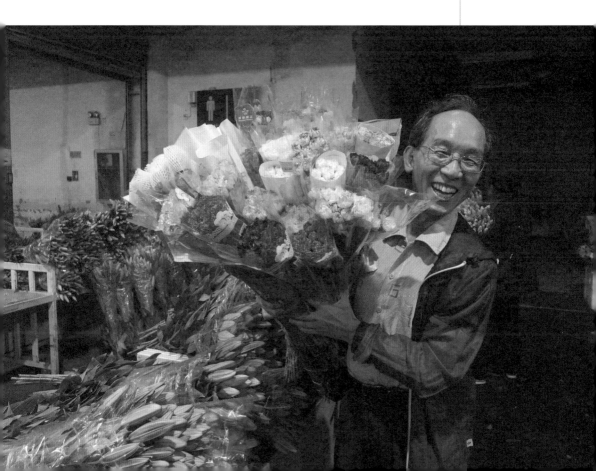

玫瑰花很香，沁人肺腑，用玫瑰花泡水代茶飲越來越普遍。玫瑰花功效主要偏於理氣，具有行氣解鬱的功能。常用於治療肝鬱氣滯導致的焦慮、憂鬱、胃痛和失眠。

現代人生活節奏快，工作壓力大，容易出現一些肝氣鬱結的症狀。中醫理論認為，百病皆生於氣。三者都能行氣解鬱，和血止痛。薔薇、月季也同樣可以泡水代茶飲。無論薔薇、月季還是玫瑰，既賞心悅目，又利於身心健康。

薔薇花入藥不太常見，也不容易混淆。月季花和玫瑰花乾燥後的花蕾十分相似，二者最明顯的區別在於花托。玫瑰花的花托是半球形的，好似一個迷你的小花盆；月季花的花托是倒圓錐形的，並且常帶有細細的花柄。

月季花和玫瑰花都以花蕾入藥，當花盛開後，花香雖濃，但這也是在提示有效成分已經失去很多了，功效自然也大打折扣。

中國雲南氣候宜人，一年中多數時間都是鮮花盛開的。在春城昆明，我到過目前全國最大的鮮花市場，那裏真是花的世界、花的海洋。在那裏買月季，不是論朵、論枝，而是論抱賣，付 20 元錢，展開雙臂，能抱走多少就抱多少。

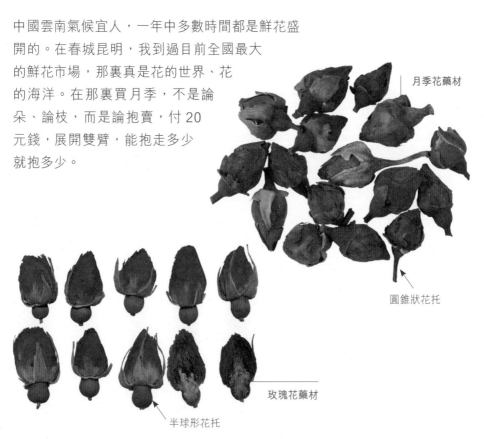

月季花藥材

圓錐狀花托

玫瑰花藥材

半球形花托

中振话纲目

—走出書齋探本草—

I

著者
趙中振

責任編輯
周芝苡

協力
周嘉晴

裝幀設計
鍾啟善

排版
陳章力

出版者
萬里機構出版有限公司
香港北角英皇道 499 號北角工業大廈 20 樓
電話：2564 7511　　傳真：2565 5539
電郵：info@wanlibk.com
網址：http://www.wanlibk.com
　　　http://www.facebook.com/wanlibk

發行者
香港聯合書刊物流有限公司
香港荃灣德士古道 220-248 號荃灣工業中心 16 樓
電話：2150 2100　　傳真：2407 3062
電郵：info@suplogistics.com.hk
網址：http://www.suplogistics.com.hk

承印者
美雅印刷製本有限公司
香港九龍觀塘榮業街 6 號 4 樓 A 室

出版日期
二〇二三年七月第一次印刷

規格
特 16 開（170 mm × 240 mm）

中國有原產的薔薇科三姊妹，芳香艷麗，如詩如畫，培育與藥用的歷史非常久遠。

藥用的月季和玫瑰都是原色的，重點培育的是藥用芳香類的成分。栽培植物做藥用的和觀賞用的不一樣，不能把從花店買來的花煮着喝。觀賞用的月季和玫瑰，重點培育的是花色與花形，外觀雖美，有效成分含量並不高。

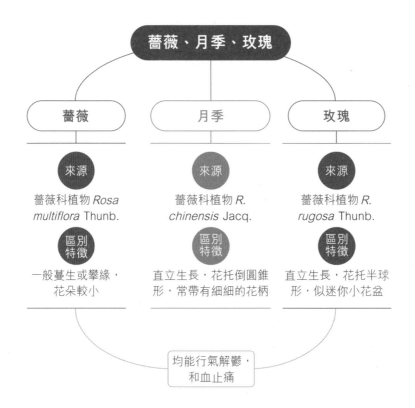

薔薇、月季、玫瑰

薔薇	月季	玫瑰
來源	來源	來源
薔薇科植物 *Rosa multiflora* Thunb.	薔薇科植物 *R. chinensis* Jacq.	薔薇科植物 *R. rugosa* Thunb.
區別特徵	區別特徵	區別特徵
一般蔓生或攀緣，花朵較小	直立生長，花托倒圓錐形，常帶有細細的花柄	直立生長，花托半球形，似迷你小花盆

均能行氣解鬱，和血止痛